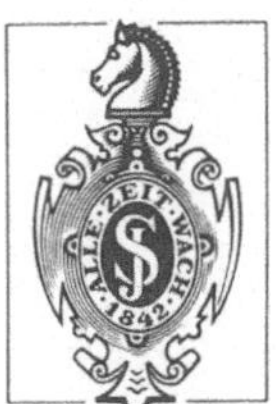
ZEIT
WACH
1842
S

Hartwig Heyck

Muskelkrankheiten

Springer-Verlag
Berlin · Heidelberg · New York 1978

Professor Dr. med. Hartwig Heyck
ehem. Chefarzt der Neurologischen Abteilung
des Rudolf-Virchow-Krankenhauses, Berlin

Mit 19 Abbildungen

ISBN-13: 978-3-540-08789-2   e-ISBN-13: 978-3-642-47469-9
DOI: 10.1007/978-3-642-47469-9

CIP-Kurztitelaufnahme der Deutschen Bibliothek. Heyck, Hartwig: Muskelkrankheiten – Berlin, Heidelberg, New York: Springer, 1978.

Gesamtherstellung: Beltz/Hemsbach 2123/3020-5 4 3 2 1 0

Vorwort

Während der vergangenen 20 Jahre hat die lange Zeit vernachlässigte Erforschung der
Muskelkrankheiten enorme Fortschritte aufzuweisen. Der Einsatz neuer Methoden
der Biochemie, der Enzymologie und der Sichtbarmachung der Infrastruktur sowie
der Genetik führte einerseits zur Neuentdeckung zahlreicher Myopathieformen, andererseits wurde der Einblick in die Pathogenese lang bekannter Leiden wesentlich ver-
tieft und damit zum Teil auch der Weg zu neuen und besseren Behandlungsmöglich-
keiten geöffnet.

Das bisherige Fehlen eines Textbuches der Myologie, das heißt einer dem Studieren-
den sowie dem in der Praxis stehenden oder gutachtlich tätigen Arzt dienenden, alle
Myopathien umfassenden Darstellung erklärt sich nicht nur aus der weitgehenden
Neuheit des Stoffes, sondern auch daraus, daß die Beschäftigung mit den Muskelkrankheiten sich stets auf zahlreiche Fachgebiete aufteilte, insbesondere die Neurologie, Pädiatrie, Orthopädie und Genetik, aber auch Innere Medizin und Dermatologie.
Dementsprechend sind die bisherigen Informationsmöglichkeiten in den fachbezoge-
nen Lehrbüchern zu kurz und lückenhaft, andererseits relevante Quellen des hier an-
gewachsenen Wissens in einem weltweiten Schrifttum zerstreut oder in nur noch vom
Spezialisten zu verarbeitenden Werken aufzufinden.

Die vorliegende Auswahl und Raffung der Materie zu einem noch übersichtlichen und
für die Praxis verwendbaren Umfang stellt die klinischen Aspekte in den Vordergrund,
das heißt die Symptomatologie und damit die Differentialdiagnostik sowie die Be-
handlungsmöglichkeiten und Fragen der Prognose, zum Teil auch soziale und eugenische Probleme. Wert gelegt wird auf die Darstellung typischer Befunde der vielfältigen unverzichtbaren diagnostischen Hilfsmethoden (Elektromyographie, Histopathologie, Enzymchemie und sonstige Laborbefunde) und relevanter Ergebnisse der
experimentellen Myologie; dagegen wird auf eine Erläuterung der dafür aufzuwenden-
den Techniken verzichtet, da dafür andere Informationsquellen zur Verfügung stehen.
Vorhandenen Kenntnissen zur speziellen Pathogenese wird ebenfalls Raum gegeben,
da diese die Grundlage liefern nicht nur zum Verständnis der Symptome, sondern
auch aller gegenwärtigen und von der Zukunft noch zu erwartenden Behandlungs-
möglichkeiten. Wünsche des Lesers nach einem noch detaillierteren Studium sind
durch die Angabe relevanter Literaturquellen berücksichtigt.

Besonderer Dank gilt erneut dem Springer-Verlag für dessen seit Jahren führenden
und großmütigen Einsatz bei der publizistischen Betreuung der Myopathieforschung
im deutschen Schrifttum.

Berlin, im Juni 1978   H. Heyck

Inhaltsverzeichnis

1. Muskeldystrophien – Dystrophia muscularis progressiva

Unter dieser Bezeichnung wird seit Erb (1884 und 1891, [18, 19]) eine Mehrzahl
von Muskelleiden zusammengefaßt, die nach Merkmalen der Vererbung und des klinischen Verlaufs heterogener Ätiologie sind. Nach heutigen Kenntnissen gibt es noch
eine Reihe weiterer Leiden, die unter den Sammelbegriff der dystrophischen Erkran
kungen der Skeletmuskulatur fallen (Tab. 1). Deren gemeinsames Merkmal ist ein
stetig progressiver Verlauf, die Erblichkeit und ein rein degenerativer, nicht entzündlicher Zerfallsprozeß der Skeletmuskulatur ohne ersichtliche Zeichen einer Affektion
des Nervensystems.

Ein *geschichtlicher* Abriß der Erstbeschreibung und weiterer wesentlicher Schritte zur Erkenntnis
dieser Leiden findet sich in ausführlicher Form an anderer Stelle [26]. Erwähnt sei hier nur, daß –
abgesehen von typischen bildlichen Darstellungen auf altägyptischen Wandreliefs – kasuistische
Beschreibungen im medizinischen Schrifttum erstmals 1830 durch Charles Bell [7] gegeben
wurden. Eingehendere Studien lieferte zuerst der französische Arzt Duchenne de Boulogne (1849-
1872, [13-16]. Sie galten vor allem jener häufigsten Form, die sich nach seinen Beschreibungen
nur bei männlichen Kindern zuerst am Beckengürtel manifestiert, oft mit äußerlicher Vermehrung
der Muskelmasse (Pseudohypertrophie) einhergeht und nicht in „direkter Linie" vererbt wird.
Er benutzte Biopsien für eine schon recht vollständige Beschreibung der Histopathologie und wies
schließlich anhand von Obduktionen in zähen Kämpfen mit gegnerischen Auffassungen die Intaktheit des Nervensystems im Unterschied zu den spinalen und neuralen Muskelatrophien nach.
Die Eigenart des facio-scapulo-humeralen Typus mit primärem Befall des Schultergürtels und Vererbung in direkter Linie erkannten Landouzy und Déjérine erstmals 1884 [37]. Unter den grund-
legenden Arbeiten folgten dann die umfassenden Studien Erb's [19] mit der Beschreibung weiterer Formen (juveniler Typ). Er verfocht die einheitliche Genese aller Muskeldystrophien unter
Vernachlässigung der verschiedenen Erbgänge, die seine französichen Vorgänger beachtet hatten.
Erst spätere Studien seitens der Vererbungsforschung vor allem durch Sjövall (1936, [53]) und
Becker (1953, [3])sowie die weitere Aufdeckung seltenerer Formen der Muskeldystrophie
(MD) zeigten dann endgültig deren heterogene Ätiologie auf.

In jüngerer Zeit wurde das Vorkommen von genetisch bedingten Muskeldystrophien auch bei
zahlreichen *Tierarten* entdeckt, u.a. bei Mäusen, Hamstern und Hühnern. Vor allem letztere
werden heute in weitem Umfang für Fragen der Grundlagenforschung benutzt, da sie sich in
beliebiger Menge züchten lassen.

So lassen sich heute nach Becker [4] und neueren Ergänzungen unter dem führenden
Gesichtspunkt der Genetik und nach klinischen Kriterien (Topik und Ausbreitung
der Muskelschwächen, unterschiedliche Progredienz, Manifestationsalter) folgende in
Tabelle 1 zusammengefaßte selbständige Formen der MD unterscheiden.

Bei den proximalen MD spricht man auch von „aszendierendem" und „deszendieren-
dem" Typ, womit die Erstmanifestation entweder am Beckengürtel oder am Schultergürtel unterschieden wird. Bisher galt die Regel, daß bei aszendierendem Verlauf die
MD niemals echt dominant, d.h. mehrfach direkt von Elternteilen auf Kinder vererbt
wird oder dies nur bei andersartigen seltenen Erbkombinationen der Fall sein kann

Tabelle 1. Klassifikation der Muskeldystrophien (MD)

1. *X-chromosomal vererbte Formen*
    1.1   Infantiler, rasch progredienter Beckengürteltyp (Duchenne)
    1.2   Juveniler, langsam progredienter Beckengürteltyp (Becker-Kiener)
    1.3   Spät manifester, auf den Beckengürtel beschränkter (?) Typ (Heyck-Laudahn)
    1.4   Hemizygot letaler Beckengürteltyp (?) (Henson-Müller-De Myer)
    1.5   Scapulo-humero-distaler Typ (Rotthauwe-Mortier-Beyer)
2. *Autosomal rezessiv vererbte Formen*
    2.1   Sogen. Gliedergürteltyp
    2.1.1 Infantiler Beckengürteltyp
    2.1.2 Spät einsetzender Beckengürteltyp
    2.1.3 Schultergürteltyp
    2.2   Kongenitale Muskeldystrophien
3. *Autosomal dominant vererbte Formen*
    3.1   Facio-scapulo-humeraler Typ (Landouzy-Déjérine)
    3.2   Adulter Beckengürteltyp (Heyck-Laudahn)
    3.3   Distaler Gliedertyp
    3.3.1 Adulte Form (Welander)
    3.3.2 Infantile Form (Magee-De Jong)
    3.4   Okuläre Muskeldystrophien

(s. S. 10). Das Vorkommen einer aszendierenden Beckengürtelform mit autosomal dominanter Vererbung wurde erstmals 1969 von uns beschrieben [26] und durch neuere Beobachtungen gesichert (s. S. 14).

Häufigkeit

Ermittlungen über die Häufigkeit der hauptsächlich auftretenden Formen der MD entstammen Berechnungen aus verschiedenen Ländern. Die epidemiologische Verbreitung des Duchenne-Typs und des Gliedergürteltyps scheint in allen Ländern und Rassen etwa die gleiche zu sein, nicht jedoch der dominant vererbten Formen. So findet sich eine besondere Häufung des facio-scapulo-humeralen Typus beispielsweise im Staate Utah der USA, während dieser in anderen Gegenden, z.B. Nordirland, nach dortigen Mitteilungen zu urteilen, offenbar selten ist. Das gleiche gilt für die distale MD, die in größerer Zahl nur in Schweden vorkommt.

Ein Bild über die relative Häufigkeit der MD in Deutschland vermitteln auch eigene Erfahrungen im Großstadtgebiet von Berlin (West und Ost = 3,1 Mill. Einwohner), wo in den Jahren 1960-1970 insgesamt 221 Fälle untersucht werden konnten, ohne daß offizielle Erfassungsmöglichkeiten zur Verfügung standen. Davon entsprachen 125 Fälle dem Duchenne-Typ, 61 dem Gliedergürteltyp, 27 der facio-scapulo-humeralen MD und 6 dem benignen X-chromosomal vererbten Typus. Opfer der Krankheit sind somit in überwiegender Zahl Kinder. Distale Formen wurden nur zweimal gesehen. Für Deutschland schätzten Becker und Lenz [6] aufgrund von Mutationsraten, daß auf 100 000 Einwohner 5,5 Kranke mit MD kommen; Walton [61] schätzt die Häufigkeit allein des Duchenne-Typs auf 2,8 pro 100 000 Einwohner. Das Vorherrschen des letzteren scheint für alle Länder gleichermaßen zu gelten.

Allgemeine Kennzeichen der MD

Abgesehen von den seltenen kongenitalen Formen wird das Leiden erst im Laufe
des Lebens bemerkbar. Beim meist früh (mehrheitlich zwischen Ende des 1. und 5.
Lebensjahr) sich manifestierenden Duchenne-Typ läßt sich aufgrund pathologischer
Serumenzymbefunde nachweisen [27], daß die Erkrankung schon bei der Geburt
besteht, d.h. bereits im Fetalstadium begonnen haben muß. Wieweit dies auch für die
autosomalen Spätformen gilt, ist unbekannt. Eine Muskelschwäche wird prinzipiell
erst dann als krankhaft erkennbar, wenn ungefähr 50% der Muskelfasern ausgefallen
sind. Das Tempo, in dem dies geschieht, variiert zwischen den einzelnen Krankheitstypen, kann aber auch innerhalb derselben noch recht verschieden sein. Letzteres
gilt besonders für den Gliedergürteltypus. Weshalb bestimmte proximale Muskelgruppen besonders früh bzw. intensiver und bei einigen Krankheitstypen mit unter-
schiedlicher Lokalisation erkranken, läßt sich bisher nicht befriedigend beantworten
(s. S. 24). In der Mehrzahl aller Fälle beginnt die Muskelschwäche im sog. Becken
gürtel- und Oberschenkelbereich. Sie wird damit in der Regel erst im Gehalter erkennbar.

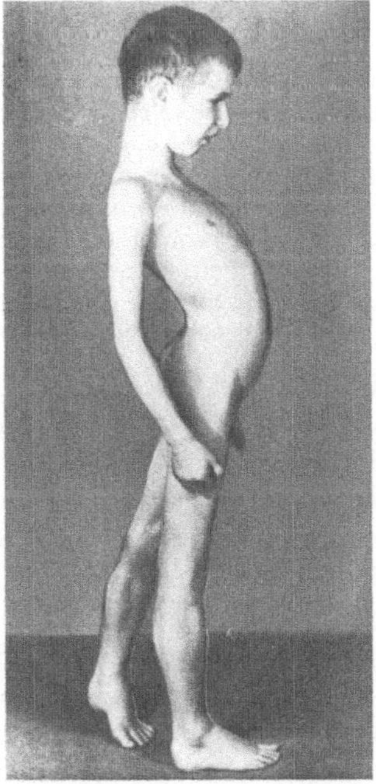

Abb. 1. Progressive Muskeldystrophie Typ Duchenne. 9 Jahre.
Keine Pseudohypertrophien,
eher atrophische Verlaufsform.
Beachte die Ausbalancierung
der gefährdeten Statik durch
Haltung von Kopf und Armen
(aus [26]).

Für die Diagnose beim Kind sind typische anamnestische Angaben der Eltern wegleitend: Auffallende Ermüdbarkeit bei Spaziergängen, Nicht-Mithalten beim Rennen
unter Kameraden, käufiges Stolpern und Fallen infolge von unsicherem Stand- und
Balancevermögen (Abb. 1), Mühe beim Treppensteigen (Stufe um Stufe, Festhalten
bzw. Hochziehen am Geländer). Häufig werden solche Symptome bagatellisiert,
äußerlich wohlentwickelt erscheinende Muskeln tragen zu dieser Täuschung bei.
Spätestens mit 4 Jahren sollte ein gesundes Kind Treppen alternierend und ohne

Geländerhilfe besteigen können. Eindeutigere und auch der Diagnose durch den Arzt dienende Kennzeichen sind charakteristische Schwierigkeiten beim Aufstehen aus dem Liegen. Dies geschieht nicht rasch, sondern umständlich, indem sich das Kind zuerst in die Bauchlage wälzt, dann in den Vierfüßlerstand aufrichtet, worauf es die stützenden Hände zu den Füßen heranführt, um sich erst jetzt hochzurichten, und zwar weiterhin mittels abstützender Hilfe der Arme, indem die Hände zuerst über dem Knie, evtl. auch noch weiter proximal auf den Oberschenkel aufgesetzt werden. Dieses „Hochklettern an sich selbst" hat schon Duchenne eindrücklich beschrieben, in die angelsächsische Literatur ist es als Gowers-Zeichen [22] eingegangen. Auch wenn die Eigenart dieses Bewegungsablaufes nur flüchtig angedeutet ist, besteht hoher Verdacht auf die Erkrankung. Gleiches gilt für die Beobachtung des Aufstehens aus niedrigem Sitz, wobei sich das Leiden ebenfalls durch Abstützen an der Stuhllehne oder auf den Oberschenkel verrät. Stark entwickelte, oft auffallend harte Waden und Neigung zum Gehen auf dem Vorderfuß bzw. ein sich entwickelnder Spitzfuß sind ebenfalls frühe Hinweise.

Ursache für letzteres ist eine relative Schwäche der Fußheber gegenüber der überwiegenden Zugkraft der Antagonisten, insbesondere der am Femur ansetzenden Mm. gastrocnemii. Durch stärkeren Einsatz der letzteren kann die frühe Schwäche des M. quadriceps femoris und damit mangelnde Fixierung des Kniegelenks teilweise kompensiert werden. Aus einer anfangs echten Arbeitshypertrophie entwickeln sich dann die charakteristischen „Gnomenwaden". Spätere degenerative fettige und bindegewebige Durchwucherungen des Muskelgewebes lassen dann von Pseudohypertrophie sprechen. Letztere sind bei der Duchenne-Form keineswegs obligat, aber besonders häufig, deshalb auch die Bezeichnung „pseudohypertrophischer Typ" der MD. Gnomenwaden werden aber auch bei der Gliedergürtelform und anderen Muskelleiden (spinalen Formen, chronischen Polymyositiden), mitunter auch bei Gesunden beobachtet. Pseudohypertrophien finden sich bei MD auch in anderen Bereichen, z.B. am M. quadriceps femoris, bei Befall des Schultergürtels am M. deltoideus, bei Gesichtsbeteiligung am M. orbicularis, seltener auch an der Zunge (Makroglossie).

Das Gower-Zeichen ist nicht nur für den Duchenne-Typ charakteristisch, es ist ebenso ein frühes diagnostisches Merkmal aller aszendierenden, d.h. primär im Beckengürtelbereich sich manifestierenden MD, auch bei Erkrankungen im Erwachsenenalter. Darüber hinaus – und das gilt auch für die nachstehend geschilderten Symptome – finden wir das gleiche Zeichen auch bei bestimmten Spinalerkrankungen, die klinisch sich ganz ähnlich einer MD manifestieren (s. Differentialdiagnose S. 18). Weitere Merkmale sind ein Hüftschaukeln, der sog. Watschel- oder Entengang infolge Schwäche der Beckenringmuskulatur, häufig auch eine ausgeprägte Lendenlordose. Schließlich folgt im weiteren Verlauf ein Übergreifen der Muskelschwäche auf Rumpf und Schultergürtel, was anfangs spontan wenig in Erscheinung tritt und durch kraftvolles Anheben der Arme, beim Kind durch das sog. „Schubkarrenlaufen" geprüft werden kann.

Allgemein haben Prüfungen solcher komplexer Bewegungen mehr Aussagekraft als Messungen der Kraftleistung einzelner Muskelgruppen, da deren normale Sollwerte in verschiedenen Altersstufen selbst mit großer Erfahrung nur schwer zu beurteilen sind. Das Verfahren kann aber bei Verlaufskontrollen wertvoll sein, wobei folgende durch ein Medical Research Council aufgestellte Graduierungen leider nur allzu grobe Richtlinien vermitteln:

5 = normale Kraft, 4 = aktive Bewegung gegen Widerstand, 3 = aktive Bewegung
gegen Schwerkraft, 2 = aktive Bewegung unter Aufhebung der Schwerkraft, 1 =
sichtbare Kontraktion ohne Bewegung, 0 = keine Kontraktion.

Zur Verlaufsüberprüfung im individuellen Fall (z.B. Kontrolle einer bestimmten
Therapie) bedient man sich besser eigens konstruierter Meßgeräte mit dynamo-
metrischer Skalenanzeige, z.B. des einfachen Gerätes nach Zadig [65], welches
vielseitige Messungen erlaubt.

Der Grad der Erkrankung bei den Beckengürtelformen kann auch durch eine den
komplexen Zustand berücksichtigende Stadieneinteilung zum Ausdruck gebracht
werden (Tab. 2).

Tabelle 2. Stadieneinteilung des motorischen Funktionsverlustes nach Thompson und Vignos,
[57]. Modifiziert nach Aebi u. Mitarb. durch Einfügung des präklinischen Stadiums (Grad 0)

Grad	Klinische Charakterisierung
0	Klinisch gesund, erhöhte Kreatinphosphokinase
1	Leichte Muskelschwäche; verzögertes Geh-Alter, Tendenz zu Stolpern und Fallen, kann nicht springen, schlechte Koordination
2	Auffallende Anomalie der Haltung und des Ganges; Gehen und Treppensteigen ohne Hilfe möglich
3	Gehen möglich; Treppensteigen nur mit Hilfe des Geländers
4	Gehen möglich; benötigt zum Ersteigen von 8 Stufen einer Standardtreppe mit Hilfe des Geländers mehr als 25 Sekunden
5	Gehen möglich; Treppensteigen unmöglich
6	Gehen möglich; Treppensteigen und Aufstehen von einem Stuhl unmöglich
7	Gehen nur mit Unterstützung der Arme möglich
8	Im Fahrstuhl; sitzt aufrecht; kann den Fahrstuhl bewegen und im Fahrstuhl oder Bett die Verrichtungen des täglichen Lebens ohne Hilfe ausführen
9	Im Fahrstuhl; sitzt aufrecht; ist unfähig, im Bett oder Fahrstuhl die Verrichtungen des täglichen Lebens ohne Hilfe auszuüben
10	Im Fahrstuhl; sitzt aufrecht; ist unfähig, im Bett oder Fahrstuhl minimale Verrichtungen des täglichen Lebens ohne Hilfe auszuüben
11	Im Bett; kann die Verrichtungen des täglichen Lebens nicht ohne Hilfe ausüben; Sitzen unmöglich

1.1 X-chromosomal vererbte Formen

1.1.1 Infantiler, rasch progredienter Duchenne-Typ

Rund zwei Drittel aller Muskeldystrophien gehören diesem Typ an. Nach Becker [4]
beträgt die Häufigkeit 160 pro 1 Million Knabengeburten. Charakteristische Merkmale sind die Beschränkung der Krankheit auf das männliche Geschlecht, die Früh-
erkrankung, der relativ bösartige Verlauf des Leidens und starke Aktivitätserhöhungen
bestimmter von der Muskulatur abgegebener Enzyme im Blutserum (CPK u.a.m., s.

S. 20). In der Mehrzahl der Fälle werden die ersten Symptome zwischen dem 1. und
5. Lebensjahr deutlich, wobei man dann allerdings nicht selten erfährt, daß schon die
frühkindliche Entwicklung verzögert verlief (verspätetes Aufsitzen, Stehen bzw.
Gehen). Meist lernen die Kinder zwar rechtzeitig, aber nie rasches Laufen, stolpern
leicht bei geringen Bodenunebenheiten oder wenn sie angestoßen werden, bis es
zum Auftreten eindeutigerer Symptome kommt, wie sie als gemeinsames Merkmal
auch anderer Formen der MD eingangs bereits geschildert sind. Ein Aszendieren der
primären Becken- und Oberschenkelschwäche, d.h. Übergreifen auf Rumpf und
Schultergürtel bleibt nie aus. Oft stehen die Schulterblätter schon frühzeitig ab
(Scapulae alatae). In den späteren Phasen schreitet die Schwäche auch an den Extremitäten von proximal nach distal fort und es kommt, infolge überwiegender
Affektion der Beuger, auch zu mehr und mehr sich ausprägenden *Kontrakturen,*
vor allem der Knie-, Hüft-, Fuß- und Ellenbogengelenke. In fortgeschrittenen Stadien
leidet auch die Haltefähigkeit des Kopfes und die mimische Muskulatur. Innerhalb
der 2. Lebensdekade, zuweilen auch früher oder etwas später, werden die Kranken
gehunfähig. Nach einem längeren Rollstuhlstadium stellen sich Sitzskoliosen ein.
Schließlich folgt völlige Bettlägerigkeit mit der durch die Kontrakturen oft erheblich
erschwerten Pflegesituation. Selten erreichen die Kranken das 30. Lebensjahr, der
Tod erfolgt meist infolge Atemschwäche und pulmonaler Komplikationen. Immerhin
kann bei gleicher Krankheit die Progredienz recht verschieden sein, so verzeichneten
wir bei Geschwisterpaaren Gehunfähigkeit in einem Fall schon mit 8, im anderen
Fall erst mit 15 Jahren. Auch können im Verlauf entweder hochgradige Atrophien
und Kachexie oder starke Adipositas mit Überdeckung des Muskelprofils sich einstellen. Die besonders häufige Pseudohypertrophie der Waden wird je nach Autor
bei 60-80% aller Patienten beobachtet.

Die vermutlich regelmäßige Beteiligung des *Herzmuskels* an dem dystrophischen
Prozeß zeigen Obduktionen. Rhythmusstörungen (Sinustachykardien und Extra-
systolen) sowie uncharakteristische EKG-Veränderungen werden bei 50-85% der
Patienten mitgeteilt. Jedoch scheint die Herzschwäche selten die primäre Ursache
des Todes zu sein. Nachweislich erkrankt auch die glatte Muskulatur (Magen-Darm-
Trakt, Harnblase), was klinisch jedoch nicht oder kaum in Erscheinung tritt.

Unfruchtbarkeit ist allein schon durch das frühe Siechtum bedingt, doch gehört
Unterentwicklung der Hoden zu den wenigen Zeichen der Krankheitsbeteiligung
anderer Organe außer der Muskulatur. Eine Häufung von echtem, nicht progredien-
tem *Schwachsinn* ist eine weitere Eigentümlichkeit des Duchenne-Typs, die sich bei
anderen Formen der MD nicht findet. Ein Viertel bis ein Drittel aller Patienten sind
oligophren mit einem IQ unter 80. Erklärungsversuche geistiger Rückständigkeit
allein aufgrund von Isolierung und Lernbehinderung sind durch Vergleichsuntersuch-
ungen mit gleichaltrigen und in praktisch gleicher Weise, aber infolge spinaler Muskelatrophie behinderten Kindern, welche keinen Intelligenzverlust aufweisen, überzeu-
gend widerlegt [34, 45]. Bisher konnten bei Duchenne-Kranken autoptisch keine
Hirnveränderungen nachgewiesen werden [12]. Mitteilungen über gehäufte abnorme
EEG-Befunde sind widersprechend. Denkbar wäre aufgrund der zahlreichen Stoffwechselanomalien bei MD-Duchenne (ref. in [26]) eine abgeschlossene metabolisch-

toxisch bedingte Schädigung des Gehirns mit besonderer Vulnerabilität nur während der fetalen Reifung, in der auch der Beginn der Myopathie anzusetzen ist (s. S. 3).

Zu nennen sind auch Untersuchungen und Befunde [9] über eine abnorme periphere Kreislaufzirkulation (Verkürzung der Kreislaufzeit), deren Bedeutung — ob sekundär oder als krankheitsätiologischer Faktor — in letzter Zeit ähnlich wie die neuerliche Annahme einer neuralen Genese stärker diskutiert wird (s. S. 24).

Serumenzyme. Ein wertvolles Hilfsmittel für die Diagnose stellt die Bestimmung der Aktivität der Kreatinphosphokinase (CPK) und anderer aus der Muskulatur stammender Enzyme im Serum dar (besonders der Aldolase und der Transaminasen GOT und GPT). Erhöhungen derselben sind beim Duchenne-Typ der MD besonders ausgeprägt, wobei man die höchsten Werte im präklinischen Stadium (effektiv schon bei der Geburt) sowie in den frühen Phasen der Erkrankung findet. Mit Fortschreiten der Krankheit und Erschöpfung der Muskulatur gehen auch die Serumenzymwerte zurück. Große, statistisch ausgewertete Untersuchungsreihen [26] zeigen, daß auch bei allen anderen, d.h. auch den gutartigen Formen der Muskeldystrophie, z.T. auch bei spinalen Muskelatrophien Aktivitätssteigerungen dieser Serumenzyme vorkommen, jedoch selten in der Höhe, wie sie beim Duchenne-Typ in der Regel festgestellt werden (Abb. 2 und 3). Dieser Test ist somit vor allem für die Erkennung des Duchenne-Typs der Krankheit von großem Wert, vermag aber die Berücksichtigung anderer Kriterien nicht voll zu ersetzen.

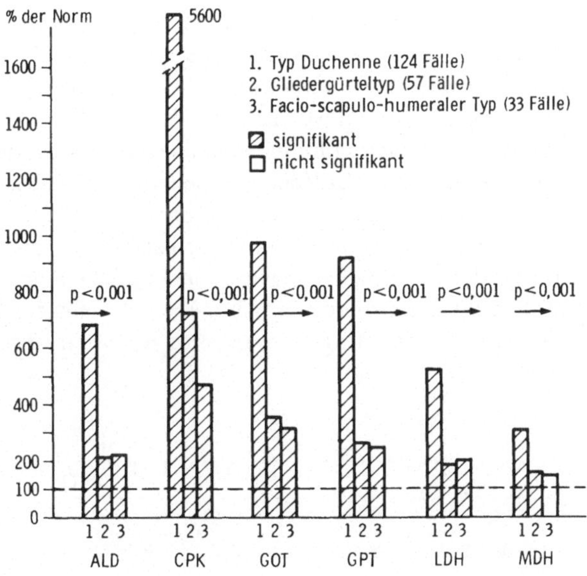

Abb. 2. Serumenzyme bei progressiver Muskeldystrophie. Prozentuale Aktivitätszunahmen (Mittelwert Gesunder = 100) (Aus Heyck, H., Laudahn, G.: Die progressiv-dystrophischen Myopathien). Springer 1969 (aus [26])

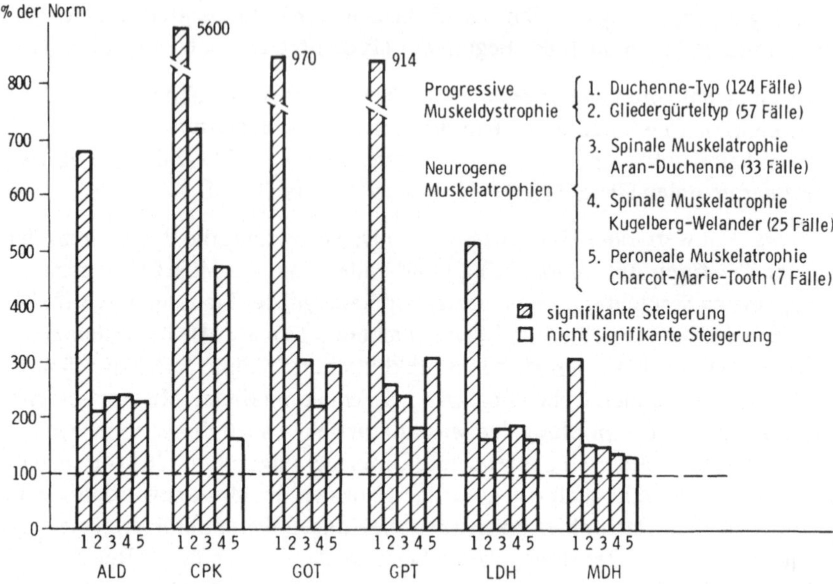

Abb. 3. Serumenzyme bei verschiedenen Myopathien. Prozentuale Aktivitätszunahmen (Mittelwert Gesunder = 100) (aus [26]).

Mitentscheidend für die Artdiagnose und damit für die Prognose sind auch Ermittlungen zur *Vererbungssituation.* Der rezessive Erbgang schließt die Krankheitsmanifestation bei den Eltern aus, die x-chromosomale Genschädigung läßt es in der Regel nicht zu einer Erkrankung bei weiblichen Individuen kommen. Seltene Ausnahmen sind meist nur geringfügige klinische Manifestationen bei heterozygoten Konduktorinnen (s. S. 24). In einer betroffenen Sippe wird das Leiden demnach nur bei männlichen Mitgliedern, Gebrüdern oder männlichen Kindern von mit der Mutter vergeschwisterten bzw. blutsverwandten Frauen auftreten, soweit diese heterozygote Übermittler der Genschädigung sind. Eine typische Sippentafel mit Erkrankung mehrerer Familienmitglieder zeigt Abb. 4, ein Schema zur Erklärung des X-chromosomal rezessiven Vererbungsmechanismus vermittelt Abb. 5.

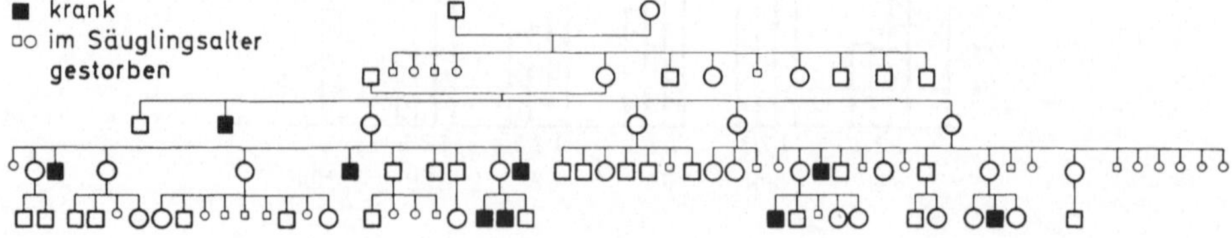

Abb. 4. Rezessiv X-chromosomal erblicher Beckengürteltyp der Muskeldystrophie (Duchenne): Sippe aus Baden; ■ = betroffen, ◻◦ = im Säuglingsalter verstorben (aus [3]).

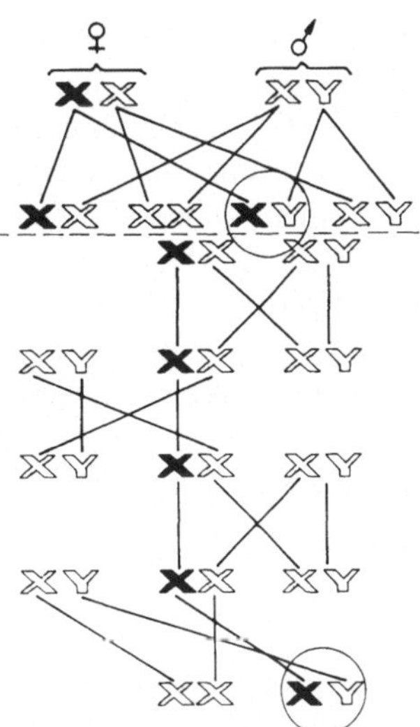

Abb. 5. Schema zur Erklärung des X-chromosomalrezessiven Erbgangs. Die normalen Geschlechtschromosomen sind hell, das geschädigte X-Chromosom dunkel gezeichnet. Das Schema über der gestrichelten Linie zeigt die vier Möglichkeiten der Transmission der Chromosomen bei der Ehe einer heterozygoten Mutter mit einem gesunden Vater. Es resultieren (von links nach rechts): eine heterozygote und eine erbgesunde Tochter, ein kranker Sohn und ein gesunder (stets = erbgesunder) Sohn. Das Schema unter der Linie erläutert die Zufallsmöglichkeit, daß in einer über 4 Generationen anscheinend gesunden, aber mit heterozygoten Müttern behafteten Familie ein „sporadischer" Erkrankungsfall auftritt (nach A.T. MILHORAT und H.G. WOLFF: Arch. Neurol. Psychiat. (Chic.) 49, 641 [1943].

Allerdings fallen die Nachforschungen in der Familie mehrheitlich negativ aus. Etwa ein Drittel aller Fälle sind nur scheinbar sporadisch (Abb. 5), ein weiteres Drittel wird Neumutationen zugeschrieben. Schätzungen der Mutationsrate variieren zwischen 4,6 und 10,5 pro 100 000 Gene und Generation; zur Erklärung dieser hohen Rate siehe Becker [4].

1.1.2 Juveniler, langsam progredienter Typ (Becker-Kiener)

Die genannten Autoren [5] erkannten erstmals 1955 unter dem X-chromosomalen Erbgang Sippen, bei welchen die MD vom aszendierenden Typus im Vergleich zur Duchenne-Form mehrheitlich später beginnt, vor allem aber stets wesentlich gutartiger verläuft. Gehunfähigkeit tritt in der Regel erst zwischen dem 25. und 40. Lebensjahr auf. Pseudohypertrophien der Waden, z.T. des M. quadriceps femoris, später oft auch im Schulterbereich gehören zur Regel. Die Patienten können Berufe ergreifen, sind zeugungsfähig und haben demnach auch Nachkommen, wobei die männlichen Kinder immer gesund, Töchter jedoch stets heterozygote Krankheitsüberträger (Konduktorinnen) sind. Hypogenitalismus und Schwachsinn gehören nicht zum Krankheitsbild.

Die Serumaktivitäten von CPK und anderen Muskelenzymen sind in den Anfangsstadien meist stark erhöht und können Befunden bei der Duchenne-Form gleichen.
Da die Krankheit bei einem Teil der Fälle schon in der frühen Kindheit beginnt,
ist die Unterscheidung vom bösartigen Verlaufstyp oftmals praktisch unmöglich,
solange man den weiteren Verlauf nicht kennt oder über die Erkrankungsform
weiterer Sippenangehöriger nicht informiert ist. Daraus folgt die Warnung, daß
man grundsätzlich bei Knabenerkrankungen des Beckengürteltyps ohne Kenntnis
weiterer Sippenmerkmale – auch im Falle einer zu vermutenden Duchenne-Form –
niemals bereits in der Frühzeit des Leidens eine maligne Prognose aussprechen darf.
Bis heute sind in aller Welt zahlreiche Sippen dieser gutartigen Verlaufsform beschrieben; deren relative Häufigkeit gegenüber der Duchenne-Form wird auf 1:10
geschätzt [4].

1.1.3 Spät manifester, auf den Beckengürtel beschränkter Typ

Die Beobachtung dieses Typus [26] stützt sich auf eine Sippe mit X-chromosomalem
Erbgang, bei der die sehr langsam progrediente Erkrankung auf den Beckengürtel
beschränkt blieb und in allen drei Fällen erst im 5. Lebensjahrzehnt manifest wurde.
Der Proband erkrankte subjektiv erst mit 48 Jahren, hatte aber schon seit Jugend
Gnomenwaden. Während der bisherigen Beobachtungszeit vom 50. bis zum 66. Lebensjahr blieb er gehfähig und ohne Zeichen einer Schwäche im Bereich der Schultern und der Arme. Die Serumenzymaktivitäten (CPK, ALD) waren bis zuletzt stets
hoch.

1.1.4 Hemizygot letaler Beckengürteltyp

Dessen genetische Eigenständigkeit stützt sich auf die Beobachtung [24] einer Familie, in welcher über 2 Generationen in anscheinender Dominanz nur weibliche Mitglieder in insgesamt acht Fällen erkrankten. Das Leiden entsprach dem langsam
progredienten aszendierenden Beckengürteltyp ohne Pseudohypertrophien. Diese
Manifestationsweise wird von Becker als X-chromosomale Genschädigung mit hemi-
zygoter Letalität erklärt, wobei die mit dem kranken Gen auf dem einzigen X-Chromosom behafteten männlichen Früchte nicht in Erscheinung treten, weil sie frühzeitig in utero absterben [4].

1.1.5 Scapulo-humero-distaler Typ

Davon sind bisher zwei Sippen beschrieben, eine mit 17 Kranken in Deutschland
[48], die zweite in England [56]. Der Erbgang ist X-chromosomal rezessiv. Bei frü-
hem Beginn meist zwischen dem 5. und 10. Lebensjahr mit Schwäche der Schulter-
gürtel-, Oberarm- sowie Fußhebermuskeln treten sehr bald ausgeprägte Kontrakturen auf mit Spitzfuß, ungewöhnlicher Einschränkung der Rumpf- und Kopfbeu-
gung sowie Beugekontrakturen der Ellbogen- und Handgelenke. In der degenerier-
ten Muskulatur dominieren fibrotische Veränderungen. Die Beckengürtelmuskula-
tur und die Gehfähigkeit bleiben relativ lange verschont. Pseudohypertrophien fehlen, allgemein werden die Muskeln stark atrophisch. Die Serumenzyme sind wenig
oder nicht erhöht. Weiterhin charakteristisch sind ausgeprägte Herzrhythmusstö-

rungen, vermutlich durch eine Begleit-Kardiomyopathie bedingt. Die Lebenserwartung ist durch letztere deutlich reduziert, im Mittel werden 45 Jahre angegeben [48].

Bei einem dieser Schilderung entsprechenden Krankheitsbild eigener Beschreibung [28] handelt es sich um einen sporadischen weiblichen Fall, wobei das Leiden jedoch bereits im 2. Lebensjahr mit Beckengürtelschwäche begonnen hatte. Klinische Bilder dieser Art sind demnach genetisch gesehen nicht einheitlich.

1.2 Autosomal rezessiv vererbte Formen

1.2.1 Gliedergürteltyp

Dieser ist vor allem durch den rezessiven Erbgang mit Beteiligung beider Geschlechter definiert. Die klinischen Merkmale entsprechen einer Rumpf- und Gliedergürtelmyopathie, während der Verlauf als sehr variabel und wenig charakteristisch bezeichnet werden muß. Die Einteilung in *Früh-* und *Spätformen* weist eigentlich nur auf das weite, eher fließende Spektrum hin, dem wir hinsichtlich Krankheitsbeginn und Progredienz begegnen, wobei allerdings innerhalb einzelner Sippen zumeist eine gewisse Gleichförmigkeit besteht. Dies läßt darauf schließen, daß die sog. Gliedergürtel-MD genetisch kein einheitliches Krankheitsbild darstellt, eine korrekte Unterklassifikation ist bisher jedoch kaum möglich.

Zumeist treten die Muskelschwächen zuerst im Beckengürtel auf und greifen später auf Rumpf- und Schultergürtel über, ein Beginn der Erkrankung im Schultergürtel ist nur in wenigen Sippen bekannt. In der überwiegenden Zahl der Fälle wird das Leiden in der 2. Lebensdekade manifest, manchmal erst in der 3.-5. Dekade, seltener ähnlich dem Duchenne-Typ auch bei Mädchen schon in der frühen Kindheit. Die Erfahrung lehrt, daß das Leiden allgemein deutlich gutartiger verläuft als beim Duchenne-Typ, und zwar umso mehr, je später es beginnt. Eigene Berechnungen ergaben eine im Durchschnitt 2,6 mal geringere Progredienzrate der Gliedergürtelform gegenüber dem Duchenne-Typ [26]. Pseudohypertrophien sind seltener. Bei den meisten Patienten dauert es 2-3 Jahrzehnte, bis sie gehunfähig werden. Kardiomyopathien, manchmal mit enormen Herzübergewichten (Lipomatose) sind nicht selten Ursache eines plötzlichen Todes. Andererseits werden EKG-Veränderungen im allgemeinen als selten bezeichnet [54].

Bei frühkindlichem Beginn ist ein bösartiger Verlauf, ähnlich oder sogar gravierender als beim Duchenne-Typ, nicht ausgeschlossen. Handelt es sich dabei um Knaben, mag die Unterscheidung vom letzteren bei Fehlen von Vererbungsindizien schwierig oder unmöglich sein.

Aktivitätserhöhungen der Serumenzyme liegen statistisch gesehen (Abb. 2) wesentlich unter denjenigen des Duchenne-Typs; oftmals sind die Werte normal, gelegentlich aber — wie Beobachtungen an weiblichen Patienten zeigen — doch stark erhöht und somit im Bereich der bei letzterem erhobenen Befunde.

Der Anteil sporadischer Fälle an der Gesamtzahl der Gliedergürtelform ist groß. Die für die prognostische und eugenische Beratung wichtige genetische Zuordnung ist dadurch oft erschwert, besonders wenn es sich um männliche Patienten handelt.

Deren klinisches Erscheinungsbild kann – zumindest im Anfang – gelegentlich dem Duchenne-Typ gleichen, von der benignen x-chromosomalen Erkrankungsform läßt es sich kaum unterscheiden. Ein wertvoller Hinweis ist dann die Kenntnis über Konsanguinität der Eltern. Fehlen von Pseudohypertrophien und Serumenzmyerhöhungen sind nur relativ verwertbare Indizien.

Aus dem gleichen Grunde sind Aussagen über Häufigkeit und Mutationsrate des Gliedergürteltyps mit erheblichen Unsicherheiten belastet. Angaben zur Morbidität schwanken zwischen 9 und 20 Kranken pro 1 Million Einwohner. Bei dem vorliegenden Erbgang mit voller Penetranz erkranken Männer und Frauen gleich häufig. Im eigenen Krankengut fanden wir neben (so gedeuteten) 23 Männern 38 Frauen. Da man nur letztere als gesichert ansehen und deren Zahl zum rechnerischen Vergleich mit den 125 Kranken des Duchenne-Typs verdoppeln muß, kann man schliessen, daß die Häufigkeit des Gliedergürteltyps (Männer und Frauen) 2:3 gegenüber dem Duchenne-Typ beträgt.

1.2.2 Kongenitale Muskeldystrophien

Die Krankheitsbezeichnung betrifft Kinder, welche bereits mit ausgeprägten MD-Symptomen zur Welt kommen und bei denen eine neurale bzw. spinale Erkrankung ausgeschlossen ist. Tritt das Leiden familiär auf, handelt es sich in der Regel um Geschwistererkrankungen. Eine genetisch einheitliche Erkrankung liegt nicht vor. Unterschieden wird zwischen malignen Formen (Typ de Lange) und gutartigen Verläufen (Typ Batten-Turner). Bei den ersteren bestehen neben hochgradiger Muskelschwäche und Hypotonie Verlust der Mimik sowie Saug- und Atemschwäche. Selten erreichen diese Kinder mehrere Lebensjahre. In der Regel sind die Serumenzyme nicht oder kaum erhöht. Eine ebenfalls maligne, auf Mädchen beschränkte Sonderform mit hohen Serumenzymaktivitäten wird jedoch beschrieben [63].

Bei der benignen Form sind die Neugeborenen auffallend klein, gliederschlaff und wenig motil ("flobby child"). Unter verzögerter motorischer Entwicklung werden sie entweder nur stehfähig oder erst sehr verspätet gehfähig, wobei sie hinsichtlich Watschelgang und Schultergürtelschwäche dem Bild anderer Muskeldystrophien ähneln, dann z. T. jedoch keine weitere Progredienz mehr erkennen lassen [58]. Eine mit Hodenatrophie bzw. Agenesie der Ovarien und Katarakt einhergehende Form wurde in Norwegen beobachtet [2]. Weitere Varianten sind in der Literatur beschrieben [26, 60].

Bei manchen kongenitalen Myopathien wurden auf strukturellem oder biochemischem Gebiet Besonderheiten gefunden, die vom Bild der Muskeldystrophien abweichen. Nur ein Teil derselben ist kongenitaler Natur. Einmal handelt es sich um eigenartige mikroskopisch bzw. histochemisch definierte Muskelveränderungen (s. S. 17) oder um sog. mitochondriale bzw. metabole Myopathien (s. S. 58), die noch an anderer Stelle besprochen werden. Letzteres gilt auch für die Arthrogryposis multiplex.

1.3 Autosomal dominant vererbte Formen

1.3.1 Facio-scapulo-humeraler Typ

Bei deutlicher Ausprägung der Symptome ist dies die aus klinischer Sicht am leichtesten zu erkennende und klassifizierbare Form der MD. Meist wird die Diagnose erst in der Adoleszenz aufgrund der Paresen und Atrophien im Schultermuskelbereich gestellt, wenn die Patienten Schwierigkeiten bekommen, die Arme über die Horizontale zu heben. Wenig oder nicht beachtete Symptome der Gesichtsmuskulatur gehen diesem Stadium jedoch meist lange voraus: Die Patienten können das Pfeifen nie erlernen und im Schlaf werden die Augenlider nicht voll geschlossen. Bei vielen entwickelt sich eine Hypertrophie des M. orbicularis oris („Tapirmund"), bei anderen eine Atrophie dieses Muskels („rire à travers"). Der auf das Leiden erst aufmerksam machende Muskelschwund im Schultergürtelbereich beginnt oft asymmetrisch. Später verleiht er diesem infolge bevorzugter Atrophie der Mm. pectoralis, trapezius, rhomboideus, deltoideus und subscapularis ein sehr charakteristisches Aussehen mit losen, abstehenden Schulterblättern, welche beim Versuch, die Arme seitlich zu heben, nach oben gleiten (Abb. 6). Die Serumenzyme sind häufig normal, im statistischen Mittelwert (Abb. 2) jedoch ähnlich der Gliedergürtelform mäßig erhöht.

Langsam, oft erst nach vielen Jahren, kommt es zu einer absteigenden Ausbreitung des Muskelschwunds über den Rumpf („Wespentaille") sowie auf Beckengürtel und Oberschenkel, auch dehnt sich dieser an den Armen vor allem auf die Mm. biceps und triceps brachii aus. Lange vor Eintreten subjektiver Gehbeschwerden ist jedoch schon der Fersengang betroffen. Tritt letzteres stärker hervor, spricht man auch von scapuloperonealer MD, bei der, vermutlich zu Unrecht, ein eigenständiges Krankheitsbild

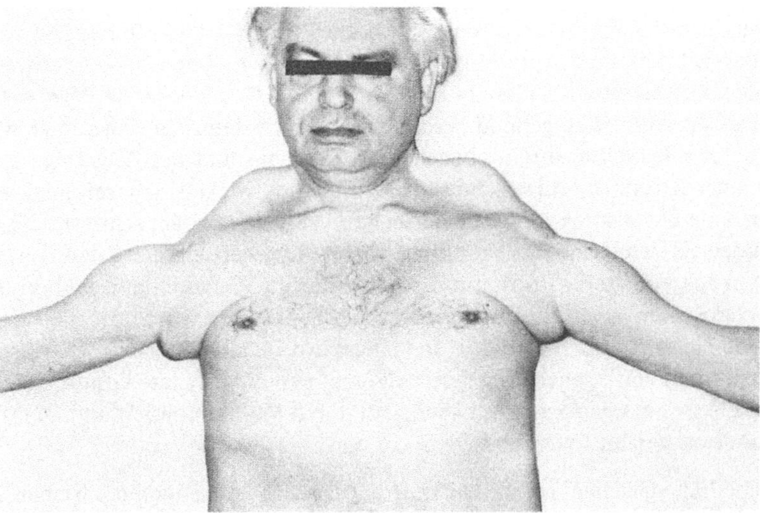

Abb. 6. Facio-scapulo-humeraler Typ der Muskeldystrophie. 49 Jahre. Erste Krankheitszeichen mit 16 Jahren (aus [26]).

vermutet wurde. Auch wird von abortiven Verlaufsformen, d.h. geringer Ausprägung kaum fortschreitender und subjektiv nie wahrgenommener Symptome bei Mitgliedern erkrankter Sippen berichtet.

Verlust der Gehfähigkeit stellt sich spät und nur bei einem Teil der Fälle ein. Spezifische Kardiomyopathien scheinen selten, wurden aber bei einem eigenen Obduktionsfall gesehen. Die durchschnittliche Lebenserwartung ist kaum reduziert, Berufsfähigkeit in angepaßten Grenzen stets gegeben.

Die regional sehr unterschiedliche Häufigkeit des Leidens wurde bereits erwähnt (s. S. 2). Die weitgehend normale Fertilität und die Dominanz des Erbgangs können es mit sich bringen, daß auf einen einzigen kranken Einwanderer nach 6 Generationen 159 Patienten aus dessen Sippe zurückzuführen sind [59], oder in einer bestimmten Region, so beispielsweise im Staate Utah, eine besondere Häufung des Leidens beobachtet wird.

1.3.2 Adulter Beckengürteltyp

Anscheinend bisher nie beschrieben, bezieht sich diese eigene Beobachtung [26] auf eine Sippe, bei welcher in 3 aufeinander folgenden Generationen Großmutter, Tochter und zwei Enkeltöchter übereinstimmend Ende des 4. Lebensjahrzehnts an einer Beckengürteldystrophie erkrankten, welche ähnlich dem Gliedergürteltyp erst nach vielen Jahren den Schultergürtel mitergriff. Die Annahme eines autosomal dominanten Erbgangs hat sich inzwischen bestätigt, indem jetzt in der 4. Generation der Sohn einer dieser Enkeltöchter mit 35 Jahren als ebenfalls an einer Beckengürtelform erkrankt befunden wurde.

1.3.3 Distaler Gliedergürteltyp

Die weitaus größte Zahl dieser sich meist zwischen dem 40. und 60. Lebensjahr manifestierenden Erkrankungsform resultiert aus einem endemischen Gebiet Schwedens und wurde von Welander [62] bei 249 Fällen beiderlei Geschlechts als *Myopathia distalis tarda hereditaria* eingehend beschrieben. Das Leiden zeigt sich zuerst an einer Schwäche der Fingerextensoren, zunächst des Daumens und des Zeigefingers, gefolgt von einer Atrophie der Handmuskeln. Ähnlich entwickelt sich, selten als erstes Symptom, eine Extensorenschwäche der Zehen. Äußerst langsam schreitet die Myopathie an den Extremitäten nach proximal fort, greift aber selten auf den Rumpf über, was in ausgeprägterer Form mit Siechtum nach 5-10 Jahren nur bei homozygoten Nachkommen aus der Ehe zweier Kranker beobachtet wurde. Im allgemeinen konnten die Patienten noch 20 Jahre und länger arbeitsfähig bleiben. Ein bei solchem Krankheitsverlauf stark gegebener Verdacht einer neuralen Genese konnte zuerst durch das Elektromyogramm, dann aber auch durch Muskelbiopsien und Obduktionsbefunde ausgeräumt werden.

Sporadische Fälle gleicher Art sind in anderen Ländern nur selten beschrieben, z. T. waren die Patienten schwedischer Abstammung.

Ein *heterogener* Typus ist die *infantile* Form, wie sie erstmals bei 18 Mitgliedern einer Sippe [40], sonst bisher selten beschrieben ist [10]. Erste Symptome einer

Fußheberschwäche und Steppergang setzen hier um das Ende des 2. Lebensjahres
ein. Die Progredienz ist gering und nur in einem Teil der Fälle trat auch eine mäßige
Extensorenschwäche der Finger auf. Weiter schreitet das Leiden nicht fort. Bei einem eigenen sporadischen Fall von distaler Myopathie [30] bestand die Fußheber-
lähmung schon bei der Geburt, und die erst mit 33 Jahren sich manifestierende Schwäche der Hand- und Fingerextensoren entwickelte sich ausgeprägter als bei der erst-
beschriebenen Sippe. Bei einem anderen Fall mit ähnlichem Verlauf wurden mitochondriale Veränderungen in der Muskulatur gefunden [38].

In weiteren Veröffentlichungen sind noch verschiedene Varianten distal einsetzender
oder distal betonter Fälle von Muskeldystrophie beschrieben. Sie sind an anderer
Stelle referiert [26]. Die in der Literatur oft noch erwähnte sog. „Myopathia distalis
juvenilis hereditaria" (Biemond) ist mit Sicherheit neuraler Genese [31] und nicht
mehr als Myopathie zu klassifizieren.

1.3.4 Okuläre Muskeldystrophien

Diese ganz aus dem Rahmen sonstiger Verlauflsbilder der MD fallende Erkrankung
ist an dieser Stelle zu schildern, weil sie nicht selten mit einer Muskeldystrophie auch
der Skeletmuskulatur des Schultergürtels, z. T. auch des Beckengürtels einhergeht
und sich dadurch als echte MD erweist.

Seit der ersten Schilderung einer langsam progredienten Parese der äußeren Augenmuskeln mit Ptosis durch A. von Graefe (1856) und einer okulopharyngealen Form
mit Übergreifen der Schwäche auf Muskeln des Gesichts und der Schulterregion
durch Oppenheim (1888) — die dieser bereits als Muskeldystrophie deutete — ist die
Diskussion um die Frage der neuralen bzw. ganglionären oder myopathischen Genese
des auf die Augenmuskeln begrenzten Graefe-Syndroms bis heute nicht abgeschlossen. Die sehr zahlreichen, auch anatomischen Untersuchungen zu dieser Frage sind an
anderer Stelle ausführlich referiert [23, 26]. Viele Argumente sprechen dafür, daß es
sich um ein Krankheitsbild nicht einheitlicher Genese handelt. Nur die nach heutigem
Urteil auf dystrophischer Myopathie basierenden Formen sind hier zu erwähnen.

Fast immer ist eine schleichende Ptosis der Lider das erste Symptom. Langsam folgt
eine allgemeine Einschränkung der Augenmotilität, bis es nach Jahren zu deren völ-
ligem Verlust kommt. Doppelbilder treten dabei nicht auf. Unbewußte Kompensa-
tionsmechanismen (Stirnrunzeln, Kopfwenden) tragen dazu bei, daß das Leiden oft
relativ spät realisiert wird. Dessen Beginn kann zwischen dem 10. und 75. Lebensjahr liegen. Lidstützen oder operative Lidraffung ist die einzig mögliche Hilfe. Bei
familiärem Auftreten ist der Erbgang in der Regel dominant. Sporadische Fälle sind
jedoch häufig, auch X-chromosomaler Erbgang ist beschrieben. Übergreifen des
dystrophischen Prozesses auf Muskeln des Halses, der Schultern, evtl. auch des Bek-
kengürtels zeigt sich klinisch bei etwa einem Fünftel der Fälle (Abb. 7). Nach bioptischen Muskelbefunden zu schließen ist solches in Wirklichkeit häufiger, vielleicht
grundsätzlich der Fall. Die Vermutung genetisch verschiedener Formen ergibt sich
auch aus der Pathologie der Muskulatur, indem bei manchen Sippen im Elektronenmikroskop Riesenmitochondrien mit parakristallinen Einschlußkörpern gefunden
werden (s. S. 59), bei anderen offenbar nicht.

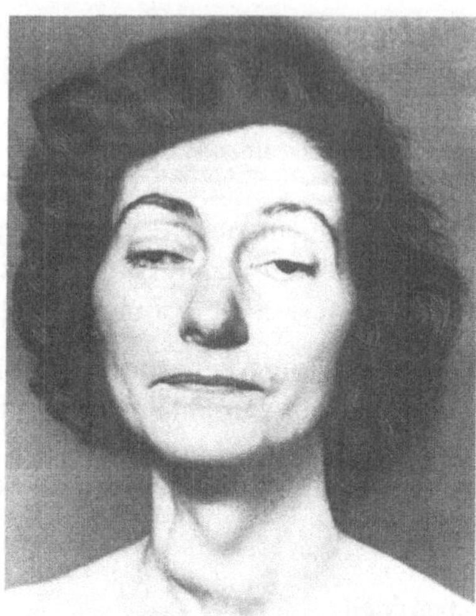

Abb. 7. Okuläre Muskeldystrophie. Völlige Immobilität der Bulbi. Durch Lidraffung unvollkommen behobene Ptosis. Atrophie der Muskeln des Gesichts, des Halses und des Schultergürtels (aus [26]).

Die *okulo-pharyngeale* MD ist dadurch gekennzeichnet, daß zu den schon genannten Symptomen eine Dysphagie hinzutritt, welche in seltenen Fällen sogar zum Tod durch Schlucklähmung führen kann. Eine bis in das 17. Jahrhundert zurück zu datierende Sippe dieser Art mit 160 Fällen in dominantem Erbgang ist in Kanada beschrieben [1]. Sonstige Beobachtungen sind eher selten. Der Krankheitsbeginn liegt fast einheitlich nach dem 40. Lebensjahr. Ausnahmen mit Beginn in der Kindheit kommen vor, ferner Fälle, bei denen vorwiegend distale Gliedmaßenabschnitte mitbetroffen waren. Die vorherrschende Auffassung, wonach die okulo-pharyngeale MD eine eigenständige Erkrankungsform darstellt, wird z. T. bestritten.

Über eine *okulo-pharyngo-distale Myopathie* wurde 1977 aus Japan berichtet [50]. Sie wurde in drei Sippen bei einem Elternteil und jeweils zwei Kindern beobachtet. Die okuläre Parese geht hier mit ausgebreiteten Atrophien im Gesicht und am Hals sowie an den distalen Partien der Gliedmaßen einher. Der Erbgang ist autosomal dominant.

Differentialdiagnostisch kommt das sog. *Kearns-Sayre-Syndrom* in Betracht, wobei die okulären Paresen schon in der Kindheit einsetzen und mit Retinitis pigmentosa sowie neurologischen Symptomen einhergehen. Letztere sind teils als spinale Muskelatrophie, teils als periphere Neuropathie interpretiert worden. Hier ist es naheliegend, daß die Ophthalmoplegie nukleärer Genese ist, was in einem Fall auch autoptisch bestätigt wurde [61].

1.4 Dystrophische Myopathien mit besonderen strukturellen Veränderungen

Das Prinzip einer systematischen Durchuntersuchung vieler Kranker mit MD oder ähnlichen Symptomen unter wissenschaftlicher Zielsetzung und Anwendung neuer

Methoden (Histochemie, Elektronenmikroskopie) hat zur Entdeckung einiger Myopathien mit ungewöhnlichen Veränderungen im Muskel geführt, die von den Befunden bei typischer MD abweichen. Die Diskussion, wieweit hier wirklich eigenständige Myopathieformen vorliegen, ist noch im Fluß, da ein Teil dieser zuerst als spezifisch angenommenen Strukturveränderungen bei verschiedensten Leiden beobachtet wurden. Gegenwärtig werden folgende Veränderungen beschrieben:

1.4.1 Myotubuläre oder zentronukleäre Myopathie

Hier enthält die allgemein verschmälerte einzelne Muskelfaser eine durchgehende zentrale Defektzone mit einer Fülle auch lichtmikroskopisch erkennbarer Muskelkerne, in deren Umgebung man im Elektronenmikroskop große Mengen ungewöhnlicher Myelinfiguren findet [51]. Das klinische Bild solcher Patienten ist durch eine allgemeine, seit der Kindheit langsam fortschreitende hypoplastische Muskelschwäche unter Einbeziehung der Gesichts- und evtl. der Augenmuskeln gekennzeichnet. Ähnlichkeit mit den sog. „Target"-Fasern im normalen Fetalstadium lassen einen pränatalen Entwicklungsdefekt vermuten.

1.4.2 „Central Core" — Myopathie

„Central core" heißt „zentrales Mark", wobei bei den vorliegenden Befunden im Zentrum der meist vergrößerten, sonst gut erhaltenen Muskelfasern mit histochemischen Methoden eine abgegrenzte, durchgehende Auflösung der Fibrillenfelder gefunden wird. Das Bild gleicht in etwa dem Querschnitt bei einem markhaltigen Pflanzenstengel. In manchen Fällen enthalten die Fasern mehrere solcher „Markstränge". Bei Verlust der Längsstreifung bleibt die Querstreifung erhalten. Die Histochemie zeigt ein Fehlen oxidativer Enzyme und der Phosphorylase, ferner liegt ein Verlust der Mitochondrien vor. Das klinische Bild entspricht in der Regel einer kongenitalen, in der Kindheit sich ähnlich einer Muskeldystrophie manifestierenden Schwäche, bei der dann aber eine weitere Progredienz ausbleibt. Im Erbgang ist Dominanz beschrieben. Abweichende Symptome, wie isolierte Schulteratrophie oder krampfhafte Muskelversteifungen, wurden beobachtet, bei einem eigenen Fall ausgeprägte kongenitale Kontrakturen.

1.4.3 „Nemaline" — Myopathie

Damit (Nema = Faden) wird ein Befund bezeichnet, bei dem sich in einzelnen, meist vergrößerten Muskelfasern mit hoher Phosphorylaseaktivität (sog. Typ II) Anhäufungen fädchen- oder stabförmiger Gebilde finden, die z. T. palisadenartig angeordnet sind. Vermutlich handelt es sich um kristallisiertes Paramyosin aus Strukturelementen der Z-Scheibe. Bei den mehrfach beschriebenen Erkrankungen handelt es sich meist um sporadische Fälle kongenitaler oder frühkindlicher Hypotonie mit Muskelschwäche nicht- oder wenig progredienter Natur. Seltener wurden gleiche Befunde auch bei Spätmyopathien gefunden. Für die erbliche Natur des Krankheitsbildes sprechen Erkrankungen bei Geschwistern bzw. bei Mutter und Tochter. Nähere Angaben und Literatur siehe bei [26]. Bezüglich der Spezifität solcher Befunde bestehen Zweifel, da gleiche Bilder auch bei der „Central Core" — Myopathie, bei

Polymyositis und Lupus erythematodes beobachtet wurden. Beschrieben sind in den
letzten Jahren noch weitere eigenartige strukturelle Besonderheiten, u.a. als sog.
„Fingerprint body myopathy" [17a] bei klinisch heterogenen Muskelleiden, nur
z. T. kongenitaler Natur. Hier finden sich Einschlußkörper aus Lamellenkonvoluten,
deren Aussehen den Namen prägte. Als „Sarkotubuläre Myopathie" wurden (bisher)
nur bei zwei Brüdern mit milder kongenitaler Muskelschwäche ultrastrukturelle
Veränderungen bezeichnet [32a], welche Myriaden kleinster Vakuolen in segmen-
taler Anordnung mit Bindung an Membranen, insbesondere des sarkotubulären
Systems aufweisen und mit der ATPase dieses Retikulums reagieren.

Andere z. T. kongenitale Myopathien mit *mitochondrialen* Veränderungen werden
im Rahmen der metabolen Muskelerkrankungen (s. S. 58) beschrieben, da sie
zumeist mit besonderen Stoffwechselanomalien einhergehen.

1.5 Differentialdiagnose der Muskeldystrophien

Die klinischen Merkmale reichen in der Regel zur Sicherung der Diagnose einer MD
nicht aus. Spinale oder neurale chronische, zumeist ebenfalls erbliche Erkrankungen
sowie entzündliche Affektionen der Skeletmuskulatur können unter Symptomen
verlaufen, die den Muskeldystrophien weitgehend gleichen und in manchen Fällen
die Unterscheidung schwierig gestalten. Ein Hinweis auf die wesentlichen hier abzu-
grenzenden Leiden ist erforderlich.

Die spinalen Muskelatrophien. Als fortschreitende Erkrankung der motorischen Vorderhornzellen des Rückenmarks mit daraus resultierenden proximal betonten Muskelatrophien bereitet
die meist schon im Säuglingsalter manifeste *infantile Muskelatrophie* (IMA) vom Typ Werdnig-
Hoffmann eventuelle Unterscheidungsschwierigkeiten gegenüber den kongenitalen Muskeldystrophien oder sehr frühen Formen der MD Typ Duchenne. Frühe hochgradige Schwäche, die typische Körperhaltung (Hampelmannfigur), paradoxe Atmung, Stimm- und Saugschwäche sprechen
eher für IMA, Faszikulationen (Zunge!) und ausgeprägtes unregelmäßiges Fingerzucken sind
schon klinisch verläßliche Hinweise. Zur Sicherung der Diagnose müssen EMG-Befunde und die
Muskelbiopsie herangezogen werden.

Vor allem geben die *juvenilen* und *adulten Formen* der spinalen Muskelatrophie (benannt nach
Kugelberg und Welander) Anlaß zu differentialdiagnostischen Schwierigkeiten, da sie hinsichtlich Lokalisation der Paresen und dem Verlaufsbild den Beckengürtelformen der MD in besonders
täuschender Weise gleichen. Sie werden deshalb auch als *pseudomyopathische* Muskelatrophien
bezeichnet. Der Erbgang ist wie bei der Werdnig-Hoffmann-Krankheit autosomal rezessiv und
sporadisches Vorkommen überwiegt. Häufigstes Problem ist die Differentialdiagnose gegenüber
dem Gliedergürteltyp der MD. Faszikulationen, am deutlichsten auffindbar an der Zunge, den
Muskeln des Schulterbereichs und am M. quadriceps femoris, sind bereits sichere Zeichen einer
spinalen Genese, doch treten diese in vielen Fällen nicht oder nicht eindeutig in Erscheinung,
wodurch die Anwendung weiterer diagnostischer Maßnahmen (Elektromyographie, Muskelbiopsie) zum grundsätzlichen Postulat wird. Eigene Erfahrungen zeigen, daß die Unterlassung
solcher Untersuchungen (s.u.) häufig Fehldiagnosen zur Folge hat. Erst die histopathologischen
Arbeiten von Wohlfahrt [64] und die elektromyographischen Befunde von Kugelberg und Welander [35] führten zur Aufdeckung dieser 1887 von Heubner schon klar beschriebenen Spinaler-
krankung, deren Häufigkeit der Gliedergürtelform der MD fast gleich kommt [25].

Schließlich wurden noch weitere spinale bzw. neurale Krankheitsbilder entdeckt, welche seltener
auch andere Formen der MD imitieren. Sie sind in Tabelle 3 aufgeführt:

Tabelle 3. Pseudomyopathische Spinalerkrankungen

---

1. *Proximaler Lähmungstyp*
   1.1   Aszendierend bzw. Beckengürtel > Schultergürtel:
   1.1.1 Infantile Form (Werdnig-Hoffmann, 1891/1900), Erbgang autosomal rezessiv
   1.1.2 Juvenil-adulte Form (Kugelberg-Welander, 1954), Erbgang autosomal rezessiv (?)
   1.1.3 Juvenil-adulte Form, Erbgang dominant (Magee, de Jong, 1960 [39])
   1.2   Deszendierend:
   1.2.1 Juvenile Facio-Scapulo-Humerale Form, Erbgang dominant (Fenichel et al., 1967 [21])
2. *Gemischter Lähmungstyp*
       Adulte Scapulo-Peroneale Form. Erbgang dominant (Käser, 1964)
3. *Distaler Lähmungstyp*
   1.   „Myopathia Distalis Juvenilis Hereditaria". Erbgang dominant (Biemond, 1955/1966)

Polymyositis. Auf die der MD sehr ähnlichen chronischen und subakuten Verlaufsformen der Polymyositis wird im Kap. 8 hingewiesen. Meistens imitieren die chronischen Polymyositiden den Gliedergürteltypus der MD. Serumenzymbefunde sind kein gutes Unterscheidungsmerkmal (s. S. 106). Pseudohypertrophien der Waden kommen gelegentlich auch bei Polymyositis vor. Jüngere Erfahrungen zeigen, daß selbst so charakteristisch erscheinenden Formen der MD, wie sie der facio-scapulo-humerale Typus darstellt, eine Polymyositis zugrunde liegen kann. Daraus folgert die Notwendigkeit, in allen isoliert auftretenden Fällen mit dem Bild der Muskeldystrophie auch nach einer Polymyositis zu fahnden, was nur durch die Muskelbiopsie geschehen kann und bei gegebenem Verdacht nicht selten sogar wiederholte Untersuchungen erforderlich macht. Solche Verdachtsmomente sind:

1. Auffallend rasches oder in Schüben erfolgendes Fortschreiten der Muskelschwäche, evtl. mit Remissionserscheinungen
2. Gleichzeitiger Befall von Schulter- und Beckengürtel
3. Auftreten des Leidens in höherem Lebensalter. Beginn einer MD nach dem 50. Lebensjahr ist aller Erfahrung nach auszuschließen
4. Ausgeprägte Schwäche der Nackenmuskeln
5. Stärkere Paresen auch der distalen Muskeln der oberen Extremitäten
6. Schluckstörungen, die bei MD nur zusammen mit okulären Paresen, evtl. noch bei Myotonia dystrophica vorkommen
7. Weibliches Geschlecht bei einem Verlaufsbild, welches dem Duchenne-Typ gleicht.

Der *praktische Wert* aufwendigerer differentialdiagnostischer Maßnahmen liegt hinsichtlich der Polymyositis auf der Hand, da hier eine Therapie und Heilung möglich, somit von Anfang an eine ganz andere, auch hereditäre Befürchtungen ausschließende Prognose gegeben ist.

Bei den spinalen Muskelatrophien sind bisher ebensowenig Heilungsaussichten gegeben wie bei den MD. Das kann sich in der Zukunft für die eine oder andere Erkrankungsform ändern und rechtfertigt schon deshalb eine wissenschaftlich exakte Diagnose. Sie ist aber auch für die Verlaufsprognose von Bedeutung, denn die pseudomyopathischen Spinalatrophien weisen in der Regel eine geringere Progredienz auf und versprechen eine bessere bzw. längere Berufsfähigkeit. Dazu kommt das Moment der eugenischen Familien- und Eheberatung (s. S. 27).

1.6 Diagnostische Hilfsmethoden

Die Diagnose innerhalb der Vielheit heterogener Myopathien und deren Abgrenzung gegenüber neural-spinalen Muskelleiden macht die Anwendung besonderer Untersuchungsmethoden in den meisten Fällen unerläßlich. Dazu gehören:

1.6.1 Labormethoden

Ältere Methoden, wie die Feststellung einer vermehrten Kreatin- und verminderten Kreatininausscheidung oder Befunde einer Mehrausscheidung von Aminosäuren, dienen der Differentialdiagnostik wenig, da sie unspezifisch sind und nur das Vorliegen eines mehr oder weniger umfangreichen bzw. intensiven Schädigungsprozesses der Skeletmuskulatur anzeigen.

Das gleiche gilt im Prinzip auch für die *Serumenzymbefunde*, wie an einer umfassenden, statistisch ausgewerteten Zahl neuromuskulärer Erkrankungen aller Art gezeigt werden konnte [26]. Dennoch haben die am stärksten in der Aktivität vermehrten und deshalb für die Untersuchung geeignetsten Enzyme, vor allem die Kreatinphosphokinase (CPK) sowie die Aldolase (ALD) und die Transaminasen GOT und GPT einen wesentlichen Nutzen für die Differentialdiagnostik, indem sie bei den verschiedenen Formen der MD in der Regel (ein wichtiger Zusatz!) quantitativ unterschiedlich ausfallen (Abb. 2). Hohe Aktivitäten sprechen für den Duchenne-Typ, sie finden sich aber oft auch beim benignen Typus Becker-Kiener, selten beim Gliedergürteltyp (nach eigenen Befunden bei weiblichen Patienten). Wenig sagt der Enzymtest gegenüber den Polymyositiden, wo z. T. ebenfalls starke und gleichartige Aktivitätserhöhungen charakteristisch sind. Mäßige Steigerungen ähnlich dem Gliedergürteltyp der DM treten auch bei der klinisch so ähnlichen pseudodystrophischen Spinalatrophie vom Typ Kugelberg-Welander auf (Abb. 3).

1.6.2 Histopathologie (Biopsie)

Der Stellenwert dieser Methode beruht auf der Unterscheidungsmöglichkeit dystrophischer Erkrankungen von entzündlichen Myopathien sowie von den spinalen bzw. neuralen Muskelatrophien mit dem Lichtmikroskop. Die selteneren Myopathieformen mit spezifischeren feinstrukturellen Veränderungen sind nur mittels der Histochemie oder Elektronenmikroskopie zu erkennen. Da die Gewebediagnostik des Muskels nur bei eingehender Erfahrung zuverlässige Beurteilungen erlaubt, kann eine befriedigende Kenntnis dieser Thematik im Rahmen dieser Darstellung kaum vermittelt werden. Dies bleibt Aufgabe der dazu existierenden umfangreichen Spezialliteratur. Die Zielsetzung an dieser Stelle muß sich deshalb auf die Nennung einiger Grundregeln beschränken. Dazu gehören auch wichtige Hinweise für das Vorgehen bei der Gewebeentnahme, da die pathologische Beurteilbarkeit weitgehend von deren Sorgfalt abhängt.

Alle dem Begriff der Dystrophia muscularis progressiva (MD) klinisch zugeordneten Myopathien zeigen im Prinzip das gleiche pathologische Gewebebild. Es erlaubt somit keine diagnostische Differenzierung, z.B. zwischen dem Duchenne-Typ und den gutartigeren Beckengürtel- bzw. Schultergürtelformen. Die typischen Veränderungen zeigen sich am besten in wenig fortgeschrittenen Erkrankungsstadien in einer gegenüber dem gesunden Muskel *regellos angeordneten Ungleichheit der Faserkaliber.* (Abb. 8). Diese sind teils verschmälert, teils ungewöhnlich vergrößert. Das Gefüge erscheint gelockert, die endomysialen und perimysialen Räume sind erweitert und in den Fasern finden sich Kernvermehrungen, Verlust der Querstreifung, Homogenisierung sowie hyaliner und granulärer Zerfall des Sarkoplasmas, Vakuolisierung bis zur

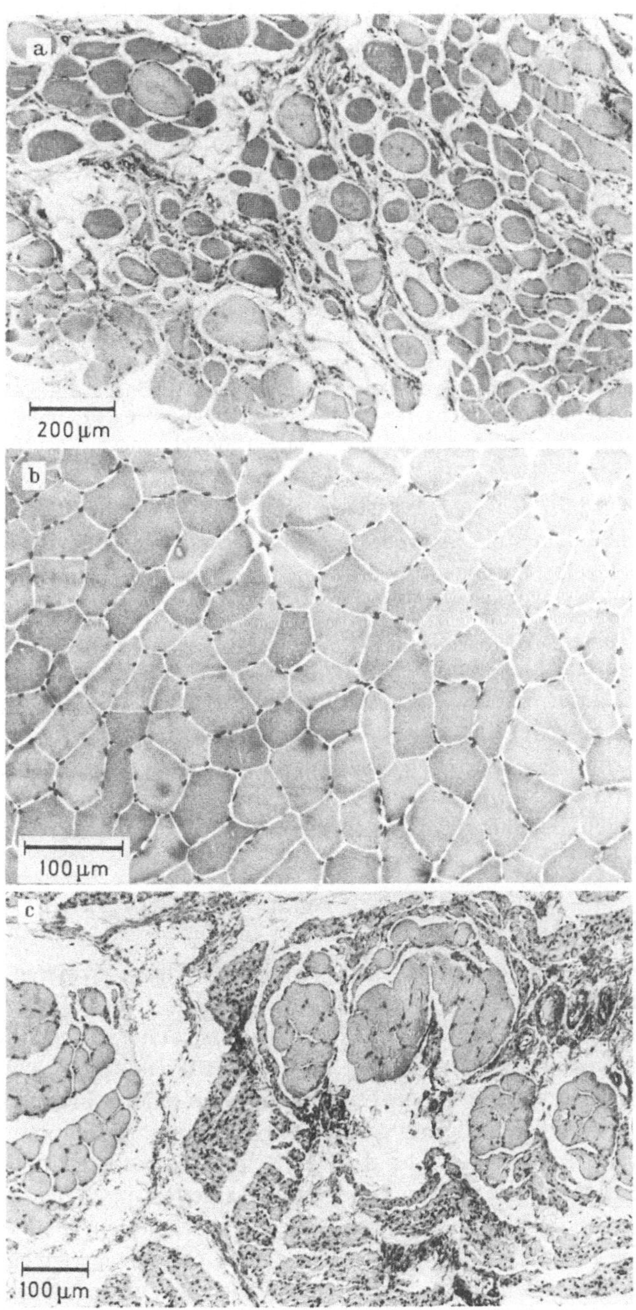

Abb. 8 a-c. Oben: M. vastus lateralis eines noch gehfähigen Patienten mit progressiver Muskel-dystrophie. *Mitte:* Der gleiche Muskel eines gesunden Jugendlichen (Normalbefund). *Unten:* Befund bei fortgeschrittener neurogener Muskelatrophie (s. Differentialdiagnose S. 18).

völligen Fasernekrose. Im stärker geschädigten Muskel überwiegen neben größeren
Faserverlusten Reaktionen des Interstitiums mit Fibrosierung und Lipomatose, bis
schließlich in schwerst erkrankten Muskeln kaum noch Muskelfaserreste in Binde-
und Fettgewebe aufzufinden sind. Maßgebend gegenüber den entzündlichen Myopathien (Polymyositis) ist – und zu unterscheiden von gelegentlichen Rundzellen-
massierungen im Zusammenhang mit nekrobiotischen Abräumprozessen bei MD,
besonders des Duchenne-Typs – das Fehlen echt entzündlicher Infiltrate insbesondere an den Gefäßen.

Dagegen ist das Kriterium einer neurogenen Muskelatrophie, insbesondere der differentialdiagnostisch relevanten spinalen Vorderhornerkrankungen die *gruppenweise* bzw. *felderförmige*
Anordnung mehr oder weniger gleichmäßig atrophisch verschmälerter oder nur zu Resten ver-
kümmerter Fasern neben Bezirken mit noch besser erhaltenen (haufig jedoch ähnlich der MD
veränderten!) Muskelelementen. Entscheidend bleibt dabei das Auffinden gruppierter Atrophien,
nicht das Bild der individuellen Faserveränderung. Bei hochgradig spinal-atrophisch geschädigten
Muskeln entsteht ein Bild, das von dem des hochgradigen Muskeluntergangs bei MD meist nicht
mehr unterschieden werden kann.

Wichtig für die *bioptische Gewebeentnahme* ist deshalb die Wahl eines sicher, aber
nur mäßig geschädigten Muskels, wobei notwendigenfalls Injektionen zur Anästhesie
nicht den Muskel selbst verletzen dürfen. Gleichermaßen sind Regionen zu meiden,
in welchen Einstiche bei der Elektromyographie vorgenommen wurden. Das beispielsweise aus dem M. quadriceps femoris exzidierte Stück muß groß genug (etwa
einem Kleinfingerendglied entsprechend) sein und darf bei der Herausnahme weder
gequetscht noch gezerrt werden. Vor der Fixierung ist es zweckmäßig, das Exzisat
in Faserrichtung mit zwei Nadeln an den beiden Enden ohne Anspannen auf ein
Stück Kork aufzubringen und 1/2-1 Std. ohne Benetzung in einer feuchten Kammer
zu halten, um vitalen Kontraktionen bei sofortigem Einbringen in das Fixierungs-
mittel vorzubeugen. Besondere Methoden gelten für histochemische (Gefrierschnitt)
und elektronenmikroskopische Untersuchungen.

1.6.3 Elektromyographie (EMG)

Diese hat frühere Testmethoden mit dem galvanischen Strom verdrängt, da sie wesentlich mehr leistet. Krankheitsspezifische Aussagen liefert das EMG (neben einigen wenigen seltenen Zustandsbildern) bei den Myotonien und der Myasthenia gravis.
Die Befunde erlauben ferner eine Aussage, ob eine Krankheit mit Muskelschwäche
bzw. -schwund primär myopathischer Natur ist oder auf einer Erkrankung im Nervensystem beruht. Eine Differenzierung der einzelnen heterogenen Myopathien ist mit
dem EMG nicht zu erzielen. Auch bei der Unterscheidung zwischen MD und Polymyositis hat das EMG keine sicheren Aussagemöglichkeiten, wenn man von gelegentlichen sehr vagen und unterschiedlich beurteilten Indizien absieht. Bei den Myopathien werden die einzelnen Aktionspotentiale kleiner und kürzer, weil einzelne
Muskelfasern hier aus allen neuronalen Einheiten ausfallen, wobei die Dichte des
normalen Interferenzbildes bei der Willkürkontraktion unberührt bleibt. Im Unterschied dazu sind bei neurogenen Atrophien ganze motorische Innervationsneurone
ausgefallen, wodurch ein Lichtungsmuster, z. T. auch große polyphasische Potentiale
infolge kollateraler Reinnervation benachbarter Muskelfasern entstehen.

Die praktische Erfahrung zeigt, daß allen diesen Methoden eine Irrtumsquote bei
5-10% der Befunde auch seitens geübter Spezialisten anhaftet. Optimale Sicherheit
bei der Diagnostik ist nur dann zu gewinnen, wenn die Beurteilung gemeinsam aus
den klinischen Kriterien einschließlich genetisch orientierter Sippenerhebungen und
den Befunden der unter 1.6.1−1.6.3 genannten Methoden im Sinne einer Teamarbeit
erfolgt. Daraus ergibt sich die Notwendigkeit regionaler Errichtung von speziell aus-
gerichteten medizinischen Zentren, wobei abgesehen von Forschungsvorhaben das
technische Zubehör die geringere Rolle spielt als eine langjährige persönliche Erfahrung der verschiedenen Mitarbeiter. Dies ist bisher vorbildlich geschehen in den USA
und in Großbritanien, aber auch in Deutschland schon einigermaßen entwickelt*.

1.7 Ätiologie

Die Ursache der Muskeldystrophien ist, abgesehen von der genetischen Determinante
bisher unbekannt, obgleich zu dieser Frage schon ein enormes Forschungsaufgebot
vorliegt. Ein einigermaßen umfassendes Referat [26] vorwiegend der einschlägigen
biochemischen Untersuchungen bis 1969 hatte über 1000 Einzelarbeiten zu berück-
sichtigen. Diese sowie weitere Forschungen zur Feinstruktur der kranken Muskelzelle (Elektronenmikroskopie usw.) konzentrieren sich weitgehend auf den Duchenne-Typ, zu einem großen Teil auch auf Muskeldystrophie bei Tieren. Wohl haben sie
zur Aufdeckung zahlreicher struktureller und sekundärer biochemischer Veränderungen geführt, der primäre Defekt bleibt jedoch nach wie vor im Dunkeln. Insbesondere ist den naheliegenden Hoffnungen auf Auffindung eines spezifischen Enzym-
defektes, wie dies bei wenigen hereditäten Myopathien bereits gelungen ist, noch
kein Erfolg beschieden. Einer Übersicht der hier unternommenen Arbeiten kann jedoch nur die Spezialliteratur dienen [26, 61].

Die Vererbbarkeit der Muskeldystrophien besagt, daß dem Primärdefekt eine Gen-
mutation zugrunde liegt. Verschiedenheiten des Erbganges einzelner Formen der
MD weisen auf Mutation differenter Gene, somit auf Uneinheitlichkeit der Ätiologie
bzw. des Primärdefektes hin. Ein anzunehmender ,,inborn error of metabolism" kann
sich je nach Programmierung einzelner Gene in verschiedenster Weise auswirken, u.a.
im defekten Aufbau eines Strukturproteins der Muskelzelle, einer fehlenden, verminderten bzw. fehlerhaften Bildung eines Enzyms oder als Störung aller jener Regel-
mechanismen des Stoffwechsels, die von einem komplizierten Zusammenspiel verschiedener Gene und deren jeweiliger Steuerungsfunktion abhängig sind. Aufgrund
dieser Vernetzung der Genwirkungen wie auch der einzelnen Stoffwechselabbauket-
ten und ihren fast zahllosen Enzymsystemen ist es bis heute auch nicht möglich geworden, faßbare Defektauswirkungen einem bestimmten Stoffwechsel, etwa dem der
Kohlenhydrate, der Proteine oder Fette anzulasten.
Bei der − keineswegs gesicherten (s. u.) − Annahme, daß der entscheidende Defekt
in der Muskelzelle selbst lokalisiert ist, konzentriert sich die Forschung gegenwärtig
auf mehrere von den bisherigen Befunde ausgehende Hypothesen. Bereits älteren

---

* Auskunft erteilt dazu die Deutsche Gesellschaft ,,Bekämpfung der Muskelkrankheiten e.V.". Geschäftsstelle Hohenzollernstr. 11, D-7800 Freiburg/Br.

Datums ist die Vermutung eines Struktur- oder Funktionsdefekts der Muskelzellmembran. Sie wurde gestützt durch die Beobachtung, daß die Aktivitätssteigerung
der aus der Muskelzelle in das Serum ausfließenden Enzyme die höchsten Werte im
präklinischen Stadium aufweist, d.h. daß der Efflux größer ist in einer Phase, in welcher eigentliche Zerstörungen von Muskelzellen wesentlich geringer sind als im
akuten Krankheitsstadium. Nach bisher ergebnislosem Suchen einer spezifischen
Enzymstörung im Kohlehydratstoffwechsel sind neuere Studien [32] über veränderte
Aktivitäten isoliert gewonnener proteinbildender Muskelribosomen und deren
Enzymmuster möglicherweise erfolgreicher.

Hypothesen eines außerhalb der Muskelzelle liegenden Primärdefekts werden heute wieder in
stärkerem Maße diskutiert. Auffallend beim Duchenne-Typ ist, daß Muskelbiopsien in sehr frühen präklinischen Stadien fokal begrenzte Faserdegenerationen bzw. -nekrosen zeigen [29, 17],
welche die Vermutung einer von außerhalb induzierten Schädigung fördern. Eine zur Zeit ver-
folgte Hypothese nimmt eine Störung der Mikrozirkulation an. Sie wird gestützt durch Befunde
einer abnormen Kreislaufzeit [8] und experimentell durch Mikroembolisation erzeugte Veränderungen im Muskel, die dem frühen Stadium der MD sehr ähnlich sind [17].

Schließlich haben neuere Untersuchungen [41, 52] die geltende Lehre von der Intaktheit des
Nervensystems bei MD erschüttert, indem mittels experimenteller Meßtechniken am M. extensor
digitorum brevis des Fußes und des diesen innervierenden Nerven aus dem N. tibialis anterior
Befunde erhoben wurden, die bei Muskeldystrophie schon in sehr frühen Stadien einen Ausfall
motorischer Einheiten bei Vergrößerung der verbliebenen Einheiten anzeigen. Die Bedeutung
dieser Befunde bleibt jedoch diskutabel. Deren Begrenztheit auf einen für MD wenig repräsenta-
tiven Muskel und die gleiche Feststellung bei den verschiedensten Myopathieformen gibt starken
Anlaß zu einer kritischen Wertung. In die Diskussion um die Vermutung eines neural-trophischen
Faktors ist schon Erb [20] eingetreten, und sie hat später in Kuré [36] mit seiner Theorie einer
trophischen Störung seitens der sympathischen Innervation ihren eifrigsten Vertreter gefunden.
Ein Argument für die wieder aufgenommene Hypothese ergibt sich vor allem aus der Tatsache,
daß bei gesicherten spinalen Erkrankungen, wie den pseudomyopathischen Muskelatrophien, das
Prädilektionsmuster besonders befallener Muskelpartien mit demjenigen bei MD praktisch iden-
tisch ist, wobei neuere Erkenntnisse [11, 42] auch an der grundsätzlichen Verschiedenheit struk-
tureller Veränderungen im histopathologischen Bild bei MD und spinal verursachtem Muskel-
schwund wieder zweifeln lassen. Was bisher fehlt, ist der sichtbare Nachweis einer strukturellen
Läsion im Nervensystem. Gegen die Vermutung einer vom Nerven ausgehenden Störung der
Muskeltrophik sprechen auch neuere, an der dystrophischen Maus durchgeführte Experimente.
Dabei wird eine parabiotische Re-Innervation (Kreuzverbindung zwischen zwei Tieren über den
N. peroneus) vorgenommen, und zwar wurde einerseits bei einer gesunden Maus deren Extremität
mit dem Nerven einer dystrophischen Maus verbunden, andererseits erfolgte das gleiche Experiment vice versa [43]. Dabei blieben die Muskeln der gesunden Maus, innerviert mit dem Nerven
aus dem dystrophischen Tier, normal, auch hatte die Nervenverpflanzung aus dem Normaltier
an die kranke Maus keinen vielleicht zu erwartenden regenerierenden Effekt auf deren dystrophischen Muskelbefund.

1.8 Identifizierung heterozygoter Erbüberträger

Die Tatsache, daß man auch bei klinisch gesunden, genauer gesagt anscheinend
gesunden heterozygoten Erbüberträgern der X-chromosomalen MD des Typs Duchenne (s. S. 8 und Abb. 5), den sog. *Konduktorinnen,* bei genauer Untersuchung Zeichen der Krankheit findet, gewinnt große praktische Bedeutung bei der
eugenischen Beratung von Sippen, in denen dieses Leiden vorkommt. Die genetischen
Gesetze sagen uns und praktische Ermittlungen in großer Zahl bestätigen dies, daß

eine heterozygote, mit einem pathologischen X-Chromosom behaftete Konduktorin
zwar selbst infolge des rezessiven Charakters des Leidens durch ihr zweites normales
X-Chromosom weitgehend geschützt ist, daß aber — statistisch gesehen — 50%
ihrer männlichen Kinder (welchen zufällig das eine oder andere X-Chromosom mit-
gegeben wird) krank und weitere 50% ihrer weiblichen Kinder wiederum heterozygote Konduktorinnen sein werden.

Gezielte Untersuchungen haben zuerst gezeigt, daß bei definierten Konduktorinnen
(s. u.) gleiche, wenn auch geringere Aktivitätserhöhungen der Enzyme im Serum
gefunden werden, wie bei erkrankten Patienten. Ferner hat man bei Konduktorinnen
Muskelbiopsien vorgenommen und dabei — wenngleich diskretere — für MD typische
pathologische Veränderungen festgestellt. Solche fanden sich vielfach auch im EMG.
Schließlich beobachtete man einzelne Fälle, meist Mütter von kranken Kindern, die
auch leichte (ganz selten sogar ausgeprägtere) klinische Krankheitszeichen aufwiesen,
nicht nur Pseudohypertrophien der Waden, z. T. auch effektive Schwächezeichen,
z.B. beim Aufstehen aus dem Sitzen oder Liegen.

Die Tatsache der großen Häufigkeit von Neumutationen beim Duchenne-Typ machen
es nicht ganz leicht, allein aus dem Erbgang immer zu sagen, ob jede Mutter eines
kranken Knaben Konduktorin ist oder nicht, weil ja auch das Kind eine Neumuta-
tion sein kann. Dies erschwert die Auswertung der bisherigen Erfahrungen auf diesem
Gebiet. Eine gesicherte Konduktorin ist sie nur dann, wenn die gleiche Erkrankung
schon in der Aszendenz der Sippe auftrat oder wenn eine Schwester dieser Mutter
ebenfalls kranke Kinder hat. Wenn sie mehrere kranke Kinder hat, ist die Heterozygotie zumindest sehr wahrscheinlich.

Schließlich ergaben die Untersuchungen mittels der aussagekräftigsten Bestimmung
der Serum-CPK, daß auch bei gesicherten Konduktorinnen nur rund 70% (Befunde
einzelner Autoren sind hier unterschiedlich) einen pathologischen Befund aufweisen.
Eine Erklärung dafür wie auch für vereinzelte Heterozygote mit klinischen Krankheitszeichen ist anhand der Lyon-Hypothese möglich [46]. Sie hier darzustellen,
würde zu weit führen; das Thema wie auch Einzelheiten zum Studium der Konduk-
torinnenbefunde sind im deutschen Schrifttum an anderer Stelle referiert [26].

Die *praktische Bedeutung* vor allem der Testung der Serum-CPK liegt in der Möglichkeit festzustellen, ob weibliche Geschwister sowohl von Müttern mit kranken Kindern wie auch von den Kranken selbst damit rechnen müssen, wieder kranke Knaben
oder heterozygote Mädchen zu gebären. Bei positivem Testausfall muß dies bejaht
werden, bei negativen Ergebnissen kann nur eine geringere Wahrscheinlichkeit angenommen werden, die man durch wiederholte Untersuchungen und mit einem Provo-
kationstest, z.B. unter Arbeitsbelastung am Arm bei Ischämie, noch erhärten kann.
Eine andere Möglichkeit ist die Bewertung nicht nur eines Enzyms, der CPK, sondern
die Auswertung mehrerer auch bei Konduktorinnen erhöht zu findender Enzyme
(ALD, GPT und LDH). Mittels Computeranalyse kann man eine Trennformel erstel-
len, die bei Einsetzen des individuellen Wertes dann ein positives oder negatives
Ergebnis liefert [26].

1.9 Therapie

Bisher gibt es keinerlei *medikamentöse* oder sonstige Therapie, die zu einer Heilung
oder zu einem Stillstand des Leidens führt. Mangelnde Kenntnis der Pathogenese
schließt eine solche Möglichkeit prinzipiell nicht aus, da auch bei anderen Leiden –
darunter allerdings nur wenige Erbleiden – aufgrund von Hypothesen und rein
empirischen Versuchen oder durch Zufall wirksame Behandlungsmethoden gefunden
wurden. Deshalb sind auch bei MD bisher zahlreichste, auf verschiedensten Vermutungen basierende Behandlungen mit Medikamenten, Vitaminen, Hormonen oder
muskeleigenen biochemischen Substanzen vorgenommen worden. Leider ohne
Erfolg, wenn die Ergebnisse kritisch betrachtet und verfolgt wurden.

Dazu ist zu sagen, daß vermeintliche Erfolge nicht selten gesehen werden, weil jede dem Patienten
anempfohlene, vor allem „neue" Behandlungsmaßnahme ein in seiner psychologischen Wirkung
nicht zu unterschätzendes Stimulans darstellt. Hier sprechen eigene Erfahrungen bei der Durchführung eines Doppelblind-Therapieversuches mit einer im Kreatinstoffwechsel des Muskels eine
Rolle spielenden Substanz, bei dem ich selbst eine mögliche Wirkung erwartete und auch sehr
glaubwürdig konkret dargestellte Besserungen vor allem von langjährig Kranken berichtet bekam.
Bei Ende der Behandlungszeit und Öffnung des Schlüssels zeigte sich, daß dies mehrheitlich jene
Patienten waren, die Plazebos erhalten hatten! Objektive Kontrollparameter, wie die Ausschei-
dung von Kreatin und Kreatinin sowie umfassende dynamometrische Messungen der Muskelkraft, hatten in beiden Gruppen keine Änderungen erbracht.

Hier fragt es sich, und manche seriöse Ärzte bejahen dies, ob unschädliche Medikamente rein aus
Gründen einer effektiven Förderung allein des seelischen Antriebs von Zeit zu Zeit Anwendung
finden sollen. Diese Bejahung und Überwindung kritisch medizinischen Denkens fällt dann
leichter, wenn solche „Therapien", z.B. die Anwendung des von einigen Myopathiespezialisten
gelobten Laevadosins, zusammenfallen mit einer krankengymnastischen Behandlung, deren
Wirksamkeit unbestritten ist und wobei Optimismus und aktive Mitarbeit des Patienten einen
wesentlichen Anteil haben.

Krankengymnastik

Langjährige eigene Betreuung von Hunderten von Kranken, zumeist Muskeldystrophiker aller Typen, erbrachte die auch von anderen geteilte Erfahrung, daß alerte
und bewegungsfreudige Patienten viel weniger rasch dem Siechtum verfallen als
stille oder sogar phlegmatische Typen, die der körperlichen Bewegung von Natur
weniger zugeneigt sind.

Die effektive Wirksamkeit von Bewegungsübungen erhellt schon aus der eben erwähnten Beobachtung. Allein zähes Bemühen, sich so lange wie möglich im täglichen
Leben in Bewegung zu halten, sei es viel gehen oder zu turnen, verzögert die Progredienz des Siechtums erheblich. Das gleiche zeigt die umgekehrte Erfahrung
raschen Abgleitens in schwer wieder aufzuholenden Leistungsverlust, wenn Muskeldystrophiker aus irgendwelchen Gründen auch nur kurze Zeit bettlägerig werden.
Dies ist ein stets zu beachtendes Moment u.a. auch bei operativ-orthopädischen Ein-
griffen (Spitzfuß- oder Kontrakturbeseitigung).

Ist der Muskeldystrophiker (Kind oder Erwachsener) selbst nicht mehr fähig, sich
ausreichend zu bewegen, wird die möglichst laufende ärztlich und krankengymna-
stisch geleitete Behandlung zum einzig wirksamen Schutz vor frühzeitiger Invalidität.
Diese umfaßt die Vorbeugung oder Minderung von Kontrakturen und Sitzskoliosen

sowie das allseitige Training der Muskeln, insbesondere einseitig geschwächter Ago-
nisten, welche den Anlaß für die Kontrakturen und damit die gänzliche Einstellung
bestimmter Bewegungsmöglichkeiten geben. Eltern oder andere Angehörige sind
anzuleiten, solche Behandlungen auch zu Hause vorzunehmen. Schwerer behin-
derte oder alleinstehende Kranke müssen in periodischen Abständen in geeignete
Kliniken oder Heime aufgenommen werden, um definitive Pflegebedürftigkeit (mit
deren größeren Kosten) möglichst lange hinauszuschieben. Dies ist das Stadium, in
welchem vorzugsweise das isometrische Training anzuwenden ist, während man noch
gehfähigen Kranken möglichst freien Lauf und Anstrengungen zu vollen Bewegungen
raten oder sie dazu anleiten soll. Für eingehendere Darstellungen ist auf die Lehrbücher der Krankengymnastik zu verweisen.

Der Nutzen von *Stützapparaten* wird verschieden beurteilt. Ausführlich und mit
positiver Einstellung haben über die hier gegebenen Möglichkeiten Müller-Stephan
und Schmidt-Peter berichtet [44]. Wegen ihres oft nur vorübergehenden Nutzens
sehen andere Orthopäden dafür eine stark eingeschränkte Indikation für Fälle mit nur
langsamer Progredienz, insbesondere zur Erhaltung der Gehfähigkeit Erwachsener,
andererseits zur Bekämpfung von Sitzskoliosen und Lungeninsuffizienz bei Roll-
stuhlpatienten.

Berufs- und eugenische Beratung

Voraussetzung dieser wichtigen Betreuungsaufgabe bei Muskelkranken ist die Kenntnis der artspezifischen Diagnose. Denn erst das Wissen um die jeweilige Prognose,
d.h. um die zu erwartende Progredienz, Dauer der Gehfähigkeit und die Lebenserwartung ermöglichen eine individuelle *Berufsberatung*. Dank der heute bestehenden
Hilfs- und Förderungsmöglichkeiten haben mit Ausnahme der Duchenne-Form alle
diese Patienten eine echte Berufschance, wobei das Spektrum der Möglichkeiten sich
aus der Verschiedenheit der jeweiligen Verlaufsart ergibt. Doch hat falscher, den Patienten täuschender Optimismus hier keinen Platz. Immerhin können viele Berufe
auch im Rollstuhl ausgeübt werden, während bei den Schultergürtelformen die meist
erst spät zu erwartende Gehbehinderung freiere, jedoch die Schwächung der Arme
berücksichtigende Möglichkeiten bietet.

Auch die *eugenische* Beratung wird von den meisten Patienten oder deren Angehörigen vom Arzt verlangt. Kranke des Duchenne-Typs der MD gelangen selbst nicht
zur Fruchtbarkeit, die Beratung richtet sich hier auf die Familienmitglieder nach
Maßgabe der auf S. 8 ausgeführten Erbsituation und speziellen Untersuchungs-
möglichkeiten. Kranken des autosomal rezessiven Vererbungstypus wird man eine
Heirat und Nachkommenschaft kaum verwehren, es sei denn sie wollen die Ehe mit
einem Blutsverwandten oder ebenfalls Kranken (was nicht selten der Fall ist) bzw.
anderen, selbst gesunden Angehörigen aus einer betroffenen Sippe eingehen. Nur
hier besteht eine relevante Wahrscheinlichkeit kranker Nachkommen. Der Verzicht
auf Kinder muß bei solcher Situation nahegelegt sowie den Betreffenden erläutert
werden. Die Gefahr kranker Kinder ist gegeben beim Zusammentreffen sowohl
mit einem für das gleiche Gen homozygot Kranken als auch mit einem selbst zwar
gesunden, jedoch heterozygoten Merkmalsträger. Bei der Ehe mit einem Individuum
aus gesunder Familie ist eine solche Zufallswahrscheinlichkeit klein. Immerhin sind

auch gesunde Kinder aus solcher Heirat z.T. wiederum Merkmalsträger und den gleichen Gefahren bzw. Einschränkungen bei der Partnerwahl ausgesetzt, wie sie für den kranken Elternteil bestanden. Eindeutig ist die Situation bei dominantem Erbgang, wo die Patienten in jedem Fall mit kranken Nachkommen rechnen müssen. Ein Beispiel solcher Krankheitshäufung wurde auf S. 14 angeführt.

1.10 Literatur

1. Barbeau, A.: The Syndrome of Hereditary Late Onset Ptosis and Dysphagia in French Canada. In: Progressive Muskeldystrophie, Myotonie, Myasthenie (Hrsg. von E. Kuhn), S. 102. Berlin-Heidelberg-New York: Springer 1966
2. Bassöe, H.H.: J. clin. Endocr. *16*, 1614, (1956)
3. Becker, P.E.: Dystrophia musculorum progressiva. Stuttgart: Thieme 1953
4. Becker, P.E.: Neues zur Genetik und Klassifikation der Muskeldystrophien. Humangenetik *17*, 1 (1972)
5. Becker, P.E., Kiener, F.: Arch. Psychiat. Nervenkr. *193*, 427 (1955)
6. Becker. P.E., Lenz, F.: Z. menschl. Vererb.- u. Konstit.- Lehre *33*, 42, (1955)
7. Bell, Ch.: The nervous system of the human body. London 1830
8. Demos, J.: Bull. Soc. méd. Hôp. Paris *77*, 636 (1961)
9. Demos, J., Bohuon, C., Marotteaux, J.: Rev. franc. Etud. clin. biol. *5*, 707 (1960)
10. Does de Willebois, A.E.M. van der, Bethlem, J., Meyer, A.E.F.H., Simons, A.J.R.: Neurology (Minneap.) *18*, 383 (1968)
11. Drachman, D.B., Murphy, S.R., Nigam, M.P., Hills, J.R.: Arch. Neurol. (Chic.) *16*, 14 (1967)
12. Dubowitz, V., Crome, L.: Brain *92*, 805 (1969)
13. Duchenne de Boulogne, G.: Arch. gén. Méd. 1849.
14. Duchenne de Boulogne, G.: Un. méd. Prat. franç. 1852.
15. Duchenne de Boulogne, G.: De l'électrisation localisée et son application à la pathologie et à la thérapeutique. Paris: Baillière 1855, 2 ème édit. 1861, 3 ème édit. 1872
16. Duchenne de Boulogne, G.: Arch. gén. Méd. *11*, 5, 179, 305, 421, 552, (1868)
17. Engel, W.K.: Rev. Neurol. (Paris) *122*, 291 (1971)
17a. Engel, A.G., Angelini, M.R., Gomez, M.R.: Proc. Mayo Clin. *47*, 377 (1972)
18. Erb, W.H.: Arch. klin. Med. *34*, 467 (1884)
19. Erb, W.H.: Dtsch. Z. Nervenheilk. *1*, 13, 173, (1891)
20. Erb, W.: Dtsch med. Wschr. *36*, 1865 (1910)
21. Fenichel, G.M., Emery, E.S., Hunt, P.: Arch. Neurol. (Chic.) *17*, 257 (1967)
22. Gowers, W.R.: Pseudo-hypertrophic Muscular Paralysis. A Clinical Lecture. London: Churchill 1879
23. Hallen, O.: Dtsch. Z. Nervenheilk. *187*, 455 (1965)
24. Henson, T.E., Müller, I., DeMyer, W.: Arch Neurol. (Chic.) *17*, 238 (1967)
25. Heyck, H.: Die pseudomyopathischen Spinalerkrankungen. Beitr. Orthop. Traum. *22*, 15 (1975)
26. Heyck, H., Laudahn, G.: Die progressiv-dystrophischen Myopathien. Berlin-Heidelberg-New York: Springer 1969
27. Heyck, H., Laudahn, G., Carsten, P.-M.: Klin. Wschr. *44*, 695 (1966)
28. Heyck, H., Lüders, C.-J.: Myositis fibrosa generalisata – ein uneinheitliches Krankheitsbild. Mit kasuistischen Beiträgen und Schilderung einer ungewöhnlichen Myopathieform. In: Rheuma und Nervensystem. (Hrsg. von K. Miehlke). Grenzach/Baden: Hoffmann–La Roche 1970
29. Heyck, H., Lüders, C.-J., Laudahn, G.: Klin. Wschr. *44*, 813 (1966)
30. Heyck, H., Lüders, C.-J., Wolter, M.: Nervenarzt *39*, 549 (1968)

31. Heyck, H., Schäfer, K.: „Myopathia distalis juvenilis hereditaria" (Biemond). In: IIIrd
     Internat. Congr. on Muscle Diseases. Internat. Congr. Series No. 334, p. 86. Excerpta med.
     (Amst.) 1974
32. Ionasescu, V., Zellweger, H., McCormick, W.F.: Neurology (Minneap.) *23*, 245 (1972)
32a. Jerusalem, F., Engel, A.G., Gomez, M.R.: Neurology (Minneap.) *25*, 897 (1973)
33. Käser, H.E.: Dtsch. Z. Nervenheilk. *186*, 379 (1964)
33a. Kazakov, V.M., Bogorodinsky, D.K., Skorometz, A.A.: Clin. Genet. (Kbh.) *10*, 41 (1976)
34. Kubatzki, J.: Zum Problem der Intelligenzminderung bei progressiver Muskeldystrophie
     Typ Duchenne. Dissertation Freie Univ. Berlin 1969.
35. Kugelberg, E., Welander, L.: Arch Neurol. Psychiat. (Chic.) *75*, 500-509 (1956)
36. Kuré, K.: Die vierfache Muskelinnervation. Berlin u. Wien 1931.
37. Landouzy, L., Déjérine, J.: C.R. Acad. Sci. (Paris) *98*, 53 (1884)
38. Lapresle, J., Fardeau, M. Godet-Guillain, J.: J. neurol. Sci. *17*, 87 (1972)
39. Magee, K.R., De Jong, R.N.: Arch. Neurol. (Chic.) *2*, 677 (1960)
40. Magee, K.R., De Jong, R.N.: Arch. Neurol. (Chic.) *13*, 387 (1965)
41. McComas, A.J., Sica, R.E.P. Currie, S.: J. Neurol. Neurosurg. Psychiat. *34*, 461 (1971)
42. Mittelbach, F.: Die Begleitmyopathie bei neurogenen Atrophien.
     Berlin-Heidelberg-New York: Springer 1966
43. Montgomery, A.: J. Neurol. Sci. *26*, 401, 425 (1975)
44. Müller-Stephan, H., Schmidt-Peter, P.: Orthopädische und physikalische Behandlung der
     progressiven neuromuskulären Erkrankungen. In: Die progressiv-dystrophischen Myopathien
     (Hrsg. Heyck, H. u. G. Laudahn). Berlin-Heidelberg-New York: Springer 1969
45. Nosek, K.: Aspects of mental abilities of myopathic children. In: 3rd Symposium on
     Neuromuscular Disorders (p. 134), Janské Lázne 1973 (Edit. by Z. Nesvadba). Balnca
     Praha 1973
45a. Oranski, W.: Dtsch. Z. Nervenheilk. *99*, 147 (1927)
46. Pearson, C.M., Fowler, W.M. Wright, S.W.: Proc. nat. Acad. Sci. (Wash.) *50*, 24 (1963)
47. Ricker, K., Mertens, H.-G., Schimrigk, K.: Europ. Neurol. *1*, 257 (1968)
48. Rotthauwe, H.W., Mortier, W., Berger, H.: Humangenetik *16*, 181 (1972)
49. Rotthauwe, H.W., Rotthauwe, J.: Klinik und Genetik der progressiven Muskeldystrophien,
     Akt. Neurol. *1*, 237 (1974)
50. Satoyoshi, E., Kinoshita, M.: Arch. Neurol. (Chic.) *34*, 89 (1977)
51. Sher, J.H., Rimalovski, A.B., Athanasiades, T.J., Aronson, S.: Neurology (Minneap.) *17*,
     727 (1967)
52. Sica, R.E.P., McComas, A.J.: J. Neurol. Neurosurg. Psychiat. *34*, 469 (1971)
53. Sjövall, B.: Dystrophia musculosum progressiva. Eine erblichkeitsmedizinische und klinische
     Studie. Acta psychiat. scand. Suppl. X (1936)
54. Slucka, C., Hausmanowa-Petrusewicz, I.: Neurol. Neurochir. Psychiat. pol. *15*, 685 (1965)
55. Spiro, A.J., Shy, G.M., Gonatas, N.K.: Arch. Neurol. (Chic.) *14*, 1 (1966)
56. Thomas, P.K., Calne, D.B., Elliot, C.F.: J. Neurol. Neurosurg. Psychiat. *35*, 208 (1972)
57. Thompson, R.A., Vignos, P.A.: Arch. intern. Med. *103*, 551 (1959)
58. Turner, J.W.A., Lees, F.: Brain *85*, 733 (1962)
59. Tyler, F.H., Stephens, F.E.: Ann. intern. Med. *32*, 640 (1950)
60. Vasella, F., Mumenthaler, M., Rossi, E., Moser, H., Wiesendanger, U.: Dtsch. Z. Nerven-
     heilk. *190*, 349 (1967)
61. Walton, J.N., Gardner-Medwin, D.: In: Disorders of Volontary Muscle (Edit. by J.N. Walton).
     Third Edition. Edinburgh — London: Churchill Livingstone 1974
62. Welander, L.: Myopathia distalis tarda hereditaria. Acta med. scand. *14*, Suppl. 265 (1951)
63. Wharton, B.A.: Lancet *1965 I*, 248
64. Wohlfahrt, G.: Dtsch. Z. Nervenheilk. *153*, 189-204 (1942)
65. Zadig, A.: Svenska Läkartidningen *60*, 2937 (1963)

2. Myotonien

Das Phänomen der Myotonie findet sich bei zahlreichen Erkrankungen. Als vordergründiges klinisches Symptom tritt es bei einer engeren Gruppe hereditärer Myopathien in Erscheinung. Man versteht darunter eine mehr oder weniger vorübergehende Erstarrung, Klammheit oder Steifigkeit des Muskels, die in der Regel erst bei einer aktiven Willkürbewegung einsetzt, aber auch durch andere Reize (mechanisch, elektrisch oder durch Kälte) ausgelöst werden kann. Kennzeichnend ist ein länger anhaltendes Fortbestehen der Muskelkontraktion nach Aktivierung. Besonders deutlich und störend wird es bei allen durch Antagonisten geregelten Bewegungsabläufen, so beim Wiederöffnenwollen der Hand nach Faustschluß oder einer Begrüßung durch Handschlag, aber auch beim Gehen, indem eine Versteifung der Beine eintritt. Im Bereich der Gesichtsmuskeln können die Lid- und Augenbewegungen oder das Kauen behindert sein. Da das Phänomen auch mechanisch hervorzurufen ist, kann es durch Beklopfen von geeigneten Muskeln und die Entstehung einer bis etwa 10 sec anhaltenden Dellen- oder Furchenbildung leicht sichtbar gemacht werden (z.B. Thenar oder Zunge). Bei den echten Myotonien finden sich charakteristische Nachentladungen im Elektromyogramm (EMG).

Dies und andere Befunde sprechen einhellig dafür, daß die Störung ihre Ursache in den Muskelzellen selbst hat. Die Myotonie kann einziges Krankheitssymptom sein, in der klinisch häufigsten Form ist sie aber nur Begleiterscheinung dystrophischer Prozesse sowohl in der Muskulatur wie auch an anderen Organen. Ferner findet sie sich als Nebensymptom bei der hyperkaliämischen periodischen Lähmung, seltener und vornehmlich im EMG bei einer Reihe anderer neuromuskulärer Leiden. Ähnlich und klinisch verwechselbar, aber mit differenten Merkmalen bezüglich der Pathogenese (= Pseudomyotonie) treten myotonieartige Versteifungen oder Krampfzustände beim Stiffman-Syndrom, der sog. Neuromyotonie, dem Phosphorylasemangel (sog. McArdle-Krankheit), bei Hypothyreoidismus, Einwirkung von Medikamenten u.a.m. (s. S. 32) auf. Somit ist Myotonie als klinisches Symptom nichts einheitliches. Myotonie kommt auch bei Ziegen als dominantes Erbleiden vor (sog. Tennessee-Ziegen [27].

2.1 Myotonia congenita (Thomsen)

Sie ist die Myotonie in reiner Form, indem die Symptomatik hier am ausgeprägtesten ist und sonstige Krankheitszeichen oder pathologische Befunde struktureller oder biochemischer Art bisher nicht bekannt geworden sind.

Die Patienten klagen, daß jeweils nach Ruhe bei einer ersten, meist noch normal ablaufenden Bewegung eine *motorische Starre* einsetzt, die sich erst langsam wieder löst, wenn sie die dadurch gegebenen Widerstände mühsam durch weitere Aktivität überwinden. Beim Gehen werden die Beine steif, umso mehr, je rascher sie los eilen wollen, was bis zum Hinstürzen führen kann. Erstarrung beim Händedruck ist nicht nur peinlich, sie hindert praktisch in vielen Beziehungen (Tür öffnen, handwerkliche oder sportliche Tätigkeiten). Werden die jeweiligen Aktivitäten eine Weile fortgesetzt, verlaufen sie wieder mormal und es tritt keine Kraftminderung ein.

So kann z.B. ein Mechaniker nach Überwindung erster Schwierigkeiten mit seinen Händen ganz normal arbeiten. Muß er aber irgendwann rasch aufstehen und den Ort wechseln, befällt ihn die Starre in den Beinen, löst sich aber, sobald er einige Zeit gelaufen ist. Der rein initiale Charakter der Störung würde ihn nicht hindern, vielleicht mit Erfolg an einem Marathonlauf teilzunehmen. Praktisch äußert sich das Phänomen vor allem an den Armen (vorwiegend distal) und den Beinen, wobei die Kranken entweder über das eine oder das andere mehr klagen. Die Störung kann gravierend oder minimal ausgeprägt sein, wie Sippenuntersuchungen zeigen. Im Gesicht können Bewegungen der Lider (M. orbicularis oculi), der Kaumuskeln, selten der Augen myotonisch behindert sein. Erwachsene Patienten haben auffallend oft übermäßig entwickelte Muskelpakete im proximalen Bereich; man sieht sie mitunter als sog. ,,Schaubudenathleten'', wobei überdurchschnittliche Kräfte jedoch vermißt und nur vorgetäuscht werden. Muskelschwäche ist nur solange vorhanden, wie die Myotonie andauert, dies kann das Heben einer schweren Last anfänglich unmöglich machen.

Die Ausprägung des Symptoms wird auch durch äußere Einwirkungen beeinflußt. Mehrheitlich — nicht immer — werden die Beschwerden durch *Kälte* verstärkt und in der Wärme gemildert. Die Patienten meiden das Baden in kühleren Gewässern, auch leiden sie im Winter mehr als im Sommer. Manche berichten, daß nach längeren körperlichen Anstrengungen oder starken Gemütserregungen die Myotonie verstärkt auftritt. Nach Alkoholgenuß wird vorübergehendes Nachlassen der Störung beobachtet. Im allgemeinen ist die Symptomatik während des ganzen Lebens gleichbleibend. So störend sie auch ist, resultiert daraus keine ernstliche, Berufe oder Lebensentfaltung einschränkende Behinderung. Die davon betroffenen Sippen weisen keine Beeinträchtigung ihrer Fertilität und Lebenserwartung, noch ihres sozialen Niveaus und der Dauer ihrer Berufsfähigkeit auf. — Dies zeigt schon die historische Darstellung der bei sich selbst und in seiner Familie festgestellten Art der Beschwerden durch den Schleswiger Kreisphysikus Dr. Thomsen (1876) und die spätere Untersuchung seiner Nachkommen [50, 51].

Der *Verlauf* ist durch Einsetzen der Symptome schon in frühester Kindheit, praktisch bei Gehbeginn gekennzeichnet. Daß die Myotonie schon kongenital besteht, zeigen Beobachtungen an Säuglingen, z.B. daß beim Niesen die Gesichtsmuskeln nicht normal schnell relaxieren. Manche Patienten verzeichnen eine gewisse Zunahme der Symptome in den Reifejahren, was vermutlich nur scheinbar ist (bewusstere Beachtung, Zunahme und Differenzierung von Aktivitäten). Allgemein bleiben die Beschwerden in gleicher Form bis ins hohe Alter bestehen. Als ,,Myotonia levior'' ist eine Familie beschrieben [32], bei der Myotonie in nur leichter Form gefunden wurde.

Aufgrund des autosomal dominanten Erbgangs sind Männer und Frauen gleich häufig betroffen. Bei letzteren gelten die Beschwerden als meist weniger intensiv, dies mag auch durch äußere Umstände (z.B. Verschiedenheit der Tätigkeit) erklärbar sein. Doch begegnet man Muskelhyperplasien bei Frauen nicht oder nur wenig.

Diagnostische Maßnahmen können die meist schon aus der Anamnese erkennbare
Myotonie weiterhin verifizieren. Dazu gehört der einfache Test eines einige Sekunden
anhaltenden kräftigen Handschlusses mit der Aufforderung, nunmehr rasch die Hand
zu öffnen. Signifikant ist die durch Beklopfen mit dem Perkussionshammer hervor-
zurufende *myotone Reaktion* als Dellen- bzw. Furchen-, evtl. auch Wulstbildung, am
besten sichtbar am Daumenballen und an der Zunge (Spatel unterlegen!), prinzipiell
aber auch an jedem anderen Muskel auslösbar. In Zweifelsfällen kann die Untersuchung in einem kühlen Raum den Test verdeutlichen. Die Beobachtung wellenför-
miger Kontraktionen bei direkter stärkerer galvanischer Reizung entspricht dem
Erb'schen Zeichen.

Im *Elektromyogramm* erhält man spontan oder unter mechanischer oder elektrischer Reizung charakteristische myotone Entladungen. Sie werden erklärt mit der
Hypothese einer repetitiven Membrandepolarisation der Muskelzelle. Bei der echten Myotonie treten die Potentiale anfangs in dichter Folge (100-150/sec) auf, deren
Frequenz und Amplitude nimmt dann gegen Ende der Salven ab, was bei Tonüber-
tragung eine Geräuschfolge erzeugt, die man mit dem Lärm von Sturzkampfbombern
verglichen hat. Im Unterschied dazu sind die bei anderen Myopathien (Polymyositis
u.a.m.) vorkommenden sog. „pseudomyotonen" Salven durch gleichmäßige Frequenz
und Amplituden gekennzeichnet.

Die genannten Zeichen finden sich bei allen Myotonieformen. Krankheitsspezifische
Unterschiede z.B. gegenüber der Myotonia dystrophica sind nicht gegeben. Letztere
ist nur durch deren anderen Verlauf und den fehlenden Befund weiterer Symptome
auszuschließen.

Der *histopathologische* Befund einschließlich Histochemie ist unauffällig bis auf das
gelegentliche Vorkommen von Muskelfasern mit ungewöhnlich großem Querschnitts-
kaliber oder leicht vermehrter Zahl von Muskelkernen, was aber als Ausdruck einer
(aus der Myotonie resultierenden?) Arbeitshypertrophie und nicht als pathologisch
gewertet werden kann. Elektronenmikroskopisch sind diskrete Proliferationserschei-
nungen des Sarkolemms und sarkoplasmatischen Reticulums beschrieben[60].

*Labor*untersuchungen einschließlich Serumenzyme, Elektrolytbefunde und endokrine Funktionen sind normal, kardiologische Komplikationen unbekannt.

Zur Frage der *Pathogenese* gibt es lediglich Vermutungen. Neuronale Vorgänge lassen
sich ausschließen, Kurarisierung hebt die myotone Reaktion nicht auf. Das Vorkommen von Myotonie bei der hyperkaliämischen paroxysmalen Lähmung (s. S. 77)
weist auf einen vielleicht ähnlich gearteten fehlerhaften Elektrolytaustausch der
Muskelzelle hin. Versuche an Ziegen mit hereditärer Myotonie zeigten, daß Entzug
von Chloriden aus dem extrazellulären Raum die Starre begünstigen [9]. An diesen
sowie an humanem Biopsiematerial wurde eine Verminderung der Permeabilität für
Chloride an der Muskelzellmembran gefunden [45]. Von anderer Seite wurde eine
Verminderung der Aldosteronausscheidung festgestellt und ein erhöhter Natrium-
austausch vermutet [57]. 2,4-Dichlorphenoxyacetat ruft bei Tieren Myotonie hervor,
die sich elektrophysiologisch von der des Menschen nicht unterscheidet [22]. Gleiche
Wirkung hat beim Menschen ein die Cholesterolbildung hemmendes Medikament, das

20,25-Diazocholesterol [73] , weshalb sich dessen weitere Anwendung verbot. Modellversuche mit diesen Substanzen zeigten ebenfalls eine Reduktion der Membranpermeabilität für Chloride. Einen Strukturdefekt der Membran lassen auch Veränderungen des Fettsäuremusters der Muskelphosphatide bei Patienten mit Myotonia congenita vermuten [42]. Andere Untersuchungen weisen dagegen auf einen zirkulierenden humoralen Faktor hin: Bei einer Patientin mit Myotonie vom Typ der Adynamia episodica hereditaria (s. S. 76) ließ sich eine ausgeprägte generalisierte Myotonie hervorrufen, wenn man die Zirkulation an einem Arm unterband, diesen eine Zeitlang arbeiten ließ und dann die Stauung freigab [43]. Bisher ist jedoch eine weitere Klärung solcher Befunde nicht zustande gekommen.

Der *Erbgang* ist in der Regel autosomal dominant. Daneben wird von Becker [5] ein heterogener autosomal rezessiver Typus postuliert. Die Begründung basiert auf der Häufigkeit sporadischer Fälle, die nicht durch Neumutationen ausreichend zu erklären ist. Außerdem wurde mehrfach Konsanguinität der Eltern solcher Patienten festgestellt. Unterschiede der klinischen Symptome sind nicht gegeben, es sei denn, daß beim rezessiven Typ die Beschwerden etwas später (4.-12. Lebensjahr) zum Vorschein kommen [5].

Die ältere Literatur kennt noch den Begriff der „Myotonia acquisita" [36]. Nach heutigen Auffassungen handelt es sich um symptomatische Myotonien, z.B. Hoffmann-Syndrom (s. S. 42) oder Pseudomyotonien (Neuromyotonie u.ä.m.) und nicht um eine eigene Krankheitskategorie [67].

Therapie. Verschiedene Medikamente haben eine symptomatische, die Myotonie mehr oder weniger aufhebende Wirkung. Patienten mit nur mäßig ausgeprägten Symptomen sind jedoch selten geneigt, sich deswegen einer ständigen Medikation zu unterziehen. Sie kann ihnen aber zeitweise sehr nützlich sein vor Sport, Baden, Tanzen usw. Nur Wenige leiden so stark, daß es einer Dauermedikation bedarf, wobei die Wirkung ein und desselben Medikaments oft mit der Zeit nachläßt und einen Wechsel erforderlich macht. Erprobt sind folgende Mittel:

> Chininum sulfuricum
> Procainamid (Novocamid)
> Diphenylhydantoin (Zentropil)
> Chlorothiazid (Saluretica)
> Kortison
> ACTH
> Aldosteron (?)
> Kationenaustauscher
> Alkohol

Chinin ist kaum mehr in Gebrauch wegen der Nebenwirkungen bei ausreichender Dosierung. Vorzugsweise finden heute Procainamid oder Diphenylhydantoin Anwendung, die hier möglichen Schädigungen (bei Procainamid Lupus erythematodesähnliche Symptome [52], Agranulozytose bei beiden Drogen) sind zu beachten. Chlorothiazid (1,5 g/ die) und die genannten Steroide wirken durch permanente Mineralausscheidung, Kationenaustauscher über eine gezieltere Senkung des Kaliumspiegels. Deren Anwendung bleibt auf schwierigere Einzelfälle begrenzt, die nur

teilweise befriedigende Wirkung tritt erst nach längerer Anlaufzeit ein und macht
bei den Kationenaustauschern die Einnahme großer Substanzmengen erforderlich
[57]. Eine alte Erfahrung ist, daß die Myotonie auch unter Alkohol verschwindet,
zur Behandlung wird man die Methode kaum empfehlen wollen.

Geschichtlich findet sich die frühe Schilderung eines Patienten mit Myotonie schon 1836 bei
Charles Bell [7] vor der ersten klassischen Beschreibung durch Thomsen (1876), der selbst daran
litt und das Leiden auch bei Mitgliedern seiner Familie feststellte. Weitere ausführliche mono-
graphische Darstellungen lieferten Erb (1886), Thomasen (1948), Klein (1958) sowie Caughey
und Myrianthopoulos (1963) [20, 66, 34, 11]. Ausführliche Übersicht der z.T. noch vor dem
Bericht Thomsens zu datierenden älteren Literatur bei [11, 66].

2.2 Paramyotonia congenita

Der Thomsen Krankheit in vielem ähnlich, heute aber fast allgemein als genetisch
eigenständiges Leiden aufgefaßt, ist die erstmals 1886 von Eulenburg beschriebene
und abgegrenzte „*Kältemyotonie*" [21]. Er konnte deren Eigenheit in 6 Generationen einer Familie feststellen und bezeichnete das Leiden als kongenitale Paramyotonie. Damit ist bereits gesagt, daß die Symptome auch hier in frühester Kindheit
beginnen und der Erbgang ebenfalls autosomal dominant ist. Weitere Übereinstim-
mungen mit der Myotonia congenita sind die nicht progrediente Fortdauer der
Symptome über das ganze Leben, die Beteiligung beider Geschlechter und das Ausbleiben konstanter Schäden im Sinne von Muskelschwund, neurologischen Ausfällen
oder biochemisch faßbaren Veränderungen. Oftmals ist auch bezweifelt worden, ob
das Leiden wirklich etwas anderes darstellt und nicht nur als Variante der Thomsen-
Krankheit aufzufassen ist. Die klinische und genetische Eigenständigkeit der Paramyotonia congenita (Pm.C.) ist jedoch durch die in den letzten Jahren durch Becker
[6] vorgenommenen Untersuchungen eindeutig gesichert. Seine ausführliche Monographie des deutschen Schrifttums erlaubt, Ausführungen an dieser Stelle kürzer zu
fassen, zumal diese Form der Myotonie sehr selten ist. Becker schätzt die Höchstzahl
der in der Bundesrepublik Deutschland existierenden Fälle auf 320, verteilt auf eine
geringe Zahl betroffener Sippen.

Was die Pm.c. in erster Linie von der Myotonia congenita unterscheidet, ist die viel
ausgeprägtere Abhängigkeit der myotonischen Starre von Kälte. Jede Art von Abkühlung bewirkt eine tonische Steifheit vor allem der mimischen Muskeln des Gesichts, der Kaubewegung und der Hände, offensichtlich der exponierteren Körper-
partien. Verzögerung des Schluckens mit einem Gefühl der Steife der Schlundmus-
keln kommt vor, besonders nach Genuß von Speiseeis. Die Beine sind seltener oder
weniger beteiligt. Ein weiterer Unterschied besteht darin, daß die Starre oder Steifheit unter Betätigung, d.h. wiederholter aktiver Muskelkontraktion eher zunimmt,
länger anhält und bei Nachlassen in eine mehr oder weniger deutliche Lähmung
(Myotonia paradoxa) übergeht. Dabei kann die Lähmung Stunden bis zu einem
ganzen Tag anhalten und wird im Gegensatz zur Myotonia congenita auch durch
fleißiges Bewegen nicht beseitigt. Sobald die Patienten in der Wärme sind, verschwinden die Symptome in der Regel, doch kann die Lähmung evtl. noch länger anhalten,
selbst nach Tauchen der Arme in warmes Wasser. Bei einzelnen ausgeprägten Fällen

äußert sich die Steifheit auch an proximalen Partien (Oberarme, Nacken, Rücken, Bauchmuskeln, vor allem nach Husten oder Niesen). Schwerwiegendere Behinderung der Patienten ist selten. Sie beruht vor allem darauf, daß feinere manuelle Arbeiten (Fingerbewegungen) mißlingen.

In der warmen Jahreszeit sind die Symptome geringer und im Winter ist gut schützende Kleidung eine Hilfe. Doch gibt es vereinzelte Fälle, bei denen auch in der Wärme die Symptome unter kräftigeren Handbewegungen auftreten. Kommt es unabhängig von dem Leiden zu einer zusätzlichen Hypothyreose, wurde mehrfach eine erhebliche Verstärkung der Symptome gesehen. Gleiches wird auch während Schwangerschaften berichtet. Das Leiden wird oft verheimlicht, weil die Betroffenen meinen, daß sie sich lächerlich machen. Aus gleichen Gründen suchen sie auch seltener den Arzt auf.

Ärztlicherseits kann man die *Diagnose* erhärten durch Beobachtung der Klammheit des Faustschlusses nach Abkühlung. Die myotonische Dellenbildung bei Beklopfung der Zunge ist nach Becker in fast allen Fällen auch ohne Kältebedingungen auslösbar, bei ausgeprägterer Symptomatik auch an Muskeln der Gliedmaßen. Die von den Patienten kaum je bemerkte mimische Myotonie läßt sich durch Aufbringen kalter Kompressen und die Erzeugung einer nur langsam sich wieder lösenden Dauerkontraktion des M. orbicularis oculi sichtbar machen, indem dabei längere Zeit das Wiederöffnen der Augen verhindert ist. Nur selten tritt sogar eine nur flüchtige Bewegungsbehinderung der Bulbi auf.

Bei einzelnen Patienten kommt es auch zu *spontanen,* ausgeprägteren, mehr oder weniger generalisierten *Paresen* vom Typ der paroxysmalen Lähmung, wobei vorausgegangene körperliche Anstrengungen eine Rolle spielen. Sie kann Stunden und Tage, ausnahmsweise bis zu Wochen [46] anhalten. Diese Überlappung der Symptomatik mit der Adynamia episodica hereditaria (s. S. 76) hat bei manchen Autoren [18, 62] zu der Auffassung geführt, es handle sich um ein und dieselbe Krankheit. Die Beantwortung dieser Frage wird noch dadurch kompliziert, daß neben Patienten mit Myotonie und periodischen Lähmungen ohne Veränderung der Kaliumwerte [47] auch solche sowohl vom hyperkaliämischen wie auch vom hypokaliämischen Typ [54] beobachtet wurden, wobei aber kein kongenitaler Beginn der Myotonie erwiesen ist und es sich um vereinzelte Befunde handelt. Die Untersuchungen Beckers an 157 Fällen aus 18 Sippen zeigen eine überzeugende Einheitlichkeit des klinischen Bildes, wobei spontane Lähmungszustände nur ganz selten im Leben bei drei Patienten aufgetreten waren. Sippen, in denen das Bild der Adynamia episodica hereditaria mit Paramyotonie gekoppelt ist, hat Becker die Bezeichnung „Paralysis periodica paramyotonica" verliehen und eine genetische Eigenständigkeit zu begründen versucht.

In den nur wenigen diesbezüglich untersuchten Fällen Beckers wurden abnorme *Laborwerte* insbesondere der Elektrolyte nicht gefunden. Die Befunde des EMG entsprechen denjenigen bei Myotonia congenita. Bei einem (von nur fünf untersuchten) Patienten führte Kaliumzufuhr zu einer Hyperkaliämie und zur Verstärkung der myotonen Symptome. Bei im Abkühlungsversuch induzierten Lähmungen wurde deutliches Absinken der Serumkaliumwerte registriert [6]. In einem schweren generalisierten Anfall war der Wert bis auf 2,98 mval/l abgesunken. So basiert die von Becker verfochtene Eigenständigkeit der Pm.c. bisher allein auf dem charakteristischen klinischen Bild, und die offenbar bestehenden Beziehungen zum Kaliumstoffwechsel sind noch zu wenig geklärt.

Therapie. Chinin und Novocamid scheinen mehrheitlich unwirksam zu sein. Alkohol wirkt nur teilweise günstig auf die myotone Komponente; in der postalkoholischen

Phase werden verstärkte Lähmungen beobachtet [6]. Die Elektrolyte beeinflussende
Drogen (Prednison, Chlorothiazid) gelten ebenfalls als enttäuschend, da sie auf die
Lähmungsphase verstärkend wirken können. Prostigmin und Succinylcholin verstärken die Symptome [47]. Alle Angaben sind Einzelbeobachtungen und sagen
zu wenig aus. Über den Einfluß von Hydantoinen fehlen mir Informationen. Schutz
vor Abkühlung ist vermutlich das einzig Vernünftige. Sprung in ein kühles Bad
kann zu Bewegungsunfähigkeit und damit verbundenen Gefahren führen. Fahnden
nach Hypothyreose und eine evtl. darauf gerichtete Therapie ist immer angezeigt.

2.3 Dystrophia myotonica

In viel häufigerer und ernsterer Form tritt Myotonie zusammen mit einem fort-
schreitenden degenerativ-dystrophischen Zerfallsprozeß der Skeletmuskulatur auf,
der schließlich zu schwerem Siechtum führt. Neben dem im Vordergrund stehenden
myopathischen Geschehen sind bei diesem Leiden auch andere Organe mitbetroffen.
Es ist ebenfalls hereditärer Natur und wird autosomal dominant vererbt.

Die relativ späte eindeutige Abgrenzung gegenüber der Dystrophia muscularis progressiva einer-
seits und den reinen Myotonien andererseits erfolgte 1909 gleichzeitig durch Steinert [65] sowie
Batten und Gibb [4]. Eingehendere Kenntnis des Leidens vermittelten dann die Studien von
Curschmann (1912, 1925, 1936 [13-15]) und die bereits genannten Monographien von Thomasen
[66], Klein [34], Caughey und Myrianthopoulos [11] sowie unter Berücksichtigung neuerer
Literatur von Kuhn (1969, [38]). Typische Schilderungen finden sich schon früher, so 1888 bei
Charcot [12] als Kombination von Myotonia Thomsen mit Muskeldystrophie und 1896 durch
Hoffmann [29] mit der weniger zutreffenden Interpretation als „Thomsen'sche' Krankheit
kompliziert durch Neuritis multiplex". Die ersten histopathologischen Befunde demonstrierten
Schönborn 1899 und Rossolimo 1902 [56, 58].

Symptomatologie. Mehrheitlich wird die Krankheit erst zwischen dem 20. und 40.
Lebensjahr manifest, sie ist aber an kein Alter gebunden. Nicht selten wird sie schon
in früher Kindheit, manchmal bald nach der Geburt erkennbar (s.u.), gelegentlich
machen sich die Beschwerden erst im höheren Alter bemerkbar. Angaben über den
eigentlichen Beginn des Leidens sind schwer erhältlich, da einzelne Symptome (u.a.
die typische Katarakt) lange unbemerkt bleiben. Dies gilt auch für die subjektiv z.T.
wenig oder nicht wahrgenommene Myotonie, die in der Regel der Muskelschwäche
vorausgeht und hinsichtlich ihres Beginns schwer datierbar ist. Man kennt aufgrund
von Sippendurchforschung auch abortive Manifestationsformen, bei denen bei der
Untersuchung nur die Katarakt und keine sicheren myopathischen Symptome festzustellen sind.

Das typische Krankheitsbild entwickelt sich langsam, indem neben einer mehr oder
weniger deutlichen myotonen Symptomatik eine Muskelschwäche einsetzt, deren
Ausprägung und Lokalisation charakteristische Züge aufweist. Frühzeitig betroffen
sind die Muskeln des Gesichts und am Hals. Schwäche des M. orbicularis oculi und
des M. levator palpebrae sowie der gesamten mimischen Muskulatur verleiht den
Patienten einen müden Ausdruck (Facies myopathica), der fast pathognomonisch
ist (Abb. 9). Am Hals ist ein Schwund der Mm. sternocleidomastoidei und des
Platysmas kennzeichnend. Der Befall der Muskulatur des Pharynx, z.T. auch des

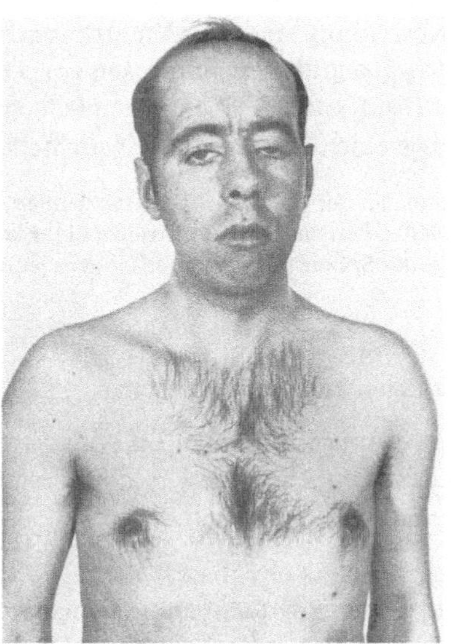

Abb. 9 Myotonia dystrophica. Ausdrucksunfähige schlaffe Gesichtszüge. Lidheberschwäche, links mehr als rechts. Stirnglatze.

Larynx führt zu einer verwaschenen, schlecht artikulierten Sprache. Schwäche der Kaumuskeln und des Schluckaktes sind ebenfalls kennzeichnend. Beim Übergreifen auf die Gliedmaßen sind besonders die Extensoren der Unterarme und der Füsse affiziert, in fortgeschrittenen Fällen schließlich die gesamte Skeletmuskulatur, wobei die distale Betontheit an den Gliedmaßen weiterhin kennzeichnend gegenüber Erkrankungen aus dem Formenkreis der Dystrophia muscularis progressiva bleibt. Zur äußeren Unterscheidung trägt neben der Facies und der Sprachstörung oft auch der gesamte Habitus bei, den Curschmann als „Jammergestalt" bezeichnet hat. Überwiegend werden die Muskeln atrophisch, daher auch die frühere Bezeichnung Myotonya atrophica. Ausnahmsweise sieht man aber Fälle mit hypertrophischen Muskelpaketen, die anfänglich der Thomsen-Myotonie gleichen, später aber einen dystrophischen Verlauf nehmen (s.u.).

Art und Lokalisation der myotonen Symptome unterscheiden sich nicht von den Befunden bei Myotonia congenita. Die Methoden der Objektivierbarkeit sind die gleichen, Kälte wirkt sich auch hier fördernd aus. Oft sind die Beschwerden seitens der Myotonie gering, evtl. werden sie vom Patienten überhaupt nie beachtet oder sie treten unter der Entwicklung der Muskelschwäche ganz in den Hintergrund. Nach Kuhn [32] bleibt die Myotonie — wenn nicht klinisch, so doch elektromyographisch — stets nachweisbar. Es sind jedoch Sippen mit dem typischen Erbgang und Dystrophieverlauf der D.m. beschrieben, bei denen keine Myotonie nachweisbar war [59].

Beteiligung des *Herzmuskels,* oft schon sehr früh und vor Manifestwerden der Skeletmuskelschwäche [35, 37] kommt vor und äußert sich in Bradykardie oder anderen Rhythmusstörungen. Nach Kuhn ist das Erregungsleitungssystem bevorzugt betrof-

fen, evtl. bis zur seltenen Ausbildung eines totalen atrioventrikulären Blocks mit
Adam Stokes-Anfällen. Nach den großen Erfahrungen von Thomasen sind subjek-
tive Herzbeschwerden oder Insuffizienzerscheinungen jedoch äußerst selten. Ateminsuffizienz ist oft auch Folge einer ausgeprägten Zwerchfellschädigung.

Pathologische Obduktionsbefunde an der *glatten Muskulatur* wurden beschrieben. Zum Teil
wurde röntgenologisch mangelhafte Peristaltik demonstriert [41]. Für klinische Auswirkungen
(Magen-Darm-Trakt, Harnblase und Sphinkterfunktionen) gibt es jedoch keine überzeugenden
Beobachtungen.

Charakteristische Veränderungen an anderen Organen

Häufig sind *vasomotorische Störungen* mit dem Bild der Akrozyanose oder Kälte
und Blässe der Finger. Als deren unbewiesene Ursache vermutete Curschmann [15]
eine Schädigung zerebraler vegetativer Zentren.

Katarakt. Diese ist fast immer festzustellen, nach Klein in 98% der von ihm erfaßten
242 Fälle. Im Initialstadium zeigen Spaltlampenuntersuchungen ein dafür charakteristisches Bild farbiger und weißer, kortikal gelegener Opaleszenzen, das jedoch
nicht absolut spezifisch ist und in späteren Stadien von der Katarakt anderer Genese
kaum oder nicht mehr unterschieden werden kann [68]. Klinisch manifest im Sinne
einer Sehschwäche wird das Symptom erst spät und nur in einem kleinen Teil der
Fälle. Als Mittel zur Früherkennung der Veranlagung bei Kindern von Kranken erbringt die Untersuchung nichts, andererseits kann die Katarakt bei erwachsenen
Trägern der Anlage einziges Krankheitssymptom sein.

Lagophthalmus oder Enophthalmus und Blepharoconjunctivitis aufgrund geschwächter Blinzelfähigkeit werden häufig beobachtet.

Endokrine Störungen manifestieren sich seitens der Gonaden: Genitale Unterfunktion ist bei Männern die Regel, Hodenatrophie wird bei 50-80% der Kranken berichtet, der Sexualtrieb und die Fruchtbarkeit (Oligo- und Azoospermie) sind entsprechend vermindert, die Schambehaarung oft dürftig. Glatzenbildung, vor allem die
Stirnglatze gilt als typisches Begleitmarkmal. Bei Frauen werden — Thomasen fand
dies bei 64% seiner Fälle — Menstruationsstörungen, Oligo- und Amenorrhoe oder
Hypermenorrhoe, Minderung der Libido, auch Häufung von Fehlgeburten beobachtet. Charakteristische Veränderungen an den Ovarien konnten nicht demonstriert werden. Systematische Untersuchungen anderer endokriner Organe ergaben mittels der
durchgeführten Testverfahren keine relevanten Befunde [16, 66]. Kasuistische Mitteilungen über Nebennierenrindeninsuffizienz haben sich bei Reihenuntersuchungen
nicht als charakteristisch erwiesen. Für die ausgesprochene Adynamie und ständige
Müdigkeit der Kranken findet sich keine Erklärung auf endokrinem Sektor. Vermutlich sind diese Symptome zerebraler Genese.

Demenz und Hirnveränderungen. Im Verlauf der Krankheit stellen sich in relevanter
Häufigkeit psychische Veränderungen im Sinne einer Antriebsschwäche, geistiger Verlangsamung, Indolenz oder Reizbarkeit ein, die z.T. zu einem echten Intelligenzabbau
und allen Symptomen einer organischen Demenz übergehen. Dieser Prozeß vollzieht sich
sehr langsam und ist vor allem bei früh einsetzender Erkrankung zu beobachten, aber kei-

neswegs regelmäßig. Thomasen fand echte Intelligenzminderung in 35%, Klein in 22%
seiner Fälle. Hirnbefunde zur Klärung dieses Prozesses sind spärlich und wenig befriedigend. Beschrieben sind Hirnatrophien und Ventrikelerweiterung [53], EEG-Verände-
rungen [3], Hyperostosis frontalis oder diffusa der Schädelkalotte als relevant häufiger
Befund [11, 25]. Doch liegen wenig hirnanatomische Untersuchungen vor. Beschrieben sind neuronale Heterotopien [55]. Bei der Autopsie eines dement gewordenen
eigenen 55jährigen Patienten mit pathologischem EEG fand Hallervorden im Stirnhirn
Untergang von Ganglienzellen vorwiegend in der 3. Rindenschicht, zahlreiche Alz-
heimer-Drusen hier und im Ammonshorn sowie erheblichen numerischen Schwund
der Purkinje-Zellen im Kleinhirn, somit nichts Spezifisches (publiziert in [8]). Nach
neueren Untersuchungen [74] sind möglicherweise spezifische innerneuronale Einschlußkörper besonders im Thalamus im Elektronenmikroskop darstellbar.

Als *weitere* mehr oder weniger häufige *Symptome* werden noch mitgeteilt: Kleine
Sella turcica [11], Innenohrschwerhörigkeit [39] und Herabsetzung des inneren
Augendrucks [40].

Neurologische Befunde sind unwesentlich und beschränken sich auf die mechanisch
oder galvanisch auslösbaren Zeichen bei ausgeprägterer Myotonie und mit den
Paresen sich einstellende Verluste der Muskeleigenreflexe, besonders früh des ASR.
Die Werte der Nervenleitgeschwindigkeit sind normal. Gelegentliche Befunde einer
Begleitneuropathie sind nicht zu verallgemeinern (s. S. 41).

Verlauf. Dieser ist in allen klinischen Fällen stetig progredient, wobei mehr und mehr
die Atrophie und Schwäche der Muskulatur die myotonen Symptome überlagern und
in den Hintergrund treten lassen. Zeichen der psychischen Verlangsamung und Indif-
ferenz schreiten deutlich fort und haben meist einen relativ frühen sozialen Abstieg
und Arbeitsunfähigkeit zur Folge, müssen aber nicht regelmäßig zu einer eigentlichen
Demenz führen. Sehschwäche kompliziert erst die späten Stadien der Krankheit. Die
Lebenserwartung ist verkürzt um so mehr, je früher das Leiden einsetzt, mit einer überwiegenden Mortalität vor dem 50. Lebensjahr. Doch verzeichnet Thomasen einzelne
Fälle, die 70-80 Jahre alt wurden, allerdings hatte das Leiden hier spät begonnen und
dann stets einen leichteren Verlauf genommen. Über die zum Tode führenden klinisch-
pathologischen Ursachen finden sich kaum Angaben, genannt werden respiratorische
und kardiale Komplikationen [11]. Eher möchte man annehmen, daß der biologisch
nur allgemein zu definierende Vitalitätsverlust die Grundlage des Sterbens liefert.

Genetik. Der Erbgang ist einheitlich autosomal dominant, was gleiche Erkrankungs-
häufigkeit bei Männern und Frauen und direkte Vererbung von einem heterozygoten
Elternteil auf die Kinder zur Folge hat. Daß sich der genetische Defekt manchmal
nur abortiv in einer Katarakt ohne weitere Symptome äußert, ist für den Nachweis
einer krankhaften Versippung auch klinisch von Belang. Von besonderem Interesse
ist die vielfache Beobachtung, daß die Krankheit in der 2. und in den weiterhin folgenden Generationen in immer schwererer Form und auch mit früherem Beginn auftritt. Für solche „Progression" und „Anteposition" kennt die Genetik verschiedene
Erklärungen, näheres dazu findet der Leser bei Becker [5]. Aufgrund einer genetischen Kopplung von D.m. an den sog. „Secretor-Faktor" beim Fetus ist eine präna-
tale Vorausbestimmung der Wahrscheinlichkeit der Erkrankung durch Untersuchung
der Amnionflüssigkeit möglich geworden [61].

Infantile Formen. Diese bedürfen wegen ihres eigenen Erscheinungsbildes besonderer
Erwähnung. Sie wurden in früheren Darstellungen bis zu den Beobachtungen von
Dodge u. Mitarb. [17] und von Gamstorp [23] nicht beachtet, offensichtlich auch
nicht als D.m. erkannt. Die Kinder sind meist schon bei der Geburt auffällig durch
allgemeine Hypotonie der Glieder, Saugschwäche und einen eigenartigen Ausdruck
der Gesichtszüge infolge Schwäche der Gesichtsmuskeln mit eingefallenen Schläfen,
später durch eigenartiges Offenstehen des Mundes („Froschmaul") mit Geifern. Oft
können sie die Augen nicht richtig schließen. Läßt man sie wiederholt blinzeln, z.B.
durch intermittierende Lichtblitze, können sie die Augen nicht mehr voll öffnen.
Sonstige myotone Symptome sind beim Säugling klinisch schwer demonstrierbar,
immer aber im EMG nachweisbar. Einzelne Fälle zeigen schon kongenital eine Ptose,
oft einseitig. Der weitere Beweis für die Diagnose läßt sich durch Untersuchung der
Eltern erbringen, wobei meist und eigenartigerweise immer nur bei den Müttern [26]
die oft verschwiegene oder noch nicht bewußt gewordene Krankheit nachgewiesen
werden kann. Letzteres rechtfertigt die Vermutung, daß ein humoraler Faktor seitens der Mutter zur kongenitalen Frühmanifestation beiträgt. Mit der weiteren Entwicklung bessern sich auch manche Symptome der Schwäche und Hypotonie, während andere (Myotonie, Facies myopathica, Atrophien besonders im Gesicht und
Hals) weiter bestehen. Fast alle Patienten sind und bleiben weiterhin schwachsin-
nig, nach Watters und Williams [71] in 26 von 27 Fällen. Über den weiteren Verlauf
im Erwachsenenalter liegen bisher keine Informationen vor. Der früheste Befund
einer Katarakt konnte bei einem 10jährigen Kind erhoben werden [71].

Diagnostische Hilfsmethoden bei D.m.

Laborbefunde. Diese tragen wenig für die Diagnose bei. Auffällig ist, daß selbst bei ausgeprägter
Dystrophie der Muskeln die Kreatin- und Kreatininausscheidungswerte zumeist im Normbereich
liegen, ganz im Unterschied zu den nicht myotonen Muskeldystrophien (Duchenne usw.). Die
Serumenzymaktivitäten sind mehrheitlich normal oder nur mäßig erhöht. Berichten einer häufig
verminderten Insulinproduktion [69] stehen Befunde eines Hyperinsulinismus [2] gegenüber.
Leicht erhöhte Werte von Na^+ und K^+ im Serum [57] sind für die Diagnosestellung zu insignifi-
kant. Mitteilungen einer Mehrausscheidung der 17-Ketosteroide [57] widersprechen andere Befunde einer erniedrigten Elimination [16]. Gleiche Widersprüche bestehen hinsichtlich der 17-
Hydroxykortikosteroide. Unregelmäßig und widersprüchlich sind auch Befunde einer Verschiebung der Globulinfraktionen bei der Serumelektrophorese. Als relevant („unique") werden
Befunde einer isolierten Reduktion der γ-Immunglobuline im Serum, bedingt durch einen
erhöhten Katabolismus der IgG, interpretiert [75], aber nicht für alle Fälle bestätigt [71].

Histopathologisch ähneln die Biopsiebefunde der Muskulatur denen der Dystrophia
muscularis progressiva mit diffus verteilten Faserdegenerationen und einem Mischbild atrophischer und z.T. ungewöhnlich stark vergrößerter Muskelfasern, wobei
als charakteristisch weniger die oft erwähnten Ringbinden als die im Querschnitt und
bei histochemischer Darstellung besonders deutlich in Erscheinung tretenden zirku-
lären Sarkoplasmamassen der Faserperipherie gelten [1]. Proliferationen des Bindegewebes setzen weniger früh und ausgeprägt ein, wie bei den Muskeldystrophien des
Erb'schen Typus. Wesentlich weiterführende Beiträge der Elektronenmikroskopie
liegen bisher nicht vor, insbesondere sind keine Veränderungen an der Membran der
Muskelzelle darzustellen. Solche werden jedoch an der Membran der Erythrozyten
beschrieben [19].

Die Elektromyographie bleibt auch hier das wichtigste und entscheidenste differentialdiagnostische Hilfsmittel. Die myotonen Entladungen zeigen die gleichen Kriterien wie bei der Myotonia congenita. Der dystrophische Prozeß drückt sich durch zusätzliche Zeichen der verkürzten Potentialdauer und vermehrte Polyphasien aus.

Therapie. Außer der Beeinflussung der Myotonie mit den bereits genannten Mitteln (s. S. 33) gibt es keinerlei Medikamente, Vitamine oder Hormone von Wirksamkeit gegen den dystrophischen Prozeß. Erfahrungsgemäß besteht ein Bedürfnis nach ständiger Behandlung der Myotonie bei diesen Patienten noch weniger als bei Myotonia congenita. Ärztliche Machtlosigkeit sollte nicht dazu verführen, Antimyotonika aufzudrängen und bei den Patienten nur ein müdes Lächeln zu ernten. Die zeitweise zu sehr gepriesenen Anabolika kann man in mäßiger Dosierung anwenden, ein leicht muskelstimulierender Effekt neben der androgenen Wirkung ist nicht auszuschließen, er wird auch durch Erfahrungen der Sportmedizin gestützt. Im Unterschied zu den Muskeldystrophien vom *Erb*'schen Typus wirken sich intensives körperliches Training bzw. belastende krankengymnastische Behandlungen nach eigener Erfahrung eher ungünstig aus. Kontrakturen sind nicht zu befürchten. Bekannt sind Verschlechterungen des Zustands bei Frauen in der Schwangerschaft, deren Unterbrechung auch aus eugenischen Gründen bei Einverständnis indiziert sein wird (s. auch S. 27). Männlichen Patienten muß man zu Kinderverzicht raten, da das Leiden in der folgenden Generation einen früheren und schwereren Verlauf nimmt. Die besondere Gefährdung aller Patienten mit Myotonie durch die maligne Hyperthermie bei Narkosen (s. S. 60 ff.) ist zu beachten.

Kombination von Dystrophia myotonica mit spinalneuralen Erkrankungen

Öfters beobachtet wurde D.m. zusammen mit Symptomen einer neuralen Muskelatrophie (Störung der Sensibilität, typische histopathologische Befunde der neurogenen Atrophie). Da beide Affektionen Erbkrankheiten sind, lassen sich Beobachtungen familiären Vorkommens dieser Kombination auch als Zufall deuten. Unter ungewöhnlichen Befunden figuriert eine Sippe mit sechs Merkmalsträgern, bei denen charakteristische Symptome der D.m. der Entstehung eines der Syringomyelie ähnlichen Bildes vorausgingen [72]. Klinische Fälle dieser Art unterscheiden sich eindeutig von neuromuskulären Leiden, bei denen sich nur im EMG gelegentlich myotone bzw. pseudomyotonische Symptome auffinden lassen.

2.4 Andere Leiden mit Myotonie oder myotonieähnlichen Erscheinungen

2.4.1 Myotonie bei Chondrodystrophie

Mehrfach und wiederholt auch bei Geschwistern wurde Myotonie mit Kälteempfindlichkeit ähnlich der Paramyotonie bei Kindern beiderlei Geschlechts beobachtet, bei denen sich Knochenwachstumsstörungen mit dem späteren Bild der Chondrodystrophie einstellten (Literatur bei [70]). Muskelschwäche bzw. -atrophien können hinzutreten. Eine eigene Patientin mit typischer Chondrodystrophie kam wegen einer ausgeprägten dystrophischen Gliedergürtelschwäche in Behandlung.

2.4.2 Hoffmann-Syndrom

Paramyotonieähnliche Kontraktionsphänomene der Muskulatur können bei *Myxödem* oder strumipriver Schilddrüseninsuffizienz auftreten und sich gelegentlich
zu schmerzhaften Krämpfen steigern. Perkussion der Muskeln führt zu Dellenbildung
wie bei Myotonie. Bei der Auslösung der Sehnenreflexe ist die Relaxation des Muskels
verzögert. Genetische Faktoren sind nicht erkennbar, eine konstitutionelle Disposition ist jedoch anzunehmen. Bei sehr ausgeprägten Myotoniesymptomen kann auch
eine echte Myotonia congenita vorliegen, die infolge Schilddrüsenunterfunktion
exazerbiert ist [31]. Dieser Verdacht ist außerdem gegeben, wenn das Syndrom bei
Kindern mit Myxödem auftritt, wobei auch Hypertrophien der Muskeln beschrieben
sind (Literatur bei [66]). Kretinismus mit Muskelschwäche und -hypertrophie ohne
Myotonie wird als Debré-Semelaigne-Syndrom bezeichnet (s. S. 127).

2.4.3 Medikamentös bzw. toxisch bedingte Myotonie

20, 25-Diazocholesterol, ein früher benutztes Medikament zur Senkung des Chole-
sterinspiegels, ruft als Nebenwirkung Myotoniesymptome hervor. Tierexperimente
ergaben, daß dabei die Permeabilität der Muskelzellmembran für Chloride reduziert
ist, was möglicherweise ein die Myotonie verursachender Faktor ist (s. S. 33).
Durch Toxine hervorgerufene Muskelspasmen, wie sie bei Tetanus auftreten, sind von
Myotonie leicht zu unterscheiden. Typischere Myotonie läßt sich im Tierversuch
durch 2,4-Dichlorphenoxyacetatvergiftung hervorrufen. Über Versuche mit bisher
noch recht offenen Ergebnissen, an diesem Modell Einblick in die Pathophysiologie
der Myotonie zu gewinnen, hat Stein [64] berichtet.

2.5 Myotonieähnliche Muskelstarre: Stiffman-Syndrom

Typisch für den Beginn dieses erstmals von Moersch und Woltman [49] in der Mayo-
Klinik (1956) beobachteten und wenig geklärten Leidens (StMS) ist das Auftreten
von Verkrampfungen der axialen Muskulatur (Rücken, Nacken). Zuerst von kurzer
Dauer, wird die Verkrampfung mit der Zeit mehr und mehr anhaltend und schließlich
zu einem kontinuierlichen Zustand der Versteifung, welcher dann zumeist über den
Schulter- und Beckengürtel auch auf die Glieder übergreift. Das Bild entwickelt sich
selten innerhalb von Tagen, meist im Verlauf von Wochen bis Monaten. Die Muskeln
werden immer rigider, zusätzlich kommt es zu akut einschießenden und z.T. äußerst
schmerzhaften Spasmen, die durch aktive Bewegungsimpulse (Sprechen, Glieder-
bewegung, Kauen, Schlucken) oder durch plötzliche Geräusche zur Auslösung
gebracht werden. Vergleichbar den Muskelkrämpfen beim Tetanus sind sie jedoch
weniger abrupt und hören auch langsamer wieder auf. Begleitsymptome sind adrener-
gische Reaktionen mit Schweißausbrüchen und Tachykardien. Es sind einzelne Fälle
beschrieben, bei denen solche akuten Spasmen zu Spontanfrakturen führten. Bei
anderen kommt es zu Behinderung der Atmung oder des Schluckens. Die distalen
Gliedermuskeln und Gesichtsmuskeln sind in der Regel unbeteiligt, Trismus tritt
beim StMS nicht auf.

Die permanente Verspannung kann so ausgeprägt werden, daß die Patienten wie
Holzpuppen erscheinen („l'homme raide" [63]) und fast völlig unbeweglich, schließlich bettlägerig werden. Die Muskeln fühlen sich bretthart an. Gelegentlich kann die
Steife auch lokalisiert bleiben (Rücken, Nacken). Die Verspannungen und Spasmen
sistieren im Schlaf. Sie können auch unter Narkose zum völligen Verschwinden
gebracht werden. Dies unterscheidet das StMS von anderen Myopathien mit Muskelrigidität (s. unter Myositis fibrosa), die gelegentlich und zu Unrecht als StMS beschrieben wurden.

Mehrheitlich beginnt das Leiden im mittleren Lebensalter, selten schon in der Adoleszenz. Männer sind häufiger betroffen als Frauen. Für Heredität finden sich keine
Anhaltspunkte. Der Verlauf ist chronisch, Spontanheilungen werden nicht berichtet.

Abnorme neurologische Befunde fehlen beim StMS. Vereinzelt wurden Faszikulationen beschrieben, was gegen die Diagnose StMS spricht. Im EMG zeigen die befallenen Muskeln eine andauernde tonische Ruheaktivität, die von Willküraktivität
nicht zu unterscheiden ist.

Obduktionsbefunde und Muskelbiopsien ergaben in den meisten Fällen keinen
pathologischen Befund, auch nicht am zentralen und peripheren Nervensystem.
Insbesondere wurde das Muskelgewebe mehrheitlich als normal befunden. Befunde
umschriebener leichter Faseratrophien oder Fibrose können als sekundäre Veränderungen aufgrund langjähriger Rigidität und Bettlägerigkeit gedeutet werden. In
einem Fall mit charakteristischer Symtomatologie des StMS wurden post mortem
Hirnveränderungen vom Bild einer subakuten Enzephalomyelitis gefunden [33], bei
einem Patienten von Heitmann [28], eine Neurolues. Mehrfach ist Diabetes, einmal
auch Hyperthyreose beschrieben.

Die Pathogenese ist nur insoweit deutbar, als die Befunde gegen eine Entstehung der
Rigidität und der Spasmen aus Vorgängen in der Muskelzelle selbst sprechen. Das
Syndrom kann unter Spinalanästhesie, insbesondere auch bei selektiver Ausschaltung der motorischen γ -Fasern des peripheren Nervs [48] zum Verschwinden
gebracht werden. Dies stützt die herrschende Annahme einer Übererregbarkeit des mit
den Muskelspindeln verbundenen γ -Systems, wobei der Ort der zu einer Enthem-
mung führenden Schädigung, vielleicht im Sinne einer Parabiose [48], wohl weniger
in der Muskelspindel als in einem übergeordneten System des ZNS zu vermuten ist,
vielleicht im Sinne von „Ephapsen", die ein Überspringen von Erregungen („cross
talk") ermöglichen. Gleiches wird bei der Trigeminusneuralgie vermutet, deren Trig-
germechanismus viel Ähnlichkeit mit den Spasmen beim StMS hat, sofern man die
sensorischen Systeme mit den motorischen vergleichen darf.

Therapie. Gute Wirksamkeit gegen die Rigidität und das Auftreten der Spasmen hat
Diazepam (Valium). Darüber liegen übereinstimmende Berichte vor. Außerdem
wirken auch andere zentral angreifende Muskelrelaxantien, z.B. Lioresal, worüber
bisher nur Einzelerfahrungen vorliegen.

Differentialdiagnose. Anlaß zu Fehldiagnosen können Myopathien mit ausgeprägter
Rigidität und Kontrakturen aufgrund entzündlicher oder dystrophisch bedingter
Fibrosierung des Muskelgewebes bieten, die unter der Bezeichnung Myositis fibrosa

beschrieben sind und auf ganz verschiedenen Ursachen beruhen (s. S. 65). Spasmodische Krämpfe sind für letztere nicht charakteristisch, auch bleibt die Rigidität im Schlaf und unter Narkose bestehen; das EMG und die Muskelbiopsie zeigen die Charakteristika myopathischer Veränderungen.

Dauerrigidität mit einschließenden Spasmen, unter Umständen auch ausgedehnten Faszikulationen beobachtet man zuweilen bei hochsitzenden Rückenmarksprozessen, komprimierenden Tumoren oder enzephalomyelitischen Prozessen. Über einen dem StMS täuschend ähnlichen Fall dieser Genese mit weiteren neurologischen Störungen berichteten Lhermitte u. Mitarb. [44].

Das Krankheitsbild des StMS ist mehrfach auch aufgrund seiner Eigenart, insbesondere dem Einschießen von Spasmen bei Emotionen und dem Fehlen eines organisch faßbaren Substrats als „*hysterisch*" gedeutet worden, wozu der psychische Habitus der Patienten jedoch keinen Anlaß bietet.

Schließlich bestehen starke Ähnlichkeiten zwischen dem StMS und der Neuromyotonie, deren vom StMS abweichende klinische Charakteristika in Kap. 3 geschildert sind.

Die erste Beschreibung des StMS an 14 Fällen erfolgte 1956 aus der Mayo-Klinik [49]. Spätere Übersichtsberichte finden sich bei Gordon [24], im deutschen Schrifttum bei Heitmann [28].

2.6 Literatur

1. Adams, R.D., Rebeiz, J.J.: Histopathologie der myotonischen Erkrankungen. In: Muskeldystrophie, Myotonie, Myasthenie (Hrsg. von E. Kuhn). Springer Berlin-Heidelberg-New York: 1966
2. Barbosa, J., Nuttall, F.Q., Kennedy, W., Goetz. F.: Medicine (Baltimore) *53*, 307 (1974)
3. Barwick, D.D., Osselton, J.W., Walton, J.N.: J. Neurol. Neurosurg. Psychiat. *28*, 109 (1965)
4. Batten, F.E., Gibb, H.P.: Brain *32*, 187 (1909)
5. Becker, P.E.: Myopathien. In: Humangenetik, Bd. III/1 (Hersg. von P.E. Becker). Stuttgart: Thieme 1964
6. Becker, P.E.: Paramyotonia congenita (Eulenburg). Stuttgart: Thieme 1970
7. Bell. Ch.: The nervous system of the human body, London 1830
8. Böhme, D.H., Hippius, H.: Psychiat. et Neurol. (Basel) *148*, 290 (1964)
9. Bryant, S.H.: Fed. Proc. *11*, 312 (1962)
10. Butterfield, D.A.: Proc. nat. Acad. Sci. (Wash.) *71*, 909 (1974)
11. Caughey, J.E., Myrianthopoulos, N.C.: Dystrophia Myotonica and Related Disorders. Springfield Ill.: Thomas 1963
12. Charcot, P.: Leçons du Mardi à la Salpêtrière 1887-1888, 2me Edit. Paris 1892
13. Curschmann, H.: Dtsch. Z. Nervenheilk. *45*, 161 (1912)
14. Curschmann, H.: Dtsch. Arch. klin. Med. *149*, 129 (1925)
15. Curschmann, H.: Myotonische Atrophie. In: Hdb. der Neurologie, Bd. 16 (Hrsg. von Bumke u. Foerster). Berlin: Springer 1936
16. Decourt, J.: Les troubles endocriniens de la dystrophie myotonique. In: Progressive Muskeldystrophie, Myotonie, Myasthenie (Hrsg. von E. Kuhn). Berlin-Heidelberg-New York: Springer 1966
17. Dodge, Ph. R., Gamstorp, I., Byers, R.K., Russell, P.: Pediatrics *35*, 3 (1965)
18. Drager, G.A., Hammill, J.F., Shy, G.M.: Arch. Neurol. Psychiat. (Chic.) *80*, 1 (1958)

19. Engel, W.K., Brooke, M.H.: Histochemistry of the Myotonic Disorders. In: Muskeldystro-
    phie, Myotonie Myasthenie (Hrsg. von E. Kuhn). Berlin-Heidelberg-New York: Springer
    1966
20. Erb, W.: Die Thomsen'sche Krankheit (myotonia congenita).Leipzig: F.C.W. Vogel 1886
21. Eulenburg, A.: Zbl. Neurol. *5*, 265 (1886)
22. Eyzaguirre, C., Folk, B.P., Zierler, K.L., Lilienthal jr., J.L.: Amer. J. Physiol. *155*, 59 (1948)
23. Gamstorp, I.: Myotonie im Kindesalter. In: Progressive Muskeldystrophie, Myotonie,
    Myasthenie (Hrsg. von E. Kuhn). Berlin-Heidelberg-New York: Springer 1966
24. Gordon, E.E.: Amer. J. Med. *42*, 582 (1967)
25. Hallen, O.: Dtsch. Z. Nervenheilk. *172*, 467 (1955)
26. Harper, P.S., Dycken, P.R.: Lancet *1972, II*, 53
27. Hegyeli, A.: Congenital Myotonia in Animals. In: Progressive Muskeldystrophie, Myotonie,
    Myasthenie (Hrgs. von E. Kuhn). Berlin-Heidelberg-New York: Springer 1966
28. Heitmann, R.: Fortschr. Neurol. Psychiat. *36*, 82 (1968)
29. Hoffmann, J.: Dtsch. Z. Nervenheilk. *9*, 272 (1896)
30. Huffelen van, A.C., Korten, J.J.: Gabreëls, F.J.M., van Luypen – v.d. Horst, J.S.,
    Slooff, J.L., Stadhouders, A.M., Neuropaediatrie *5*, 71-90 (1974)
31. Jarcho, L.W., Tyler, F.H.: Arch. intern. Med. (Chic.) *102*, 357 (1958)
32. de Jong, J.G.Y.: Myotonia levior. In: Progressive Muskeldystrophie, Myotonie, Myasthenie.
    Hrsg. von E. Kuhn. Berlin-Heidelberg-New York: Springer, 1966
33. Kasparek, S., S. Zebrowski: Arch. Neurol. (Chic.) *24*, 22 (1971)
34. Klein, D.: La dystrophie myotonique (Steinert) et la myotonie congénitale (Thomsen) en
    Suisse. Suppl. au J. Génét. hum. *7*, (1958).
35. Kohn, R., Kuhn, E.: Verh. dtsch. Ges. inn. Med. *71*, 641 (1965)
36. Krabbe, K.: Brain *57*, 184 (1934)
37. Kuhn, E.: Studien zur Pathogenese der myotonischen Dystrophie. Berlin-Göttingen-
    New York: Springer 1961
38. Kuhn, E.: Hereditäre Myopathien. In: Ergebn. der inn. Med. und Kinderheilk. Bd. 28,
    S. 188-290 (Hrsg. P. Frick et al.). Berlin-Heidelberg-New York: Springer 1969
39. Kuhn, E., Ey, W.: Dtsch. med. Wschr. *91*, 947 (1966)
40. Kuhn, E., Piesberger, H.J.: Klin. Mbl. Augenheilk. *130*, 329 (1957)
41. Kuhn, E., Schaaf, J. Wenz, W., Stein, W.: Schweiz. med. Wschr. *95*, 1263 (1965)
42. Kuhn, E., Seiler, D.: Klin. Wschr. *48*, 1134 (1970)
43. Krull, G.H., Leijnse, B., de Vlieger, M., Victor, W.P.J., Ter Braak, J.W.G., Gerbrandy, J.:
    Lancet *1966, II*, 668-672
44. Lhermitte, F., Chains, F., Escourolle, R., Chedrou, F., Guilleminault, C., Francoual, F.:
    Rev. neurol. *128*, 3 (1973)
45. Lipicky, R.J., Bryant, S.H., Salmon, J.H.: J. clin. Invest. *50*, 2091 (1971)
46. Lundberg, P.O., Stålberg, E., Thiele, B.: J. neurol. Sci, *21*, 309 (1974)
47. Magee, K.R.: Arch. Neurol. (Chic.) *14*, 590 (1966)
48. Mertens, H.G., Ricker, K.: Klin. Wschr. *46*, 33 (1968)
49. Moersch, F.P., Woltmann, H.W.: Proc. Mayo Clin. *31*, 421 (1956)
50. Nissen, K.: Z. klin. Med. *97*, 58 (1923)
51. Nissen, R.G.: Myotonia congenita (Thomsen'sche Krankheit). Dissertation Marburg 1953
52. Prockop, L.D.: Arch. Neurol. (Chic.) *14*, 326 (1966)
53. Refsum, S., Lönnum, A., Sjaastad, O., Engeset, A.: Neurology (Minneap.) *17*, 345 (1967)
54. Resnick, J.S., Engel, W.K.: J. Neurol. Neurosurg. Psychiat. *30*, 47 (1967)
55. Rosman, N.P., Rebeiz, J.I.: Neurology (Minneap.) *17*, 1106 (1967)
56. Rossolimo, G.: De la myotonie atrophique. Nouv. Iconogr. Salpêt. 15, 63 (1902)
57. Schimrigk, K., Mertens, H.G., Balzereit, F.: Internist 7, 187 (1966)
58. Schönborn, S.: Dtsch. Z. Nervenheilk. *15*, 274 (1899)
59. Schotland, D.L., Rowland, L.P.: Arch. Neurol. (Chic.) *10*, 433 (1964)
60. Schröder, J.M., Becker, P.E.: Virchows Arch. Path. Anat. Abt. A *357*, 319 (1972)
61. Schrott, H.G., Karp, L., Omenn, G.S.: Clin. Genet. *4*, 38 (1973)

62. Shy, G.M.: Res. Publ. Ass. nerv. ment. Dis. *38*, 274 (1961)
63. Sigwald, J., Rondot, P., Raverdy, Ph., Singer, B.: Sem. Hôp. (Paris) *44*, 1705 (1968)
64. Stein, W.: Experimentelle Myotonie. In: Progressive Muskeldystrophie, Myotonie, Myasthenie (Hrsg. von E. Kuhn). Berlin-Heidelberg-New York: Springer 1966
65. Steinert, H.: Dtsch. Z. Nervenheilk. *37*, 58 (1909)
66. Thomasen, E.: Myotonia. Thomsen's Disease. Paramyotonia. Dystrophia myotonica. Aarhus: Universitetsforlaget 1948
67. Thomasen, E.: Is there possibly a Myotonia acquisita? In: Progressive Muskeldystrophie, Myotonie, Myasthenie (Hrsg. von E. Kuhn). Berlin-Heidelberg-New York: Springer 1966
68. Vogt, A.: Lehrbuch und Atlas der Spaltlampenmikroskopie des lebenden Auges, Bd. II, S. 559 ff. Berlin 1931
69. Walsh, J.C., Turtle, J.R., Miller, S., McLeod, J.G.,: Brain *93*, 731 (1970)
70. Walton, J.N., Gardner-Medwin, D.: In: Diseases of Voluntary Muscle, p. 599, Third Edit. (Edit. J.N. Walton). Edinburgh-London: Churchill Livingstone 1974
71. Watters, G.V., Williams, T.W.: Arch. Neurol. (Chic.) *17*, 137 (1967)
72. Weingarten, K., Gerstenbrand, G.: Wien. Z. Nervenheilk. *15*, 361 (1958)
73. Winer, N., Martt, J.M., Somers, J.E., Wolcott, L., Dale, H.E., Burns, T.W.: J. Lab. clin. Med. *66*, 758 (1965)
74. Wisniewski, H.M., Berry, K., Spiro, A.J.: J. neurol. Sci. (Amst.) *24*, 321 (1975)
75. Wochner, R.D., Drews, G., Strober, W., Waldmann, T.A.: J. clin. Invest. *45*, 321 (1966)

3. Myotonie, Myokymie und Neuromyotonie

Wir fassen hier eine Gruppe eigenartiger Krankheitsbilder zusammen, bei welchen
episodische oder auch lang anhaltende myotonieähnliche Muskelverspannungen oder
Verkrampfungen erst im Verlauf des Lebens irgendwann in Erscheinung treten und
z.T. mit Muskelwogen (Myokymien), Muskelzucken, Schweißausbrüchen, seltener
auch mit Schmerzen einhergehen.

Der Begriff *Myokymie* stammt von Schultze (1894), der schon damals das Syndrom
Muskelspasmen, Muskelwogen und Hyperhidrosis beschrieben hat [12]. Die vorliegenden, ins 19. Jahrhundert zurückreichenden Beschreibungen (Referate s. bei
[1, 3]) zeigen bereits, daß die Symptomatik von den bekannten Formen der Myotonie stark abweicht, pathogenetisch etwas anderes darstellt, trotz gemeinsamer
Merkmale in recht variablen Formen auftritt und wahrscheinlich nicht einheitlicher
Ätiologie ist. Mangels Kenntnis der letzteren ist eine klare Unterteilung der hier
beschriebenen Syndrome schwer möglich. Die vorliegenden nosologischen Abgren-
zungen basieren auf mehr oder weniger typischen klinischen Merkmalen, in neuerer
Zeit auch auf Kriterien der Elektromyographie. Mit den gegebenen Krankheitsbe-
zeichnungen verfügen wir vermutlich nur über eine teilweise Erfassung dessen, was an
variablen Kombinationsbildern von Muskelverspannungen, -krämpfen, Myokymie
oder Faszikulationen mit oder ohne auslösende Ursachen (s.u.) zur Beobachtung
gelangte.

3.1 Myotonia acquisita (Talma, 1892)

Bei den hier beschriebenen, später auch noch von Krabbe [9a] mitgeteilten Fällen
traten episodisch länger nachdauernde Muskelverspannungen mit Perkussionsmyotonie, z.T. mit Reflexsteigerung und mechanischer bzw. elektrischer Überregbarkeit
bis zum leichten Tetanus im Anschluß an belastende Marschübungen, fieberhafte
Infekte oder Brechdurchfälle auf. Vereinzelt bestanden auch Schmerzen, Myokymien
sind nicht verzeichnet. Die Zuordnung zu den echten Myotonien wird nach heutigen
Auffassungen abgelehnt. Eine Einordnung in besser bekannte Syndrome (McArdle-
Krankheit, Intoxikationen (Blei u.a.), Myoglobinurie, Hoffmann-Syndrom, Neuromyotonie) ist spekulativ und erfaßt nur einen Teil der Fälle, während andere vermutlich unter die nachstehende Krankheitsgruppe fallen.

3.2 Myokymie, Myotonie, Muskelschwund und starkes Schwitzen (Gamstorp u. Wohlfart, 1959)

Unter dieser Deskription ist von den genannten Autoren, später auch von anderer
Seite, insbesondere Greenhouse u. Mitarb. [6] über Fälle berichtet worden, bei denen

die im Titel genannten Symptome auftraten. Mehrheitlich fehlte das eine oder ande-
re Merkmal (Myotonie, Muskelschwund); als führend für die Diagnose werteten die
Autoren die Muskelkrämpfe und die Myokymien, oft auch das auffallende Schwitzen.
In einem Fall von Behrend waren die Muskeln sogar hypertrophisch [1]. Das
Spektrum ist jedenfalls mannigfach und uneinheitlich.

Überwiegend sind Männer jeden Alters (5.-50. Lebensjahr) erstmals betroffen und die
Dauer der später wieder verschwindenden Erscheinungen (hauptsächlich der Myokymien) betrug Wochen bis Jahre. Vorerkrankungen spielen anscheinend keine Rolle.
Zwischenzeitliche Spontanremissionen [1] sind die Ausnahme. Vom Muskelwogen
(z.T. wird auch von Muskelzucken, Myoklonien oder Fibrillationen gesprochen)
betroffen sind vor allem Waden, Oberschenkel und M.deltoideus, doch können
Rumpf und distale Armpartien ebenfalls beteiligt sein. Die Muskelbewegungen bleiben im Schlaf unverändert erhalten. Nach der Literaturübersicht von Greenhouse u.
Mitarb. trat abnormes Schwitzen bei 15 von 19 mitgeteilten Fällen auf. Zum Teil
beschränkte sich dies auf die muskelgestörten Gliedmaßen, bei anderen bestand
diffuses Schwitzen. Muskelatrophien, soweit beobachtet, waren jeweils nur mäßig
ausgeprägt und auf die distalen Gliederabschnitte beschränkt. Eine wesentliche Behinderung der Patienten war während der Dauer des Leidens nicht vorhanden, nach
Abklingen der Symptome hinterläßt es keine erkennbaren weiteren Folgen.

Im EMG solcher Patienten wurden repetitive Entladungen von frequenten Aktionspotentialen bis
200/sec bei „Ruhe", d.h. Ausbleiben von Willkürbewegungen berichtet [5]. Dabei sind die
Einzelpotentiale normal, soweit sie nicht aus atrophisch gewordenen Muskelgruppen abgeleitet
wurden, wo auch verkürzte und polyphasische Potentiale auftraten. In anderen Fällen wurden
auch typische myotone Entladungssalven registriert. Die in wenigen Fällen gemessene Nervenleitgeschwindigkeit war normal. Mehrfach durchgeführte *Muskelbiopsien* zeigten in der Regel
nur geringe und wenig typische Befunde (Kernvermehrung, vereinzelte atrophische Fasern).
Während Gamstorp und Wohlfahrt eher den Verdacht auf eine Myopathie aussprachen, hat
Behrend seinen Befund im Sinne einer neurogenen Schädigung gedeutet [1].

Blutchemische und endokrinologische Untersuchungen, Elektrolyt- und Serumenzymbestim-
mungen sowie Liquorbefunde, soweit sie bis in jüngere Zeit vorgenommen wurden [6], ergaben
übereinstimmend nichts Pathologisches. Öfters gefundene, nicht thyreogene Grundumsatzer-
höhungen werden der ständigen Muskelaktivität zugeschrieben. Gaben von Prostigmin hatten
keinen die Myokymien steigernden Einfluß. Dagegen sistierten die Symptome unter Kurare oder
Procaininjektionen direkt in den Muskel. Procainblockaden des peripheren Nervs sowie Spinalanästhesie oder Narkose beseitigten nach Mehrzahl der Untersucher die Symptome nicht. Ausnahmen sind ein Fall von de Jong u. Mitarb., bei welchem unter beiden Maßnahmen die Muskelaktivität sistierte sowie der von Behrend beschriebene Patient, bei dem ein Rückgang der Symptome unter Lumbalanästhesie erzielt wurde [1, 9].

Diese Testergebnisse führten zur überwiegenden Auffassung, daß die für die Symptomatik verantwortliche irritative *Läsion im Bereich des motorischen Neurons* liegt,
und zwar distal von den Vorderhornzellen bzw. den motorischen Wurzeln, jedoch
proximal von der motorischen Endplatte, jedenfalls nicht im ZNS und nicht in der
Muskelzelle selbst. Unterstützt wird diese neurale Hypothese durch den positiven
therapeutischen Effekt von Diphenylhydantoin und das Versagen von bei echter
Myotonie wirksamen Medikamenten (Chinin, Procainamid). Myokymien und Hyperhidrosis sind bekannte Symptome bei traumatischen oder toxischen (Bleivergiftung)
Neuritiden. In drei einschlägigen Fällen des hier beschriebenen Myokymie-Syndroms

wurde bioptisch Demyelinisation des allerdings rein sensorischen N. suralis gefunden. In einem Fall war die Symptomatik auf chronische Intoxikation mit einem Herbizid (Dichlorphenoxyessigsäure) zurückzuführen [13].

Welcher Art die Noxe bei den übrigen Formen des Syndroms ist, bleibt unbekannt. Zum Teil wird angenommen, daß die im Bereich der axonalen Verzweigungen vermutete Nervenschädigung sich in Form einer Übererregung auf die neuromuskuläre Endplatte auswirke mit dem Ergebnis einer anormal erhöhten Acetylcholinausschüttung, sozusagen als umgekehrter Effekt dessen, was sich bei der Myasthenie abspielt [7]. Die Kurarewirkung könnte diese Hypothese stützen, andererseits tritt keine Verstärkung der Muskelaktivität unter Cholinesterasehemmern auf, und unter Tensilon wurde sogar eine Reduktion der motorischen Aktivität beobachtet [14]. Somit bleibt die Pathogenese und die Frage nach deren Einheitlichkeit noch weitgehend offen. Sicher scheint nur, daß es sich nicht um ein primär myopathisches, sondern um ein neurogenes Leiden handelt. Möglicherweise liegt ätiologisch eine genetische Komponente vor, da vereinzelt auch familiäres Vorkommen des Leidens beobachtet wurde.

Differentialdiagnostisch kommt die Thyreotoxikose in Frage, bei welcher gelegentlich Myokymien, Faszikulationen, Schwitzen und Muskelschwäche, aber keine Zeichen von Myotonie beobachtet werden. Muskelkrämpfe mit Schwäche können auch eine Hypothyreose begleiten (s. S. 126). Neben Blei- und anderen toxischen oder traumatischen Neuritiden werden „Myokymien" auch bei Poliomyelitis und Multipler Sklerose beschrieben. Die Unterscheidung von permanenten Faszikulationen, wie sie als Folge vieler Erkrankungen, auch bei komprimierenden Prozessen des Rückenmarks auftreten, ist aus den vorliegenden Mitteilungen z.T. nicht klar ersichtlich.

3.3 Schwartz-Jampel-Syndrom

Damit wird eine anscheinend eigenständige Störung bezeichnet, bei der auch in Ruhe kontinuierliches Muskelfaszikulieren auftritt und myotone Symptome fehlen. Unter Kurare sistiert die Muskelaktivität, während sie bei Ausschaltung des peripheren Nervs nicht beeinflußt wird. Vermutet werden als Ursache Entladungsvorgänge in der Endplatte. Elektronenmikroskopisch sind abnorme Erweiterungen des endoplasmatischen Retikulums sowohl der Muskelzellen wie auch der Fibroblasten der Haut demonstrierbar. Fibroblastenkulturen lassen einen erniedrigten Lipidstoffwechsel erkennen [4].

3.4 Neuromyotonie

Dieses im deutschen Schrifttum von Mertens und Zschocke 1965 erstmals mitgeteilte [10] und so bezeichnete Krankheitsbild ist von so eigener klinischer Prägung, daß ihm bei Vergleich dessen, was als Myokymie, Myotonie, Muskelschwund und starkes Schwitzen mehrheitlich beschrieben ist, trotz vieler Ähnlichkeiten eine nosologische Sonderstellung eingeräumt werden muß. Zwei fast identische Fälle hatte Isaacs 1961 bzw. 1967 publiziert [7, 8].

Allen drei von Mertens und Zschocke beobachteten Fällen (zwei jüngere Frauen
und ein 9jähriger Knabe) sind *anhaltende Verkrampfungen* der gesamten Skeletmuskulatur einschließlich des Gesichts gemeinsam, die auch im Schlaf oder in Narkose nicht sistieren. Dabei sind die Muskeln tastbar verhärtet und zeigen in Ruhe
ein feines unregelmäßiges Wogen oder Faszikulieren. An den Extremitäten, vor allem
den Händen bewirkt das Überwiegen der Beuger Pfötchenstellung bzw. Kontrakturen
der Finger, evtl. auch proximaler Gelenke, und das Gehen wird durch die Verspannungen der Beine behindert. Die mimische Muskulatur ist maskenhaft verkrampft.
Beteiligung der Rumpfmuskeln bewirkt z.T. brettharte Bauchdecken, zugleich Verkrampfung der Thoraxmuskulatur und Verstärkung der physiologischen Wirbelsäu-
lenkrümmungen. Verstärkt wird dieser Zustand durch Husten, Gähnen oder forcierte
Atmung. Eine der Patientinnen hatte dadurch wiederholt Erstickungsanfälle. Nach
mehrfachem kräftigen Schließen der Augen können diese nur mit Verzögerung und
Anstrengung wieder geöffnet werden. Plötzliche heftigere Bewegungen, aber auch
psychische Erregung steigern die Verspannungen. Schluckakt und Sprache können
ebenfalls behindert sein. Mäßige wiederholte Übungen führen zu einer relativen
Lockerung der bei Bewegungsbeginn besonders starken Verspannung. Dadurch
möglichen Verrichtungen begegnet immer noch ein zähflüssiger Widerstand, so daß
die Patienten in Kürze erschöpft sind. Passive Bewegungen sind schmerzlos, unterlie-
gen aber der gleichen Verspannung.

Bei der Untersuchung fehlen Zeichen einer Perkussionsmyotonie (Dellenbildung). Die
Muskeldehnungsreflexe sind meist nicht auslösbar. Sonstige neurologische Symptome
sind nicht zu erheben. Charakteristisch ist auch hier starke Neigung zu Schwitzen.

Das Leiden beginnt z.T. schon in der Kindheit, neigt anfangs noch zu Remissionen,
bis es schließlich zu einem in der Intensität wechselnden, chronisch progredienten
Dauerzustand wird. Bei dem einen Fall von Isaacs hatte das Leiden erst mit 53 Jahren
begonnen, bei einer von Wolter beobachteten Frau (publ. mit Brauer [3, 15]) erst mit
73 Jahren. Erbliche Faktoren werden in den bisher beobachteten Fällen vermißt.

Eingehenste Laboruntersuchungen, internistische und röntgenologische Untersuchungen [10] ergaben als einzigen wesentlichen Befund eine bei normaler Schilddrüsentätigkeit z.T. erhebliche Grundumsatzsteigerung zwischen + 30 und + 155%, die als
Folge der kontinuierlichen Muskeltätigkeit zu erklären ist. Das gleiche gilt für geringfügige Erhöhungen der Muskelserumenzyme.

Die direkte und indirekte elektrische Erregbarkeit der Muskeln ist normal. Das *Elektromyogramm*
in der ,,Ruhe'' zeigt die permanente Muskelaktivität an, indem ein dichtes Aktivitätsmuster
vorliegt, welches der kräftigen Willkürbewegung eines Gesunden entspricht. Die Analyse der Einzelpotentiale zeigt dabei eine Vielgestaltigkeit mit z.T. sehr schmalen, in Gruppen auftretenden
Potentialen ähnlich den Multiplets bei Tetanie (s.u.). Für Myotonie charakteristische Entladungen
fehlen. *Muskelbiopsien* ergaben keine relevanten pathologischen Befunde, insbesondere zeigten
Darstellungen der präsynaptischen Nervenverzweigungen normale Bilder.

Eine Verminderung der Muskelverkrampfung war weder im Tiefschlaf, der Narkose,
noch unter einer zu völliger Lähmung führenden Spinalanästhesie zu erziehlen. Dagegen sistierten die Symptome unter Kurare [19]. Daraus schließen die Autoren auf
einen neurogenen Ursprung der Erkrankung mit der Vermutung, daß der Ort der

Störung im terminalen Abschnitt der Motoneurone zu suchen ist. Dies scheint auch
gestützt durch die im EMG sich zeigenden Besonderheiten, wozu auf die Originalmitteilung verwiesen werden muß. Blockaden peripherer Nerven wurden bei dieser
Untersuchung nicht vorgenommen.

Therapie. Auf der Basis dieser Vermutung wurden die Patienten mit Hydantoinen
behandelt, wobei sich das Diphenylhydantoin (Zentropil, Epanutin) als äußerst wir-
kunsvoll und anhaltend erwies, indem eine weitgehende Beseitigung der Verspannungen und Bewegungsbehinderung auch auf die Dauer sich erzielen ließ und die
Patienten wieder berufsfähig wurden.

Bei der von Brauer mitgeteilten Patientin Wolters, die ein ähnliches, aber vielleicht nicht ganz
identisches Bild bot, indem sich die Verkrampfungen bei erhaltenen Reflexen (außer ASR) im
wesentlichen auf die Extremitäten beschränkten und mit Schmerzen einhergingen, traten im
EMG gruppenweise Duplets und Multiplets, aber auch salvenartige, nicht – myotonische Entladungen auf. Die Histologie einschließlich elektronenmikroskopischer Untersuchung ergab
keinen abnormen Befund, histochemisch war die Aktivität der Phosphorylase erhalten, was ein
McArdle-Syndrom ausschließen ließ. Die Symptomatik blieb auch hier durch Tiefschlaf, Narkose
und Spinalanästhesie unbeeinflußt. Dagegen erbrachte eine Blockade des N. femoralis Sistieren
der Muskelverspannungen und elektrische Stille im EMG. Dies steht im Widerspruch zu der von
Mertens und Zschocke vermuteten Störung im terminalen Bereich des Motoneurons und erweckt
erneute Unklarheit über deren zwar weiterhin im peripheren Nerven zu vermutende Lokalisation.
Auch diese Patientin sprach therapeutisch sowohl auf Diphenylhydantoin wie auch auf Carbamazepin (Tegretal), am besten jedoch auf eine Kombination beider Mittel an.

Differentialdiagnostisch sind gegenüber der Neuromyotonie neben den von Gamstorp
u.a. geschilderten unklaren, z.T. evtl. identischen Fällen noch das McArdle-Syndrom
und das Stiffman-Syndrom zu erwägen. Ersteres ist durch das vorwiegend bela-
stungsabhängige, anfallsweise und mit Paresen einhergehende Auftreten der Verkrampfungen ferner durch histopathologische Veränderungen und den Phosphorylasemangel gekennzeichnet. Beim Stiffman-Syndrom ist der Verlauf langsam progredient ohne Remissionen; die Verhärtung der Muskulatur ist proximal betont, bleibend,
auch oft mit schmerzhaften Spasmen einhergehend, wird aber im Schlaf und unter
Narkose aufgehoben. Das EMG zeigt hier bei Entspannung keinerlei Aktivität.

Eine der Neuromyotonie gleichende *Variante* wird von einer 20jährigen Frau berichtet, bei der
schmerzhafte, auch im Schlaf persistierende Muskelverkrampfungen nur nach Alkoholgenuß
auftraten [2]. Hydantoine oder Carbamazepin waren hier ohne Effekt. Spinalanästhesie unter-
brach die pathologische Muskelaktivität im Unterschied zur Isaacs-Mertens-Form der Neuromyotonie. Dem unbekannten Mechanismus wird deshalb eine zentrale Genese unterstellt.

Aus Japan wird ein offenbar eigenständiges sporadisches Krankheitsbild z.T. ähnlicher Art,
jedoch mit relevanten Unterscheidungsmerkmalen bei zwei Jugendlichen verschiedenen Geschlechts mitgeteilt [11]. Beide litten an heftigen spontanen, intermittierend auftretenden
schmerzhaften Muskelkrämpfen an den Gliedmaßen, die z.T. auch mitten aus dem Schlaf auftraten. Außerdem lagen Wachstumsstörungen im Bereich der Epiphysen mit Kurzgliedrigkeit und
Gelenkdeformitäten, ein Herzschenkelblock sowie Zeichen eines abnormen Glucosestoffwechsels vor. Myotone Symptome fehlten. Die Elektrolytwerte waren normal. Die Krämpfe sistierten
bei peripherer Nervenblockade und unter Kurare. Gaben von 3g Kaliumchlorid steigerten die
Krampfaktivität; unter Chinin, Procainamid, Diphenylhydantoin und Chlorpromazid wurde sie
gemindert. EMG-Befunde und Nachentladungen bei Auslösung des H-Reflexes ergaben, daß es
sich um ein Übererregbarkeitsphänomen entweder im Bereich der Vorderhornzellen des Rückenmarks oder im Hirnstamm handeln muß.

3.5 Literatur

1. Behrend, R. Ch.: Dtsch. Z. Nervenheilk. *160*, 22 (1949)
2. Blank, N.K., Meerschaert, J.R., Rieder, M.J.: Neurology (Minneap.) *24*, 277 (1974)
3. Brauer, D.: Das Neuromyotoniesyndrom. Dissertation Freie Universität Berlin 1976
4. Fowler, W.M., Layzer, R.B., Taylor, R.G., Eberle, E.D., Soms, G.E., Munsat, T.L., Phillipp, A.M., Wilson, B.W.: J. neurol. Sci. (Amst.) *23*, 127 (1974)
5. Gamstorp, I., Wohlfart, G.: Acta psychiat. scand. *34*, 181 (1959)
6. Greenhouse, A.H., Bicknell, J.M., Pesch, R.N., Seelinger, D.F.: Neurology (Minneap.) *17*, 263 (1967)
7. Isaacs, H.: J. Neurol. Neurosurg. Psychiat. *24*, 319 (1961)
8. Isaacs, H.: J. Neurol. Neurosurg. Psychiat. *30*, 126 (1967)
9. de Jong, H.H., Matzner, I.A., Unger, A.A.: Arch. Neurol. Psychiat. (Chic.) *65*, 181 (1951)
9a. Krabbe, K.: Brain *57*, 184 (1934)
10. Mertens, H.G., Zschocke, St.: Klin. Wschr. *43*, 917 (1965)
11. Satoyoshi, E., Yamada, K.: Arch. Neurol. (Chic.) *16*, 254 (1967)
12. Schultze, F.: Dtsch. Z. Nervenheilk. *6*, 65 (1894)
13. Wallis, W.E., von Poznak, A., Plum, F.: Arch. Neurol. (Chic.) *22*, 430 (1970)
14. Welch, L.K., Appenzeller, O., Bicknell, J.M.: Neurology (Minneap.) *22*, 161 (1972)
15. Wolter, M., Brauer, D.: Fortschr. Neurol. Psychiat. *45*, 98 (1977)

4. Metabolisch definierte Myopathien

Bei einer Reihe von stoffwechselbedingten Krankheiten mit Myopathie konnte die spezifische Ursache, zumeist der jeweilige Enzymdefekt aufgeklärt werden. Dies gilt vor allem für die Glykogenosen (Glykogenspeicherkrankheiten). Fehlen oder mangelhafte Aktivität eines der den Abbau des Glykogens katalysierenden Enzyme führt u.a. zu einer abnormen Anreicherung und Depotbildung von Glykogen in der Muskulatur. Die Ursache solcher Defekte scheint grundsätzlich genetischer Natur zu sein.

4.1 Glykogenspeicherkrankheiten

Normalerweise ist Glykogen am meisten in der Leber und im Muskel angereichert. Speicherkrankheiten manifestieren sich deshalb am ausgeprägtesten in diesen Organen. Die verschiedenen Formen der Glykogenosen werden als Typen I-VIII klassifiziert. Nur ein Teil derselben hat Störungen seitens der Muskulatur zur Folge. Eine offenbar ausschließlich im Muskel zu krankhaften Symptomen führende Form (Typ V) ist die McArdle-Myopathie.

4.1.1 McArdle-Myopathie

Sie beruht auf einem Mangel an Muskelphosphorylase, welche die erste Stufe des Glykogenabbaus katalysiert.

Klinische Symptome sind Schmerzen und krampfhafte Versteifungen, z.T. auch Schwäche der Muskulatur, die sich nur unter Belastung und vor allem in den Gliedmaßen äußern. In der Ruhe sind die Patienten beschwerdefrei. Die Krankheit zeigt sich oft schon in der Kindheit, deutlicher meist erst während der 2. Lebensdekade. Das Leiden ist nicht fortschreitend, schwankt aber in der Ausprägung und bringt eine erhebliche Beeinträchtigung der Aktivität mit sich. Selten tritt nach besonders intensiver Belastung Myoglobinurie, gelegentlich auch Tachykardie und Dyspnoe auf. Letzteres wird auf eine abnorme Erhöhung des Kreislaufvolumens zurückgeführt, da Herzinsuffizienzen nicht zum Krankheitsbild gehören. Beide Geschlechter sind betroffen. Das Leiden ist erblicher Natur, die Beobachtungen sprechen für einen autosomal rezessiven Erbgang, doch ist auch eine Familie mit dominanter Vererbung über drei Generationen beschrieben. [1a].

Die erste Mitteilung mit der Vermutung einer Glykogenabbaustörung geht auf McArdle (1951) zurück. Er fand bei der Untersuchung eines solchen Patienten, daß nach Arbeitsbelastung der normale Anstieg des Lactats im Blut ausblieb. Diesem Nachweis dient der *Ischämie-Arbeitsbelastungstest*. Die Durchführung erfolgt in der Weise, daß am Oberarm mittels einer Staubinde eine Ischämie (Pulslosigkeit) erzeugt wird. Danach läßt man den Patienten mehrere Minuten einen Gummiball wiederholt bis zur Erschöpfung der Kräfte pressen und entnimmt in kurzen Abständen Blut aus der Armvene. Beim Gesunden steigt dabei der Lactatspiegel von seinem Ruhewert (10-12 mg%) auf ungefähr 20-30 mg% an. Beim McArdle-Syndrom bleibt dieser Anstieg aus, auch das Pyruvat steigt in der Regel kaum an.

Der Nachweis der Ursache dieses Defekts, nämlich das *Fehlen der Muskelphosphorylase* gelang erst 1959 anderen Autoren [23, 27]. Dies läßt sich auch histochemisch im Muskelgewebe demonstrieren. Mäßige Glykogenspeicherung im Muskel (2-5%) findet sich vorwiegend in Form kleiner Bläschen oder Valuolen unter dem Sarkolemm, elektronenmikroskopisch ist sie auch zwischen den Myofibrillen und in den Mitochondrien nachzuweisen. Die Ursache für das Entstehen der Krämpfe wird gedeutet als eine mangelnde Fähigkeit des sarkoplasmatischen Retikulums Ca^{2+}-Ionen zu reakkumulieren und damit die Muskelrelaxation in die Wege zu leiten [8].

Klinisch und neurologisch finden sich in Ruhe keine abnormen Befunde. Dies gilt auch für Laboruntersuchungen, abgesehen vom immer fehlenden Lactatanstieg und von mäßig erhöhten Aktivitäten der Muskelenzyme CPK und ALD, die erst nach längerer Ruhigstellung auf normale Werte zurückgehen. Auch sind in anderen Organen außer dem Muskel die Phosphorylasebefunde normal.

Das Leiden ist selten, wahrscheinlich wird es aber häufiger gar nicht erkannt und mit den beschriebenen Methoden diagnostiziert. Auch ist es quo ad vitam harmlos, kann aber ausgesprochen berufsbehindernd sein. In Deutschland wurde es u.a. von Schimrik u. Mitarb. (1967) sowie von Kuhn (1968) beobachtet und in ausführlicher Form beschrieben [15, 26].

Therapie. Die dazu gegebenen Möglichkeiten sind gering. Hohe Gaben von Glucose oder Fructose sollen die Krampfneigung vorübergehend etwas reduzieren, werden aber von den Patienten ungern toleriert. McArdle empfiehlt den Patienten, jede Anstrengung nur langsam angehen zu lassen, dadurch würden die Symptome geringer in Erscheinung treten [22].

Einen bezüglich der Symptome und der histopathologischen Befunde abweichenden Fall mit Phosphorylasemangel und komplexeren Enzymstörungen haben 1967 Sluga u. Mitarb. [39] beschrieben. Das 8jährige Mädchen hatte bei Anstrengungen Schmerzen, aber keine Krämpfe und entwickelte eine deutlich progrediente Muskelschwäche. In der Muskulatur wurden neben Glykogenspeicherung starke mitochondriale Veränderungen mit parakristallinen Einschlußkörpern gefunden. Ein als McArdle-Krankheit interpretierter Fall mit dystrophieähnlichen Dauerschäden wurde auch von Engel u. Mitarb. 1963 mitgeteilt [5].

4.1.2 Phosphofructokinasemangel (Typ VII)

Dieser Typus ist ebenfalls autosomal rezessiv vererbt und führt zu ganz ähnlichen Symptomen wie die Phosphorylasemangel-Myopathie, d.h. zu Muskelversteifung und Schwäche, allerdings nicht zu Schmerzen. Tarui (1965) beschrieb das Leiden erstmals bei drei Geschwistern im Alter von 20-27 Jahren. Die geklagten Symptome waren seit der Kindheit aufgetreten. Unter Ruhe fanden sich keinerlei neurologische oder andere Symptome. Es bestand Konsanguinität der Eltern. Ebenso wie bei der McArdle-Krankheit fehlt im Ischämie-Arbeitsbelastungstest der Lactatanstieg. Die

Phosphorylase ist erhalten. Der nachgewiesene Mangel von Phosphofructokinase bewirkt eine Anhäufung von Hexosemonophosphat neben Glykogenspreicherung im Muskel. Das Leiden wurde später in noch zwei weiteren Familien nachgewiesen [18, 28, 32].

4.1.3 Amylo-1,6-Glucosidase-Mangel (Typ III)

Als Krankheit des Kindesalters steht hier die Hepatomegalie, evtl. auch Splenomegalie im Vordergrund gegenüber einer nicht obligatorischen und verschieden ausgeprägten Muskelschwäche. Der Verlauf ist mild, die Prognose nicht ungünstig. Auftreten erster Symptome einer Myopathie im Alter von 50 Jahren ist beschrieben. Der Enzymmangel findet sich in den Leukozyten sowie in der Leber und im Muskel oder auch nur im Muskel. Als sog. „Debrancher-Enzym" führt es ebenfalls zu einer Blockierung des weiteren Abbaues von Glykogen und dessen Speicherung in den genannten Organen. Auch hier fehlt im Ischämie-Arbeitsbelastungstest der Lactatanstieg. Eine genauere Darstellung der biochemischen Unterteilung verschiedener Verlaufsgruppen und der einschlägigen Literatur findet sich bei Kuhn [16].

4:1.4 Amylo- 1,4-Glucosidase-Mangel (Typ II, Pompe-Krankheit)

Dieses den Pädiatern vertraute Leiden des Säuglingsalters äußert sich klinisch vorwiegend in einer meist schweren Kardiopathie. Die Kinder erreichen selten das 2. Lebensjahr. Sie können zudem das Bild schwerer Muskelschwäche und -hypotonie ähnlich der infantilen Muskelatrophie zeigen. Der von Hers 1963 aufgedeckte Enzymmangel läßt sich in Muskelgewebe, Leukozyten, Leber und weiteren Organen nachweisen [10]. Die Glykogenspeicherung im Muskel ist meist sehr ausgeprägt. Eine Beobachtung des Leidens bei zwei Brüdern und das Betroffensein beider Geschlechter läßt einen autosomal rezessiven Erbgang vermuten. Ein Mangel dieses Enzyms (auch als saure Maltase bezeichnet) wurde in jüngerer Zeit mehrfach auch als Ursache von muskeldystrophieähnlichen Myopathien im juvenilen und erwachsenen Alter gefunden [8a].

4.1.5 Andere Formen der Glykogenosen

Diese zeigen keine klinischen Myopathiezeichen. Dazu gehört die von Gierke-Krankheit (Fehlen der Glucose-6-phosphatase). Erst mit 35 Jahren einsetzende Muskelschmerzen und -steifheit nur nach körperlicher Arbeit beobachteten Satoyoshi und Kowa [25] bei zwei Brüdern, denen eine Störung der Glykolyse im Bereich der *Phosphohexoisomerase* nachzuweisen war (Einzelheiten siehe bei Kuhn [16] oder in der Originalmitteilung). EMG und Muskelhistologie waren normal, letztere zeigte keine Glykogenvermehrung. Fragwürdig ist der Nachweis eines Mangels der *Phosphoglucomutase* bei einem von Thomson u. Mitarb. [31] untersuchten 3jährigen Knaben, bei welchem Kontrakturen der Waden, Zehengang und leichte Muskelschwäche sowie ein myopathisches Muster im EMG und Glykogenanreicherung im M. gastrocnemius gefunden wurden. Der Lactatanstieg im Ischämie-Arbeitsbelastungstest war anormal gering.

4.1.6 Hereditäre metabolische Myopathie mit Myoglobinurie bei abnormer Glykolyse

So beschrieben 1964 Larsson u. Mitarb. [17] 14 Patienten aus fünf Familien, bei denen das Leiden schon in der Kindheit mit Muskelschwäche und episodischen Myoglobinurien begonnen hatte. Später traten unter Arbeitsbelastung Muskelversteifungen mit akuter Steigerung der Schwäche auf. Außerdem zeigten die Patienten seit Kindheit vorübergehende Krisen mit bei geringsten körperlichen Belastungen auftretender rascher motorischer Erschöpfung, Atemnot und Tachykardien, wofür eine kardiale Ursache auszuschließen war. Zum Teil bestanden dabei auch Nausea und Myoglobinurie. Laborbefunde ergaben einen jeweiligen abnorm starken Anstieg von Lactat und Pyruvat im Serum. Die Kreislaufstörungen mit Atemnot waren von einer hyperkinetischen Zirkulation mit hohem Herzminutenvolumen begleitet [18a]. Weitere Untersuchungen ließen auf eine abnorme, durch die Acidose ausgelöste Gefäßdilatation in der Muskulatur und damit gegebenen Shuntmechanismen schließen, wodurch auch die O_2-Abgabe an den Muskel auf ein Minimum absank. Untersuchungen der Mitochondrienfunktion nach der Methode von Ernster und Luft (s. S. 58) ergaben keinen Hinweis auf eine Störung der Respiration. Pathologische Muskelbefunde (Fasernekrosen, Regenerationszeichen) waren nur während oder unmittelbar nach solchen Krisen zu finden. Ein spezifischer Enzymmangel für diese Krankheitsform ließ sich bisher nicht nachweisen.

4.2 Lipidspeicher- und Carnitinmangelmyopathien

Die normale Skeletmuskelfaser enthält Neutralfette bzw. Triglyzeride in feinster Verteilung, wobei die sog. roten oder Typ-I-Fasern gegenüber dem Fasertyp II das Mehrfache an Lipidtröpfchen aufweisen. Im Elektronenmikroskop stellen sie sich als kleine membranlose Vakuolen in Nähe der Mitochondrien dar. Fettsäuren liefern einen hohen Anteil zum Energiebedarf des Muskels. Deren Abbau geschieht über die oxidativen Enzyme in den Mitochondrien, woran die Typ-I-Fasern besonders reich sind.

Myopathien mit Lipidspeicherung sind uneinheitlicher Genese und erscheinen auch klinisch mit sehr unterschiedlichen Manifestationsbildern. Laboruntersuchungen auf Ketonurie und Ketonämie während des Fastens und das histologische Bild mit ausgeprägten, oft in Haufen zusammengedrängten, membranlosen fetthaltigen Vakuolen, z.T. auch pathologische Leberbefunde machen auf die Besonderheit der Ätiologie aufmerksam. Lipidspeicherung tritt z.T. gepaart mit Glykogenspeicherung [12, 13] als Folge mitochondrialer Defekte (Beispiele sind Shy's megaconiale Myopathie (s.u.) oder das von Hirt und Jerusalem mitgeteilte Bild schweren Muskelschwundes bei zwei Geschwistern im Kleinkindalter) und in spezifischerer Weise aufgrund von Carnitinmangel auf [11].

Unter den auf Fettstoffwechselstörungen basierenden Myopathien konnte eine Form ursächlich als Mangel an Carnitin-Palmitrat-Transferase geklärt werden. Klinisch tritt er unter dem Bild paroxysmaler Myoglobinurien in Erscheinung (s. S. 139).

Die Beschreibung der *Carnitinmangelmyopathie* verdient besonderes Interesse, weil sie
therapierbar ist. Carnitinmangel als Ursache einer ausgeprägten Lipidspeichermyo-
pathie wurde erstmals 1973 von Engel und Angelini entdeckt [4]. Seitdem wurden
bis 1977 ca. ein Dutzend Fälle nachgewiesen.

Carnitin ist ein im Organismus, insbesondere im Skelet- und Herzmuskel vorkommen-
des quarternäres Amin, das den Vorgang der Einschleusung langkettiger Fettsäuren in
die Mitochondrien vorwiegend des Fasertyps I vermittelt. Es wird z.T. mit Fleisch-
und Fischnahrung aufgenommen, der größere Teil wird in der Leber aus Lysin
gebildet. Mangel oder Fehlen von Carnitin reduziert nicht nur das Energieaufkommen
der Muskelzelle, es bewirkt auch eine Speicherung z.T. gewaltiger Mengen von Neu-
tralfett im Muskel mit entsprechenden verdrängungsbedingten Parenchymschäden.

Klinisch sind mehrheitlich Fälle mit Beginn zuerst proximaler, später auch distaler
Muskelschwäche während der Kindheit oder im jugendlichen Alter beschrieben. Die
Myopathie kann leichten Grades bleiben, aber auch schwersten Verlauf annehmen.
Auffällig gegenüber den Muskeldystrophien ist eine stärkere Beteiligung der Nacken-,
d.h. Haltemuskulatur des Kopfes und der Gesichtsmuskeln. Fakultativ sind Funk-
tionsstörungen oder Vergrößerung der Leber sowie Symptome seitens des ZNS und
der peripheren Nerven [14]. Beschrieben ist auch eine adulte Form, bei der die
progrediente Muskelschwäche erst mit 38 Jahren in Erscheinung trat [20].

Bisher sind alle mitgeteilten Fälle sporadisch. Konsanguinität der Eltern wurde bisher nie festgestellt. Für einen autosomal rezessiven Erbgang spricht lediglich die vermutete Heterozygotie der Mutter einer Patientin, die klinisch symptomfrei ist, aber
ebenfalls einen eindeutigen Carnitinmangel im Muskelgewebe aufwies [1].

Die Darstellung der Lipideinlagerungen, die sich u.a. auch in Granulozyten und in
den Schwann-Zellen finden lassen, verlangt eine Aufbereitung des Muskelbiopsie-
materials, bei welcher das Fett erhalten bleibt, am besten mit Gefrierschnitten und
histochemischen Methoden. Bei der Bestimmung des Carnitins ist der mangelnde
Gehalt im Muskelgewebe entscheidend, der Gehalt im Serum kann ebenfalls vermindert, gelegentlich aber auch normal sein [20]. Letzteres spricht gegen eine vermut-
bare mangelhafte Biosynthese von Carnitin und eher für eine Störung seiner Auf-
nahme bzw. Bindung oder Funktionsfähigkeit innerhalb der Muskelzelle.

Therapie. Orale Zufuhr von im Handel erhältlichem L- oder DL-Carnitin (3-6 g täglich) erweist sich als wirksam. Es konnten erhebliche Besserungen der Muskelaktivität
erzielt werden, alldings liegen bisher Katamnesen nur über die Zeit von 5 bzw. 8
Monaten vor. Als günstig bezeichnet wird eine Diät mit zusätzlichen Triglyceriden.
Unklarheiten über die Art der Auswirkung des Carnitinmangels bleiben dabei bestehen, indem in einem Fall der Plasmaspiegel des Carnitins normalisiert, der fehlende
Gehalt im Muskel jedoch unverändert blieb. [14]. Bei dem zuerst beschriebenen Fall
einer 24jährigen Frau ergab eine Kortisontherapie sehr gute Erfolge, die aber nach
2 Jahren auch versagte.

4.3 Myopathien mit mitochondrialen und metabolen Veränderungen

Myopathien mit abnormen Mitochondrien der Skeletmuskulatur und daraus resultierenden metabolen Veränderungen wurden seit ihrer ersten Erkennung durch Luft u. Mitarb. (1962) in verschiedenen Variationen klinischer, struktureller und biochemischer Natur mitgeteilt [19].

Die elektronenmikroskopisch dargestellten mitochondrialen Veränderungen sind neben z.T. massenhafter Anhäufung durch ungewöhnliche Größe (pleoconiale bzw. megaconiale Myopathie [29], vor allem aber durch Veränderungen der inneren Struktur gekennzeichnet: Proliferation der Cristae z.T. in dicht gepackter Aneinanderreihung, Bildung abnormer sphärischer oder rektangulärer parakristalliner Einschlußkörper u.a.m. Die recht unterschiedlichen Befunde können auf einen Fasertyp (Typ I) beschränkt sein oder auch in sämtlichen Fasern erhoben werden. (Literatur bei [2, 13]).

Die Stoffwechselveränderungen sind bei einem Teil der Fälle charakterisiert durch einen an Mitochondrienfraktionen im Warburg-Test festgestellten Defekt, welcher als „loose coupling" von Respiration und Phosphorylierung (= Verlust der normalen Kontrolle der Respirationsrate durch anorganisches Phosphat und ADP) bezeichnet wird [3, 19]. Zum Teil finden sich in Nachbarschaft der Mitochondrien Glykogen- und/oder Lipideinlagerungen, die auf eine gestörte Oxidierungsfähigkeit oder einen Defekt der den Fettstoffwechsel katalysierenden Enzyme hinweisen. Einige Fälle weisen stark erhöhte nicht-thyreogene Grundumsatzwerte (Hypermetabolismus) auf, in anderen wurden in noch wenig geklärtem Zusammenhang mit den Mitochondrienabnormitäten hohe Ruhe- oder Belastungswerte von Lactat bzw. Lactat und Pyruvat im Serum gefunden.

Das klinische Bild der etwa 30 bisher bekannt gewordenen Fälle ist sehr variabel. Mehrheitlich sind die myopathischen Symptome nicht sehr ausgeprägt, z.T. gleichen sie der Gliedergürtelform der Muskeldystrophie. Der Beginn der Symptome liegt in der Kindheit oder im Erwachsenenalter. Sichtbare Atrophien fehlen in der Regel. Somit gibt die ziemlich uneinheitliche klinische Symptomatik kaum einen Hinweis auf die besondere Natur der Erkrankung, die erst durch die elektronenmikroskopischen Befunde ersichtlich wird. Klinische Verdachtsmomente sind gegeben bei starker Neigung zu Schwitzen oder Nausea, evtl. auch Muskelkrämpfen, Atemnot und Tachykardie (ohne Vorliegen einer Kardiopathie) unter Belastung. Z.T. wurde auch Myoglobinurie beobachtet.

Eine engere Gruppe dieser Patienten mehrheitlich mit Hyperlactatämie [23b, 30a], zeigt das besondere Phänomen starker und rascher *Erschöpfbarkeit* der Muskelkräfte schon bei normaler Betätigung des Bewegungsapparates, ferner können vorübergehende Krisen mit stark ausgeprägter Muskelschwäche auftreten. Permanente Muskelschwäche ist in der Regel vorhanden, doch nicht obligat. Die Symptomatik hat dann Ähnlichkeit mit der Myasthenia gravis, die jedoch leicht ausgeschlossen werden kann (EMG, Tensilon-Test). Fehldiagnosen einer Hysterie sind mehrmals verzeichnet, so auch bei einer eigenen Patientin, deren Kräfte nach einer geringen Gehstrecke versagten und bei welcher neben dem Befund abnormer Mitochondrien

(Abb. 10) konstant enorm hohe Serumlactatwerte zwischen 70 und 120 mg/l gefunden wurden.

Zum Teil gehen diese „mitochondrialen" Myopathien mit Schädigungen anderer Organsysteme einher oder diese stehen klinisch sogar im Vordergrund, wie beispielsweise bei der familiären Poliodystrophie mit zerebraler Degeneration. Auch bei anscheinend auf die Skeletmuskulatur beschränkten Formen wird vereinzelt familiäres Vorkommen beobachtet. Ob eine genetisch verankerte Ätiologie generell anzunehmen ist, bleibt offen. Zwar grenzen die mitochondrialen Veränderungen eine besondere Gruppe in sich offensichtlich heterogener Myopathien ab. Eine Klassifikation bedarf jedoch noch der besseren Kenntnis dieser Leiden, deren Seltenheit keineswegs feststeht, da elektronenmikroskopische Untersuchungen an sonst nicht einwandfrei geklärten Myopathien bisher nicht zur fordernden Regel gehören. Auch sind die mitochondrialen Veränderungen für sich allein keineswegs spezifisch (s. Befunde bei 1.3.4 [okuläre Muskeldystrophien]), weitere Erkenntnisse können nur aus dem Studium der metabolen Vorgänge gewonnen werden. Schließlich finden sich vereinzelt bereits Ansätze zu therapeutischen Möglichkeiten, somit handelt es sich bei deren Aufdeckung nicht nur um ein Anliegen der Forschung.

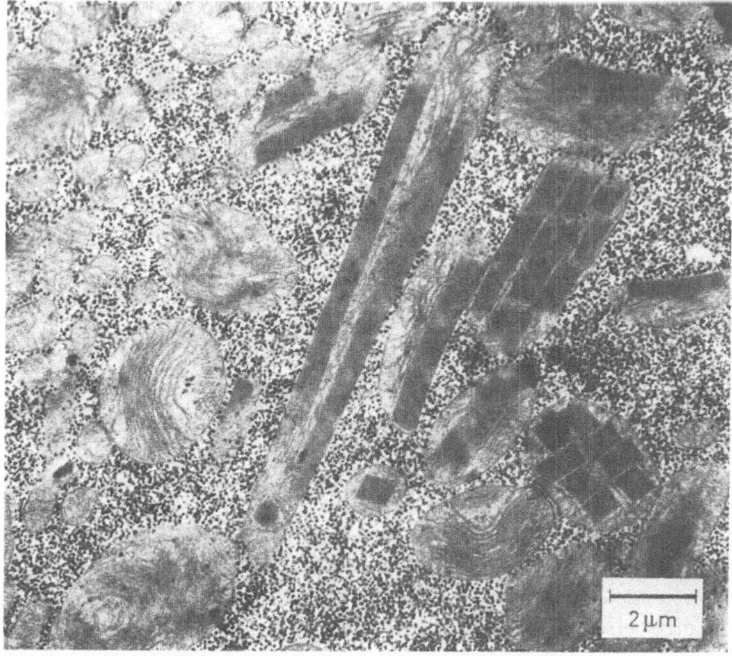

Abb. 10. Mitochondriale Myopathie mit Lactacidose. Die veränderten Muskelmitochondrien enthalten z.T. rektanguläre oder stabförmige, dichte kristalloide Gebilde. Biopsiebefund bei einer 30jährigen Patientin eigener Beobachtung, die seit früher Jugend an rascher Erschöpfung der Muskelkräfte mit episodischen Krisen vermehrter Muskelschwäche, verbunden mit hyperkinetischen Kreislaufsymptomen leidet. Elektronenmikroskopischer Befund (x 8000) Prof. H. Schneider, Neuropath. Inst. Klinikum Steglitz der Freien Universität Berlin

4.4 Maligne Hyperpyrexie und Myopathie

Die unter *Narkose* relativ selten (Häufigkeitsangaben liegen zwischen 1:5000 und
1:70 000 [6] auftretende maligne Hyperpyrexie (MH) verläuft in zwei Dritteln der
Fälle tödlich. Intensivere Studien dieser gefährlichen Komplikation wurden seit etwa
15 Jahren aufgenommen. Dabei erweist sich einerseits, daß Patienten mit Myopathie
in besonderem Maße einer MH ausgesetzt sind und andererseits, daß anscheinend bei
jedem Fall von MH ein vererbungsbedingtes abnormes Verhalten des Muskelstoff-
wechsels vorliegt, das jedoch außerhalb der Narkose zumeist klinisch nicht manifest
ist. Außer beim Menschen ist die MH beim Hausschwein eine bekannte Gefährdung.

Im Prinzip scheinen viele Narkosemittel das Auftreten der MH zu ermöglichen, erfahrungsgemäß ist dies hauptsächlich bei Anwendung von Halothan und Succinylcholin,
aber auch allein bei letzterem, z.B. in Kombination mit einem Barbiturat der Fall.
Dispositionsfördernd scheint auch die Prämedikation mit Atropin zu sein.

Die Symptome sind ein im Narkoseverlauf einsetzender unaufhaltsamer Temperaturanstieg bis 41°C und darüber. Warnende Vorzeichen sind Tachykardie und auffälliges
Schwitzen. Häufiges sichtbares Begleitsymptom der MH ist eine z.T. nur kurz, aber
auch lang anhaltende myotonieähnliche Muskelrigidität. Letztere – dies ist die harm-
losere Verlaufsform – kann auch allein ohne wesentlichen Temperaturanstieg auftreten. Bisweilen sieht man dies auch in lokaler Form anläßlich einer unter Halothan-
narkose durchgeführten Muskelbiopsie (eigene Beobachtung bei einem myotoniever-
dächtigen 14jährigen Knaben mit ständig erhöhten Serumenzymen [CPK-Werten],
wobei schon die Berührung des Muskelgewebes heftigste, auch in die weitere Umgebung sich erstreckende Kontrakturen auslöste).

Die typische MH geht mit einer schweren kombinierten *Acidose* einher. Bei normalem P_aO_2 weist dies auf einen starken Hypermetabolismus mit stark erhöhter CO_2-
Produktion hin. Dies sowie die abnorme Wärmeentwicklung zusammen mit den Mus-
kelphänomenen weisen auf einen möglicherweise in den abnorm reagierenden Mitochondrien des Muskels sich abspielenden Umkoppelungsprozeß der oxidativen Phosphorylierung hin, wodurch größere Energiemengen für die Wärmeproduktion freige-
setzt werden [6]. Postmortal nachgewiesen sind auch erhebliche lichtmikroskopische
degenerativ-nekrotische Veränderungen der Muskelfasern [7]. Bei einem Teil der Fälle
kommt es auch zu Myoglobinurie [23a].

Für eine erbliche autosomal dominante Disposition sprechen Befunde erhöhter
Kreatinphosphokinasewerte (CPK) auch bei Anverwandten von Fällen mit MH, ohne
daß diese klinische Krankheitszeichen, insbesondere einer Myopathie aufweisen.
Ferner sind bei einem Teil dieser (keiner Narkose ausgesetzten!) Angehörigen
EMG-Veränderungen und licht- sowie elektronenmikroskopisch nicht nur degenerati-
ve Muskelveränderungen, sondern auch abnorme Befunde an den intramuskulären
Nerven nachgewiesen [24], wobei mitochondriale Veränderungen nicht erwähnt sind.

Schutz vor Auftreten einer MH kann nur eine peinlich genaue Voruntersuchung ein-
schließlich der Familienanamnese bieten, wobei neben Bekanntwerden aufgetretener
MH Vorkommen von Myopathien, besonders der myotonischen Formen erhöhte
Gefährdung anzeigen. Grundsätzliche Bestimmungen der CPK sind eine weitere

empfohlene Maßnahme, doch wurden die Werte nur bei einem Drittel gefährdeter Sippenmitglieder als erhöht befunden. Zumutbar sind solche Voruntersuchungen bei unter Narkose geplanten Muskelbiopsien an myopathieverdächtigen Patienten, i. allg. Operationsbetrieb jedoch kaum realisierbar. Hier können frühzeitig einsetzende Temperaturkontrollen und Beachtung der Vorzeichen der MH mit eventuellem Abbruch der Narkose zur Rettung vor letalem Ausgang beitragen, wobei neben Beatmung mit 100% Sauerstoff die lebensgefährdende Acidose mit Infusionen von $NaHCO_3$ oder THAM (Trometamol) zu reduzieren ist.

4.5 Literatur

1. Angelini, C., Lücke, S., Cantarutti, F.: Neurology (Minneap.) *26*, 633 (1976)
1a. Chui, L.A., Munsat, T.L.: Arch. Neurol. (Chic.) *33*, 636 (1976)
2. DiMauro, S., Schotland, D.L., Bonilla, E., Lee, C.P., DiMauro, P.M.M., Scarpa, A.: Mitochondrial myopathies: which and how many? In: Exploratory Concepts in Muscular Dystrophy II (Edit. A.T. Milhorat). Internat. Congress Series No. 333, Excerpta med. (Amst.) 506-515 (1974)
3. DiMauro, S., Bonilla, E., Lee, C.P., Schotland, D.L., Scarpa, A., Conn jr., H, Chance, B.: J. Neurol. Sci. *27*, 217-232 (1976)
4. Engel, A.G., Angelini, C.: Science *179*, 899 (1973)
5. Engel, W.K., Eyerman, F.L., Williams, H.E.: New Engl. J. Med. *268*, 135 (1963)
6. Gjengstö, H.: Anaesthesist *20*, 299 (1971)
7. Gjengstö, H., Myking, A.O.: Anaesthesist *20*, 306 (1971)
8. Gruener, R., McArdle, B., Ryman, B.E., Weller, R.O.: J. Neurol. Neurosurg. Psychiat. *31*, 268 (1968)
8a. Gulotta, F., Stefan, H., Mattern, H.: Neurology (Minneap.) *213*, 199 (1976)
9 Hers, H.G.: Chem. Weekbl. *57*, 437 (1961)
10. Hers, H.G.: Biochem. J. *86*, 11 (1963)
11. Hirt, H.R., Jerusalem, F.: Vortrag anl. d. Kongresses der Schweiz. Neurol. Ges. 20.-22.11.75 in Zürich
12. Jerusalem, F., Angelini, C., Engel, A.G., Groover, R.V.: Arch. Neurol. (Chic.) *29*, 162 (1973)
13. Jerusalem, F., Ketelsen, U.-P.: Fortschr. Neurol. Psychiat. *39*, 217 (1971)
14. Karpati, G., Carpenter, S., Engel, A.G., Walters, G., Allen, J., Rothman, S., Klassen, G., Mamer, A.: Neurology *25*, 16 (1975)
15. Kuhn, E.: Therapiewoche *18*, 2166 (1968)
16. Kuhn, E.: Hereditäre Myopathien. In: Ergebnisse der Inn. Med. und Kinderheilk. Bd. 28, S. 271 ff (Hrsg. P. Frick et al). Berlin-Heidelberg-New York: Springer 1969
17. Larsson, L.-E. Linderholm, H., Müller, R., Ringqvist, T., Sörnas, R.: J. Neurol. Neurosurg. Psychiat. *27*, 361 (1964)
18. Layzer, R.B., Rowland, L.P., Ranney, H.M.: Arch. Neurol. (Chic.) *17*, 512 (1967)
18a. Linderholm, H., Müller, R., Rinqvist, T., Sörnäs, R.: Acta med. scand. *185*, 153 (1969)
19. Luft, R., Ikkes, D., Palnieri, G., Ernster, L., Afzelius, B.: J. clin. Invest. *41*, 1776-1804 (1962)
20. Markesbery, W.R., McQuillen, M.P., Procopis, P.G., Harrison, A.R., Engel, A.G.: Arch. Neurol. (Chic.) *31*, 320 (1974)
21. McArdle, B.: Clin. Sci. *10*, 13 (1951)
22. McArdle, B.: Metabolic and Endocrine Myopathies. In: Disorders of Voluntary Muscle (Edit. by J.N. Walton) Third Edition. Edinburgh London: Churchill Livingstone 1974
23. Mommaerts, W.F., Illingworth, B., Pearson, C.M., Guillory, R.J., Seraydarian, K.: Proc. nat. Acad. Sci. (Wash.) *45*, 791 (1959)
23a. Moore, W.E., Watson, R.L., Summary, J.J.: Anesth. Analg. Curr. Res. *55*, 680 (1976)
23b. Rawles, J.M., Weller, R.O.: Amer. J.Med. *56*, 891 (1974)

24. Reske-Nielsen, E., Haase, J., Kelstrup, J.: Acta path. microbiol. scand. Sect. A. *83*, 645 u. 651 (1975)
25. Satoyoshi, E., Kowa, H.: Arch Neurol. (Chic.) *71*, 248 (1967)
26. Schimrigk, K., Mertens, H.G., Ricker, K., Führ, J., Eyer, P., Pette, D.: Klin. Wschr. *45*, 1 (1967)
27. Schmid, R., Mahler, R.: J. clin. Invest. *38*, 2 (1959)
28. Serratrice, G., Monges, A., Roux, H., Aquaron, R., Gambarelli, D.: Rev. neurol. *120*, 271 (1969)
29. Shy, G.M., Gonatas, N.K.: Science *145*, 493 (1964)
30. Sluga, E., Seitelberger, F., Moser, K.: Wien, klin. Wschr. *79*, 917 (1967)
30a. Tarlow, M.J., Lake, B.D., Lloyd, J.K.: Arch. Dis. Childhood *48*, 489 (1973)
31. Thomson, W.H.S., Maclaurin, J.C., Prineas, J.W.: J. Neurol. Neurosurg. Psychiat. *26*, 60 (1963)
32. Tarui, S., Okuno, G., Ikura, Y., Tanaka, T., Suda, M., Nishikawa, M.: Biochem. biophys. Res. Commun. *19*, 517 (1965)

---

33. Heyck, H., Hanefeld, F. Laudahn, G., Mönch, E., Schneider, H.: Nonprogressiv mitochondrial myopathy with lactic acidaemia and easy fatiga bility. In press.

5. Myopathien bei nicht entzündlichen mesenchymalen Krankheiten

5.1 Myositis ossificans progressiva

Dieses oft zu einer schweren Beeinträchtigung des Bewegungsapparates führende
Leiden beginnt meist schon in der Kindheit mit schubweise auftretenden, zuweilen
mit leichtem Fieber einhergehenden harten Schwellungen, die multipel im Muskelgewebe auftreten und in denen sich langsam ohne Zwischenstadium von Kalk Knochen bildet. Schmerzen treten dabei selten in Erscheinung. Knoten entstehen vorzugsweise am Rücken, in der Nackenregion, an Schulter und Hüfte, an Oberarm und
Oberschenkel, Rippen, z.T. auch in der Kaumuskulatur (Abb. 11). Manchmal treten
sie im Anschluß an ein Bagatelltrauma auf, spontane Entstehung ist jedoch die Regel.
Zum Teil bilden sich auch Exostosen am Ansatz von Sehnen am Knochen oder Verknöcherungen von Faszien. Die verknöcherten Einlagerungen im Muskel verbinden
sich mit der Zeit zu Spangen (besonders im Nacken und in der Rückenmuskulatur)
oder zu geweihartigen Gebilden (z.B. am Oberarm oder an Becken und Oberschen-
keln), auch verwachsen sie mit dem eigentlichen Skeletsystem und überbrücken
Gelenke und Wirbelkörper [10, 13].

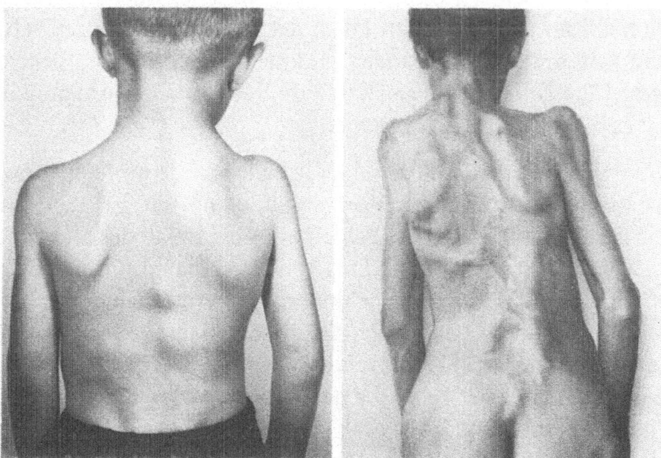

Abb. 11. Myositis ossificans. Links Zustandsbild im Alter von 5 Jahren. Rechts der gleiche Patient
im Alter von 17 Jahren nach zweimaligen operativen Entfernungsversuchen größerer Ossifikationen
mit schlechten Ergebnissen

Mehrheitlich beginnt der Prozeß mitten im Muskel, ausgehend vom Bindegewebe des
Perimysiums. Dieses unterliegt einer nicht malignen Neubildung und Wucherung, die
sich zu echtem Knochen umbildet. Der Prozeß folgt z.T. der Fiederung des Muskels.
In frühen Stadien läßt sich dies im Röntgenbild erkennen. Die bizarren Verzweigungen der Knochengebilde finden dadurch eine Erklärung. Eine primäre Beteiligung des

Muskelzellgewebes liegt nicht vor, es handelt sich auch nicht um einen entzündlichen Prozeß. Die Muskulatur wird nur sekundär geschädigt durch Strangulation infolge des Umsichgreifens der bindegewebigen Prozesse. Doch konnte die von Münchmeyer (1869) stammende Bezeichnung Myositis ossificans progressiva [8] durch verschiedene spätere, wissenschaftlich fundiertere Benennungen, z.B. „Myodysplasia ossificans multiplex progressiva" [2] nicht verdrängt werden.

Die *Ursache* der auch als „angeborene Gliederstarre" bezeichneten Krankheit ist unbekannt. „Angeboren" ist klinisch nur hinsichtlich oft vorhandener Begleitmißbildungen (Brachydaktylie, Klinodaktylie u.a.m.) korrekt, denn frühestens beginnt das Leiden in den ersten Lebensjahren. Ätiologisch wird allgemein eine hereditäre Veranlagung angenommen, obgleich die Krankheit praktisch fast nur sporadisch auftritt. Erkrankung bei Eltern und Kind wurden ganz selten beobachtet, haupsächlich wohl deswegen, weil die Schwere des Leidens, das außerdem oft mit Entwicklungsretardierung der sekundären Geschlechtsmerkmale, verspäteter Menarche, Infantilismus und psychischer Rückständigkeit einhergeht, die Fertilität stark einschränkt. Für die genetische Ätiologie sprechen auch konkordante Zwillingserkrankungen. Nach Becker [3] liegt den angeborenen Mißbildungen, die man in den Sippen auch isoliert antrifft, ein dominantes Gen (zumeist neue Mutanten) zugrunde, während für das Zustandekommen der Myositis ossificans noch Nebengene als mitwirkend vermutet werden. Chromosomenanomalien konnten bisher nicht gefunden werden [14].

Nähere Kenntnisse, welche strukturellen, biochemischen oder enzymatischen Fehlvorgänge im Bindegewebe und speziell dem des Muskels den Prozeß verursachen, fehlen bisher. Abnorme Laborbefunde (Serumenzyme, Proteine, Elektrolyte) liegen nicht vor, gezieltere Untersuchungen z.B. zum Spektrum der Aminosäuren wurden meines Wissens bisher nicht vorgenommen.

Der *Verlauf* erstreckt sich über unterschiedliche Dauer, je nachdem in welchem Alter das Leiden begonnen hat. Leichtere Formen bilden nur vereinzelte Ossifikationen, z.B. mit dem Erscheinungsbild eines Schiefhalses bei Befall des M. sternocleidomastoideus oder einer starren Verbindung von Hinterhaupt mit den Dornfortsätzen der Wirbelsäule. Schwere Bewegungsbehinderungen entstehen durch komplexe knöcherene Fixierungen im Bereich der Schulter und des Beckens. Extremste Ausprägung kommt in Virchows [15] Formulierung vom „petrifizierten Menschen" zum Ausdruck oder auch bei jener Frau, die nach einer Beschreibung von Patin aus dem Jahr 1648 „dure comme du bois" wurde [9].

Klinisch geläufige Zustandsbilder sind in Abb. 11 repräsentiert. Der in der Regel in Schüben sich abspielende Prozeß kommt im 3. Lebensjahrzehnt meistens zum Stillstand. Mehrheitlich sind die Patienten dann in einem so unglücklichen Zustand, daß es infolge der Arretierung auch der Thoraxbewegungen zu Ateminsuffizienz, Cor pulmonale, Pneumonien oder auch Infekten infolge Ulzerationen kommt, womit ein Überleben über das 40. Lebensjahr hinaus selten ist.

Therapie. Versuche medikamentöser Behandlung mit ACTH, Kortikoiden, Schilddrüsenpräparaten, Sexualhormonen, Vitaminen, AT 10, E.D.T.A. erwiesen sich als wirkungslos. Versuche chirurgischer Entfernung von Ossifikationen, die in einzelnen

Fällen zur Beseitigung von schweren Gelenkarretierungen indiziert erscheinen mögen, sind ein neues Trauma, dem verstärkte Rezidive folgen. Exstirpationen der Epithelkörperchen blieben ohne jede Wirkung. Die einzige Therapie von Wert sind Röntgenbestrahlungen, wenn sie vor dem Stadium der Ossifikation vorgenommen werden, da letztere damit verzögert werden können [5, 7]; schon bestehende Knochenbildungen sind damit nicht zu beeinflussen.

Differentialdiagnostisch ist vom Aspekt her vor allem auf die Ähnlichkeit des Aussehens bei Kindern mit Polymyositis hinzuweisen, bei denen eine multiple Kalzinose des Rückens oder der Beckenpartien besteht. Die dabei hervortretenden Knoten können ein der Myositis ossificans progressiva sehr ähnliches Bild bieten (s. Abb. 17).

In Betracht kommen ferner die Calcinosis interstitialis universalis oder progressiva, die mit der Bildung multipler Kalkdepots im subkutanen Fettgewebe sowie im Bindegewebe der Faszien, Muskeln und Bänder einhergeht. Ferner die noch seltenere Lipoidkalkgicht (Teutschlander-Syndrom, [11]), eine Lipoidthesaurismose, bei der es zu Lipoid-, sekundär auch Klakeinlagerungen in Schleimbeuteln oder in der Subkutis vor allem in Nachbarschaft der Gelenke z.T. aber auch im Bindegewebe der Muskulatur kommt.

5.1.1 Myositis ossificans localisata

Als harmlose Komplikation treten nach Trauma oftmals para- oder extraossale Verknöcherungen auf, entweder nach chronischer Einwirkung (Reiterknochen oder Exerzierknochen) oder als akutere Folge eines einmaligen Traumas (Myositis ossificans traumatica). Nach Schwellung, Schmerz, auch äußeren Zeichen einer entzündlichen Reaktion (Wärme, Rötung) folgen im allgemeinen nach einigen Wochen Verhärtungen und röntgenologisch nachweisbare Verschattungen im Muskel, die den Ossifikationsvorgang erkennen lassen. Auch hier entwickelt es sich in wucherndem Bindegewebe aus zuerst kleinen Knocheninseln, die dann zu bis faustgroßen oder schalenförmigen Gebilden verschmelzen. Damit ist der Prozeß abgeschlossen. Der Tumor kann auch mit dem Skelet in Verbindung treten. Oft bereitet die Unterscheidung von einem osteogenen oder juxtakortikalen Sarkom Schwierigkeiten [6].

Ätiologisch spielt anscheinend nicht das Trauma allein eine Rolle [1, 4], obgleich der Prozeß bevorzugt bei Sportlern beobachtet wird. Bei rund einem Drittel der Fälle ist kein in zeitlichen Zusammenhang zu bringendes Trauma nachzuweisen, somit müssen noch andere Faktoren zur Entstehung beitragen, wozu bisher aber nur wenig begründete Vermutungen geäußert wurden. Die Therapie ist die operative Entfernung des benignen Tumors.

5.2 Myositis fibrosa generalisata

Myositis fibrosa generalisata (MFG) ist eine seit Gies (1879) öfters gewählte Krankheitsbezeichnung für Myopathien unklarer Genese, die mit einer strukturell bedingten ausgeprägten Verhärtung, Rigidität sowie Retraktion der Muskulatur und daraus resultierenden Kontrakturen einhergehen. Vorwiegend werden dabei zu fixierter

Reklination führende Retraktionen der verhärteten und kaum mehr kontraktiven
Rücken- und Nackenmuskulatur und des M. biceps brachii gesehen. In den einschlägigen Fällen ist jeweils auch eine den Zustand erklärende, mehr oder weniger starke
Fibromatose des Muskelgewebes vorhanden. Erblichkeit ist in der Regel bei diesen
Patienten nicht nachzuweisen, doch haben kürzlich Rotthauwe u. Mitarb. [2] bei
einer dieser Verlaufsformen einen X-chromosomal rezessiven Erbgang aufdecken
können und sie als genetisch eigenständige Krankheit im Rahmen der Muskeldystrophie klassifiziert (s. S. 10). Das Stiffman-Syndrom gehört nicht in diese Kategorie,
da es keine strukturellen Muskelveränderungen aufweist und die Rigidität auf Medikamente anspricht.

Die Schwierigkeit der Einordnung der sporadischen Fälle und die erhebliche Variation des klinischen Verlaufs (infantile und adulte Formen) sowie eigene Beobachtungen gaben Anlaß zu einer Durchsicht und Diskussion der als MFG mitgeteilten
Fälle [1]. Ein Resultat dieser Studie ist, daß es sich bei der MEG um uneinheitliche,
mehrheitlich anderen bekannten Leiden zugehörige Krankheitsbilder handelt. Ein
Teil ist den Muskeldystrophien, eine wesentlichere Gruppe den Polymyositiden zu-
zuordnen.

Übrig bleiben einige Fälle, die auch aufgrund der histopathologischen Befunde als
primäre Affektion des interstitiellen Bindegewebes gedeutet werden müssen und dem
Begriff der MFG eine Stütze geben. Darunter fällt z.B. der Befund eines erst mit
58 Jahren erkrankten eigenen Patienten mit offensichtlich konsekutiver Myopathie
mit ummauerten Muskelkerngruppen bei so hochgradiger Fibrosierung selbst in der
Zunge, wie dies unter den Myopathien nur bei der Myositis ossificans generalisata
bekannt ist. Daneben fanden sich aber auch entzündliche obliterierende Gefäßprozesse mit Beteiligung von Histiozyten und Rundzellen, gelegentlich auch perivaskuläre Lymphozyteninfiltrate. Die Einordnung des anfangs mit knotigen Verdickun-
gen der Halsmuskulatur, später mit ausgeprägten Atrophien besonders des Schultergürtels einhergehenden Krankheitsbildes unter die bekannten Kollagenosen war nicht
möglich, ein fibrosierender sarkomatöser Prozeß konnte ebenfalls augeschlossen
werden. Eine ausführlichere Darstellung mit Literaturangaben ist bei [1] gegeben.

5.3 Marfan- und Ehlers-Danlos-Syndrom

Diese auf einer angeborenen Dysplasie des Mesenchyms, beim Marfan-Syndrom auch
auf ektodermalen Abartigkeiten beruhenden *Erbleiden* sind hier aus differentialdiagnostischen Gründen zu nennen, da die Symptomatik mit einer ausgesprochenen
Hypotonie der Muskulatur einhergeht und der Aspekt der Patienten den Verdacht
auf eine Myopathie erweckt. Eine solche ist beim Marfan-Syndrom fragwürdig bzw.
eine Seltenheit, beim Ehlers-Danlos-Syndrom jedoch eindeutig vorliegend.

Bei dem an vielseitigen Entwicklungsstörungen so reichen *Marfan-Syndrom* (Skelet-
anomalien mit Trichterbrust, Skoliose, abnorm lange Extremitäten, „Spinnenfinger",
Gelenkschlaffheit, Kardiopathien, Aortenaneurysmen, Mißbildungen an den Augen
u.a.m.; Literatur bei [8]) entstehen auch Bilder mit augenscheinlicher Hypoplasie der

Rumpf- und Extremitätenmuskulatur (Abb. 12). Dabei gilt jedoch der histologische
Muskelbefund mit Ausnahme eines einmalig erhobenen myositisähnlichen Befundes
[7] als normal. Bei einem weiteren Fall von Marfan-Syndrom ist das Bild einer Nema-
line-Myopathie (s. S. 17) beschrieben [5]. Eine effektive Kraftminderung in Rela-
tion zur Muskelmasse liegt in der Regel nicht vor. Die Hypotonie der Gliedmaßen
ist weitgehend auch auf die Schlaffheit der Gelenke zurückzuführen. Die Frage einer
regelmäßigen Miterkrankung des Skeletmuskels könnte nur durch häufiger vorgenommene elektronenmikroskopische Untersuchungen geklärt werden.

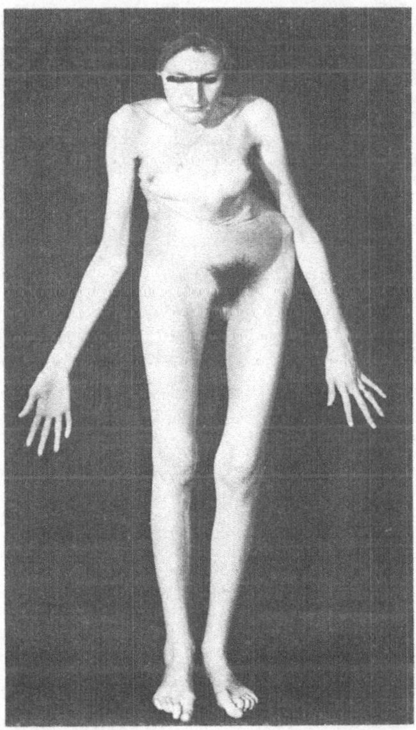

Abb. 12. Patientin mit Marfan-Syndrom. Langgliedrigkeit. Arachnodaktylie. Schwere Skoliose.
Mäßige Atrophie der Armmuskulatur

Das *Ehlers-Danlos-Syndrom* (EDS) (modernes Übersichtsreferat bei [4]) ist eine
überwiegend von Dermatologen beschriebene angeborene Dysplasie des Mesenschyms
mit den Hauptsymptomen einer Cutis hyperelastica und extremer Schlaffheit sowie
Hyperflexibilität der Gelenke. Häufige Mitsymptome sind Epikanthus, Mißbildungen
im Bereich der Phalangen und verminderte Intelligenz. An *Muskelsymptomen* wird
zumeist Hypotonie genannt, die häufige Entstehung schwerer Skoliosen deutet
jedoch auf echte Muskelschwäche hin. Bei einer auch von mir untersuchten und von
Jäger [6] publizierten 17jährigen Patientin war Muskelschwäche seit dem Alter von
2 Jahren das führende Symptom, so daß lange Zeit die Diagnose auf Muskeldystrophie lautete. Mit 17 Jahren bestand die typische Symptomatik des EDS mit schwerer

Skoliose, ausgeprägter Cutis hyperelastica, Überdehnbarkeit der Gelenke distal mehr als proximal (Abb. 13). Außerdem bestand ein eindeutiger Muskelschwund an den Unterschenkeln, Unterarmen und vor allem an den Händen. Das EMG entsprach einer primären Myopathie mit Amplitudenerniedrigung der Aktionspotentiale, die Histopathologie ergab Atrophien einzelner Muskelfasern mit interstitieller Lipomatose.

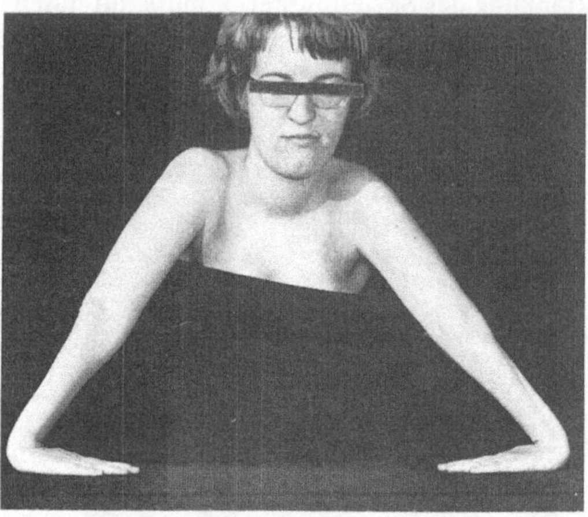

Abb. 13. 17jährige Patientin mit Ehlers-Danlos-Syndrom. Hyperflexibilität der Handgelenke. Atrophien der Hand- und Unterarmmuskulatur

5.4 Werner-Syndrom

Das Syndrom wird an dieser Stelle genannt, weil die dabei auftretenden Myopathieerscheinungen nicht entzündlicher Natur sind. Auch als „Progeria adultorum" bezeichnet, beginnt es bei jüngeren Erwachsenen mit Hautatrophien an den Akren und im Gesicht. Vor allem an den unteren Extremitäten kömmt es zu fleckigen Hautpigmentierungen und fortschreitender Skleropoikilodermie, Hyperkeratosen der Fußsohlen sowie Ulzerationen an Zehen und vorspringenden Stellen. Im Gesicht spannt sich die atrophierend verdünnte Haut und behindert die Mimik, wobei ein raubvogelähnliches Aussehen resultieren kann. Teleangiektasien, Nageldystrophie, Schwund der Haare, Katarakt, Hypogonadismus mit erhöhter Gonadotropinausscheidung, frühzeitige Arteriosklerose und Vergreisung sind weitere Kennzeichen. *Muskelschwund* und -schwäche manifestieren sich vor allem an den unteren Extremitäten (Abb. 14). In zwei selbst beobachteten Fällen war die Gehbehinderung infolge der Paresen stark im Vordergrund der Beschwerden. Lichtmikroskopisch zeigt der Muskel nach einer Beobachtung von Adams [1] eine generelle Faseratrophie, keine sonstigen dystrophischen oder entzündlichen Parenchymschädigungen. Das Leiden folgt einem autosomal rezessiven Erbgang. Metabolische oder endokrine Ursachen werden diskutiert, sicheres ist zur Pathogenese nicht bekannt. (Literatur bei [2 - 4].)

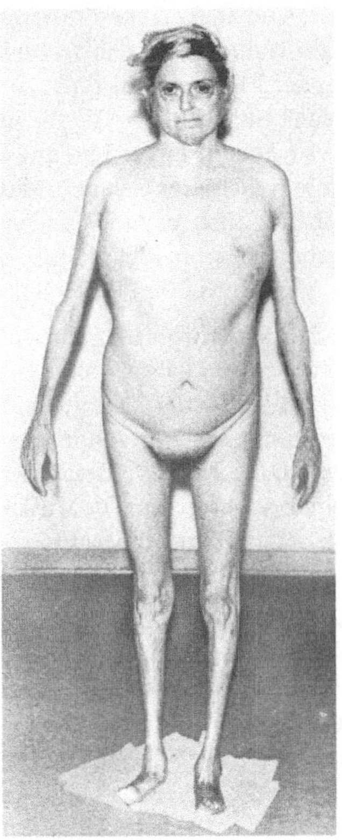

Abb. 14. 38jährige (!) Patientin mit Werner-Syndrom. Ausgeprägter Schwund der Gliedmaßen-muskulatur. „Vogelgesicht". Schwere ulzerative Hyperkeratosen der Füße

5.5 Arthrogryposis multiplex congenita

Das Krankheitsbild (AMC) darf an dieser Stelle nicht übergangen werden, obgleich für die meisten Formen eine Schädigung des Nervensystems verantwortlich ist und AMC auf der Basis einer Myopathie in Frage gestellt werden muß. Die zahlreichen Variationen dieses angeborenen Leidens mit seinen vielfältigen Begleiterscheinungen erlauben kaum eine befriedigende Kurzdarstellung, so daß hinsichtlich einer vollständigeren Definition der Symptomatologie auf die orthopädischen Lehrbücher, die Monographie von Rompe [14] und hinsichtlich der erblichen Formen auf die Darstellungen von Becker [4] sowie Radu u. Mitarb. [13] verwiesen werden muß.

Nach Adams u. Mitarb. [1] werden aufgrund von Autopsiebefunden neurogene Formen (mit Rückenmarksveränderungen) und als Myopathie interpretierte Fälle mit intakten Befunden an Rückenmark und Nervensystem unterschieden. Untersuchungen mittels EMG [15] und bei Sektionen [6] lassen annehmen, daß die AMC neurogener Ätiologie bei weitem überwiegt.

Charakteristisch für das Leiden sind angeborene Equinovarusdeformitäten der Füße, klauenähnliche, durch Beugekontrakturen gekennzeichnete Deformationen der Hände, ferner Beugekontrakturen der Ellbogen und Hüfte, oft mit weiteren nicht an den Gelenken sich manifestierenden Mißbildungen. Die die betroffenen Gelenke normalerweise bewegenden Muskeln sind kaum ausgebildet und kontrakt. Die Bedingung für die Diagnose ist das Betroffensein mehrerer Gelenke, häufig sind die Mißbildungen symmetrisch. Ätiologisch muß eine Embryopathie angenommen werden, deren Art unklar ist, zumal das Leiden zumeist sporadisch, jedoch mehr als mit zufälliger Häufigkeit auch familiär auftritt (Verhältnis 100:700 [13]).

Soweit wir es hier neben eindeutigeren spinalen, aber auch radikulären Formen mit einer myopathischen Genese zu tun haben, soll dies klinisch durch Flexion und Adduktion in den Hüften sowie Flexion der Knie gekennzeichnet sein [3]. Die Aussage stützt sich auf die histopathologischen Befunde, soweit sie im Sinne einer Muskeldystrophie zu deuten waren. Die erhebliche Beteiligung der Muskulatur ist durch oft vorhandene starke Atrophien auch proximaler Muskeln (Oberarme, Rumpf) mit dem Bild dystrophischer Degeneration erkennbar. Eine hereditäre nicht-progressive Muskeldystrophie mit AMC beschrieben u.a. auch Pearson und Fowler [11].

Jedoch fanden Amick und Mitarb. [2] in 10 Fällen von AMC 9mal eindeutige Hinweise auf eine spinale Vorderhornerkrankung und das histopathologische Bild der neurogenen Muskelatrophie bei fünf dieser Patienten. Nur ein einziger Patient zeigte bei beiden Untersuchungsmethoden einen für Myopathie sprechenden Befund. Daß solche „pseudomyopathischen" Befunde bei lang anstehenden, nicht progredienten Spinalerkrankungen nicht selten sind, haben die Untersuchungen von Mittelbach [10] sowie von Drachman und Mitarb. [5] bei Spätzuständen von Poliomyelitis gezeigt. Schließlich können partielle Ausfälle von Vorderhornzellen im Rückenmark bei einem im Embryonalstadium, d.h. vor langer Zeit abgelaufenen Prozeß der Erkennung entgehen. Dennoch bleiben moderne Autoren [7, 13] weiterhin bei der Auffassung zweier Formen der AMC, d.h. eines rein myopathischen und eines neurogenen Typus. Tierversuche, z.B. Kuraresierung oder Coxsackievirusinfizierung [7] von Embryonen zeigen, daß die Mißbildungen eine Auswirkung der Gliederimmobilisierung in diesem Stadium sind, gleichgültig, ob dabei die Innervation oder der Muskel selbst geschädigt wird. Die Ursachen der Schädigung beim Menschen sind aller Wahrscheinlichkeit nach multipel. Bekannt ist ein Fall, wo die Mutter zwischen der 10. und 12. Schwangerschaftswoche Tetanus hatte und mit d-Tubocurarin behandelt wurde [9]. Ferner werden unterstellt als mögliche Ursachen fehlerhafte und vermehrte Kollagensynthese [8], Virusinfekte [7], für die familiären Fälle bisher nicht aufgedeckte Chromosomenaberrationen [13], wie dies bei dem in manchem ähnlichen Status Bonnevie-Ulrich der Fall ist.

5.6 Literatur
Zu Abschnitt 5.1

1. Ackermann, L.V.: Extra-osseous localized non-neoplastic bone and cartilage formation (so-called myositis ossificans) J. Bone Jt Surg. *40A*, 279 (1958)
2. Bauer, K.H., Bode, W.: Myodysplasia fibrosa multiplex (angeborene Gliederstarre). In: Hdb. der Erbbiologie des Menschen, Bd. III (Hrsg. G.J. Just). Berlin: Springer 1940

3. Becker, P.E.: Myopathien. In: Humangenetik Bd. III/1 (Hrsg. von P.E. Becker).
   Stuttgart: Thieme 1964
4. Geschickter, Ch. F. Maseritz, J.H.: Myositis ossificans. J. Bone Jt Surg. *20*, 661 (1938)
5. Harris, N.H.: Myositis ossificans progressiva. Proc. Roy. Soc. Med. *54*, 70 (1961)
6. Meffert, O., Weber, H.-G.: Beitrag zur Myositis ossificans localisata. Dtsch. med. Wschr.
   98, 653 (1973)
7. Melhop, Chr.: Die sog. Myositis Ossificans Progrssiva und ihre Therapie. Strahlentherapie
   96, 428 (1955)
8. Münchmeyer, E.: Über Myositis ossificans progressiva. Z. rat. Med. *3*, 9 (1869)
9. Patin, G.: Lettres choisies de feu M. Guy Patin, Docteur en médecine de la Faculté de
   Paris . . . . Tome I, p. 28. Cologne, P. de Laurens 1648
10. Schoen, R., Tischendorf, W.: Myositis (Myopathia) ossificans progressiva und andere
    selbständige Formen ektopischer Ossifikation. In: Hdb. der inneren Medizin, Bd. VI/1
    (Hrsg. von G. Bergmann, W. Frey, H. Schiegk). Berlin: Springer 1954
11. Teutschländer, O.: Die Lipoidocalcinosis oder Lipoidkalkgicht (Lipocalcinogranulomatose).
    Beitr. path. Anat. *110*, 402 (1949)
12. Tünte, W., Becker, P.E., von Knorre, G.: Zur Genetik der Myositis ossificans progressiva.
    Humangenetik *4*, 320 (1967)
13. Uehlinger, E.: Myositis ossificans progressiva. Ergebn. med. Strahlenforsch. *7*, 175 (1936)
14. Viparelli, U.: La miosite ossificante progressiva. Parte settima: Il problema dell'ereditarietá
    Ann. Neuropsichiat. Psicoanal. *9*, 297 (1963)
15. Virchow, R.: Über Myositis ossificans progressiva. Berl. klin. Wschr. *32*, 727 (1894)

Zu Abschnitt 5.2

1. Heyck, H., Lüders, C.-J.: Myositis fibrosa generalisata — ein uneinheitliches Krankheitsbild.
   In: Rheuma und Nervensystem (Hersg. K. Miehlke). Grenzach: Hoffmann — La Roche 1970
   (mit eingehenden Literaturangaben)
2. Rotthauwe, H.W., Mortier, W., Berger, H.: Humangenetik *16*, 181 (1972)

Zu Abschnitt 5.3

1. Adams, R.D.: Pathological Reactions of the Skeletal Muscle Fiber in Man. In: Disorders of
   Voluntary Muscle (Edit. by J.N. Walton), Third Edition. Edinburgh-London: Churchill &
   Livingstone 1974
2. Danlos, H.: Bull. Soc. franç. Derm. Syph. *19*, 70 (1908)
3. Ehlers, E.: Derm. Wschr. *8*, 173 (1899)
4. Ermert, W.: Dtsch. med. Wschr. *85*, 1386 (1960)
5. Hudgson, P., Gardner-Medwin, D., Fulthorpe, J.J., Walton, J.N.: Neurology (Minneap.)
   17, 1125 (1967)
6. Jäger, M.: Z. Orthop. *99*, 455 (1965)
7. Sillevis-Smith, W.G., Van Der Most Van Spijk, D.: Folia psychiat. neerl. *56*, 496 (1953)
8. Versé, H.: Das Marfan-Syndrom. In: Ergebn. der inn. Med. und Kinderhk. Bd. XI, S. 141-
   205 (Hrsg. P. Frick et al.). Berlin-Göttingen-Heidelberg: Springer 1959

Zu Abschnitt 5.4

1. Adams, R.D.: Pathological Reactions of the Skeletal Muscle Fiber in Man. In: Disorders of
   Volontary Muscle. (Edit. by J.N. Walton), Third Edition. Edinburgh-London: Churchill
   Livingstone 1974
2. Brower, K.: Ned. T. Geneesk. *99*, 2058 (1955)
3. Smith, R.C., et al.: Arch. Derm. *71*, 197 (1955)
4. Werner, O.: Über Katarakt in Verbindung mit Sklerodermie. Dissertation Universität Kiel
   1904

Zu Abschnitt 5.5

1. Adams, R.D., Denny-Brown, D., Pearson, C.M.: Diseases of Muscle: A study in Pathology 2nd Edit. New York: Hoeber 1962
2. Amick, L.D., Johnson, W.W., Smith, H.L.: Arch. Neurol. (Chic.) *16*, 512 1967
3. Banker, B.Q., Victor, M., Adams, R.D.: Brain *80*, 319 (1957)
4. Becker, P.E.: Myopathien. In: Humangenetik Bd. III/1 (Hrsg. P.E. Becker), S. 455 ff. Stuttgart: Thieme 1964
5. Drachman, D.B., Murphy, S.R., Nigam, M.P., Hills, J.R.: Arch Neurol. (Chic.) *16*, 14 (1967)
6. Drachman, D.B., Banker, B.Q.: Arch. Neurol. (Chic.) *5*, 77 (1961)
7. Drachman, D.B., Weiner, L.P., Prince, D.L., Chase, J.: Arch. Neurol. (Chic.) *33*, 362 (1976)
8. Ionasescu, V., Zellweger, H., Filer jr., L.J., Conway, T.W.: Arch. Neurol. (Chic.) *23*, 128 (1970)
9. Jago, R.H.: Arch. Dis. Childh. *45*, 277 (1970)
10. Mittelbach, F.: Die Begleitmyopathie bei neurogenen Atrophien. Berlin-Heidelberg-New York: Springer 1966
11. Pearson, C.M., Fowler, W.G.: Brain *86*, 75 (1963)
12. Peña, C.E., Miller, F., Budzilovich, G.N., Feigin, I.: Neurology (Minneap.) *18*, 926 (1968)
13. Radu, H., Stehzel, K., Bene, M., Török, Z., Migea, S., Bordeianu, L., Osvath, A.: Dtsch. Z. Nervenheilk. *193*, 118-140 (1968)
14. Rompe, G.: Die Arthrogryposis multiplex congenita. Stuttgart: Thieme 1968
15. Smith, E.M., Bender, L.F., Stover, C.N.: Arch. Neurol. (Chic.) *8*, 97 (1963)

6. Periodische Lähmungen

Unter dieser Bezeichnung versteht man herkömmlicherweise eine Gruppe von Myopathien, die mit passageren Störungen des Elektrolytaustausches in der Muskelzelle und damit verbundenen mehr oder weniger „paroxysmalen" Lähmungszuständen einhergehen.

Bei den periodischen Lähmungen (die Bezeichnung und Charakterisierung als eigenständiges klinisches Syndrom geht auf Westphal (1885) zurück [33]) werden heute drei hereditäte Typen unterschieden: (1) mit Erniedrigung des Serumkaliumspiegels, (2) mit erhöhtem Kaliumspiegel und (3) mit normalem Kaliumspiegel. Die Eigenständigkeit dieser dritten Form wird z.T. angezweifelt. Allen Typen gemeinsam ist ein autosomal dominanter Erbgang, Männer sind jedoch häufiger betroffen als Frauen. Typisch für alle Formen ist das Auftreten vorübergehender schlaffer Lähmungszustände, wobei jedoch die klinischen Merkmale Unterschiede aufweisen.

6.1 Hypokaliämische periodische Lähmung

Klinik. Bei sonst in der Regel beschwerdefreien Personen — vorzugsweise im Alter zwischen 15 und 40 Jahren — treten in größeren zeitlichen Abständen (Wochen bis zu Jahren) anfallsweise schlaffe Lähmungen auf. Typisch ist hier das Einsetzen der Lähmung vor dem morgendlichen Erwachen aus dem Schlaf, wobei der Patient bewegungsunfähig ist, aber atmen, sprechen und schlucken kann. Doch können die Zustände auch tagsüber auftreten, wobei die zeitliche Reihenfolge der befallenen Muskelpartien erkennbar wird. Anfangs sind es die proximalen Gliederabschnitte zuerst der unteren, dann der oberen Extremitäten, dann Rumpf und Nacken. Die Finger können meist noch etwas bewegt werden. Mimik, Mund-, Schlund- und Augenmuskeln sind nur sehr selten und dann zuletzt betroffen. Die Lähmung kann auch leichter Art sein oder partiell auftreten, z.B. nur an einer einzelnen Gliedmaße. Es bestehen keine Schmerzen, Sensibilitätsstörungen, Zuckungen oder Bewußtseinsveränderungen; typisch ist jedoch starker Durst. Die Dauer des Anfalls beträgt Stunden bis zu 1 Tag, selten 2-3 Tage. Bei schweren Anfällen können der Herzmuskel (EKG-Veränderungen entsprechend der Hypokaliämie, Bradykardie) sowie die glatte Muskulatur (Darm, erschwerte Miktion) mitbetroffen sein. Die Rückbildung der Lähmung erfolgt langsam innerhalb von Stunden, begleitet von einer starken Diurese.

Begünstigt werden die Anfälle durch meist schon am Tag zuvor vorausgegangene körperliche Anstrengungen, stark kohlenhydratreiche Nahrung, manchmal durch Kälte. Sie können auch künstlich provoziert werden durch Traubenzuckerzufuhr, Insulin, ferner durch (insbesondere fluorierte) Kortikosteroide und ACTH.

Während sich die Patienten zwischen den Anfällen (manche haben einen solchen nur einmal im Leben) völlig gesund und leistungsfähig befinden, auch normale Elektrolytbefunde aufweisen, kann sich bei gehäuften Anfällen manchmal eine proximal betonte *chronische Muskelschwäche* mit oder ohne sichtbaren Atrophien entwickeln, die dem Bilde der Gliedergürtelform der Muskeldystrophie gleicht, wobei die Anfälle nicht sistieren. Bernhardt hat diese kombinierte Symptomatik bei Vater und Sohn (hier mit ausgeprägten Pseudohypertrophien!) erstmals 1896 beschrieben [3].

Die *Untersuchung im Anfall* zeigt Reflexverlust und Unerregbarkeit der Muskulatur durch mechanische Reize und elektrische Stimulation. Das Ruhe-EMG ist stumm, die Nervenleitgeschwindigkeit normal. Die charakteristische *Senkung des Kaliumspiegels,* erstmals von Biemond und Daniels 1934 festgestellt [4], läuft mit der Schwere des Anfalls parallel und kann Werte unter 2mÄq. erreichen. Unter hochdosierten Kaliumgaben, bis 10-20 g KCl oral, bildet sich die Lähmung rasch zurück.

Histopathologisch werden bei Muskelbiopsien im Anfall sowie bei anfallsfreiem Zustand chronischer Myopathien ausgeprägte *vakuoläre* Flüssigkeitsansammlungen in der Muskelfaser gesehen. Dies gilt als charakteristisch, wenngleich der Muskel manchmal auch normal befunden wird. Die Vakuolenbildung beruht auf einer Salz- (wahrscheinlich Natrium, möglicherweise auch Kalium) sowie Wasserretention. Elektronenmikroskopisch erkennt man Erweiterungen des sarkoplasmatischen Retikulums, vereinzelt wurden auch abnorme Mitochondrienaggregate gesehen [19, 21].

Ätiologie. Die sehr zahlreichen Untersuchungsbefunde über den zugrunde liegenden Defekt [1, 11, 12, 18, 19, 22, 23, 29] sind noch ohne endgültiges Ergebnis, sie haben mehr widersprechende als klärende Einblicke in die Art der Stoffwechselstörung geliefert. Studien der 30iger und 40iger Jahre (Übersicht bei Gamstorp [12, 13]) hatten ergeben, daß die Hypokaliämie des Anfalls mit einer Minderausscheidung von K im Urin und einer Ansammlung von K im Muskelparenchym einhergeht [12], ferner, daß Zufuhr von Glucose zu einer Senkung des K-Spiegels und anfallsprovozierend wirkt. Spätere Untersuchungen erweckten wiederum Zweifel an einer effektiven K-Anreicherung im Muskel. Befunden, wonach das Gesamtkalium im Körper normal bleibt, stehen soche einer positiven K-Bilanz während des Anfalls gegenüber. Mit markiertem ^{42}K konnte eine Verschiebung von K aus dem extra- in den intrazellulären Raum demonstriert werden, jedoch nur allgemein und nicht speziell an der Muskelzelle [28]. Andere Untersucher [21] betrachten dies als gesichert. Während des Anfalls bleibt das Ruhepotential an der Muskelzellmembran normal [6, 8, 10, 29]. Die mangelnde Erregbarkeit des Muskels kann somit nicht einfach mit einer Änderung des Membranpotentials etwa durch die K-Verschiebung erklärt werden.

Aufgrund anderer Befunde [29], wonach dem Anfall eine Natriumretention im Muskel vorausgeht und während des Abklingens der Lähmung eine erhöhte Natriumausscheidung erfolgt, wird einer Störung des zellulären Na-Austausches vorrangige Bedeutung zugeschrieben. Andere Untersucher [11] sehen in einem gestörten Releasemechanismus des ionisierten Ca^{2+} im sarkoplasmatischen Retikulum die Ursache, da Zufuhr von Ca^{2+} die Muskelkontraktilität verbessert und elektronenmikroskopische Befunde eine Dilatation des sarkoplasmatischen Retikulums zeigen.

Die Beobachtung, daß Anfälle durch Kohlenhydratzufuhr sowie durch Insulingaben auslösbar sind, und Befunde eines erhöhten Lactat- und Pyruvatspiegels im Blut während der Lähmungsphase ließen u.a. an eine Störung des intermediären Glucosestoffwechsels denken [23]. Die Provozierbarkeit des Anfalls durch Kortikosteroide und Aldosteron und eine gelegentliche, nicht konstant zu findende erhöhte Aldosteronausscheidung bei Spontananfällen läßt ebenfalls Zusammenhänge mit den Elektrolytstörungen erkennen, doch kann dieser nur intermittierende Aldosteronismus im Unterschied zum echten Conn-Syndrom nicht als kausaler Vorgang gedeutet werden. Weitere Probleme wirft das Auftreten hypokaliämischer periodischer Lähmungen bei Hyperthyreosen auf (s. S. 126).

McArdle[20] sieht den Basisdefekt als noch völlig ungeklärt an und weist auf den sehr spekulativen Charakter bisheriger Deutungsversuche hin.

Epidemiologie und Genetik. Becker schätzt, daß auf 100 000 Lebende 1 Fall dieser Krankheit vorkommt. Die Morbidität ist somit gering. Der Erbgang ist autosomal dominant. Bei einzelnen Sippen wurden in direkter Folge von Eltern auf Kinder bis zu 19 Fälle in einer Familie gefunden. Das häufigere Betroffensein von Männern wird von Becker mit einem unregelmäßig dominanten Erbgang mit unvollständiger Begrenzung auf das männliche Geschlecht erklärt [2].

Dieser Erbgang erklärt auch verhältnismäßig häufiges Vorkommen sporadischer Fälle. Bei letzteren findet sich öfters Koinzidenz mit Hyperthyreoidismus, solches wird mit einer ungewöhnlichen Häufigkeit in der japanischen und chinesischen Bevölkerung beobachtet, und zwar ganz speziell bei Männern.

Prognose. Familiär belastete Patienten gelten in der Regel als stärker betroffen im Vergleich zu sporadischen Fällen, und in der Jugend sind die Anfälle ausgeprägter als im späteren Alter, wo sie ganz aufhören können. Allgemein gilt, daß das Leiden bei Frauen leichter verläuft als bei Männern.

Therapie. Orale Verabreichung von 10-15 g KCl ist die Behandlung der Wahl im akuten Anfall. Dazu muß sichergestellt sein, daß es sich um einen *hypo*kaliämischen Zustand handelt (s. S. 76). Ausnahmsweise kann in der Klinik die sehr exakt zu dosierende intravenöse KCl-Zufuhr vorgenommen werden. Ein weniger befriedigend gelöstes Problem ist die Prophylaxe, da Kaliumpräparate dafür keine oder fast keine Wirksamkeit besitzen. McArdle, einer der wenigen, die Erfahrung mit zahlreichen Patienten haben, empfiehlt die kombinierte Behandlung mit Kalium-Retardpräparaten und Diuretika (Chlorothiazide), besser noch mit einem Carboanhydrasehemmer (Dichlorphenamid, Daranide 50 mg täglich), wobei er in fünf von acht Fällen wesentliche Besserungen erzielte [20]. Griggs u. Mitarb. [14] berichten über gute Erfolge auch hinsichtlich bereits peristierender Muskelschwäche bei Daueranwendung von Acetazolamid (Diamox), ½-1 Tablette frühmorgens. Eine ungünstige, Lähmungen provozierende Wirkung wurde jedoch bei einem Patienten mit Paramyotonia congenita beobachtet. Zusätzlich wird immer eine kohlenhydratarme und kaliumreiche Diät empfohlen.

6.2 Hyperkaliämische periodische Lähmung oder Adynamia episodica hereditaria

Schon in den 40iger Jahren wurde über Fälle von periodischer Lähmung berichtet, bei denen normale sowie erhöhte Kaliumwerte im Serum gefunden wurden und Gaben von Kalium die Anfälle verschlimmerten. Gehäufte Beobachtung solcher Patienten in ganzen Sippen in Schweden veranlaßte Gamstorp [12], dieser besonders bei Kindern und Jugendlichen zu sehenden Variante nachzugehen und eine eigene sippengebundene Krankheitsform festzustellen. Bei dieser sind die Kaliumwerte im Anfall erhöht, selten zumindest normal. Insgesamt konnte sie 138 Fälle dieser Art eruieren und 68 Patienten selbst untersuchen.

Die klinischen Verlaufsmerkmale erweisen sich dabei etwas unterschiedlich von der hypokaliämischen Form, was mit der Bezeichnung „Adynamia episodica hereditaria" zum Ausdruck gebracht werden soll. Die Anfälle ereignen sich ganz mehrheitlich am Tage und kaum jemals während der Nacht. Bei fast allen Fällen beginnen diese schon vor dem 10. Lebensjahr. Sie treten meist auch in häufigerer Folge, dafür mit kürzerer Dauer auf und führen mehrheitlich gesehen zu weniger vollständigen Paresen. Diese sind meist symmetrisch, beginnen in den unteren Extremitäten, greifen auf Rumpf und Arme über, wobei die Gesichtsmuskulatur häufig und auch die Hände stärker betroffen sind im Unterschied zur hypokaliämischen Form. Mit dem Älterwerden sind die Anfälle seltener und verschwinden nach dem 60. Lebensjahr. Von späteren Autoren wurden auch einseitige bzw. lokale Paresen beobachtet [19].

Persistierende leichte Muskelschwäche, geringe Atrophien oder Reflexverluste (ASR) wurden vorwiegend bei älteren Patienten gefunden. Selten werden bei schwereren Anfällen Atem- oder Schluckstörungen beobachtet [7] doch waren die Patienten dann völlig unfähig, auf dem Untersuchungsbett Glieder- und Rumpfbewegungen auszuführen. Ausnahmsweise dauert der Anfall mehr als 3 Std., selten sind Lähmungen bis zu 2 Tagen beschrieben. Klinisch wurden myotone Symptome (s.u.) von Gamstorp anfangs nicht beobachtet, jedoch häufig positives Chvostek-Zeichen. Prodrome des Anfalls sind Parästhesien im Gesicht und an den Gliedern, spätere Beobachter berichten auch über Steifigkeitsgefühle in den Gliedmaßen.

Die Anfälle erfolgen in sehr typischer Weise nach 1-1½ Std. Ruhe im Anschluß an körperliche Anstrengungen. Die Häufigkeit variiert zwischen mehrmaligen Anfällen täglich bis zu nur einmal im Jahr oder noch seltener. Kälte oder Hunger begünstigen deren Auftreten.

Die Lähmungen können durch Zufuhr von KCl provoziert werden, evtl. durch Natriummangel oder Aldosteronblockade [23]. Akute Kälteapplikation kann myotone Symptome verstärken oder hervorrufen, nicht jedoch Lähmungen im Unterschied zur hypokaliämischen Form [17].

Laborbefunde. Die von Gamstorp im Spontananfall gefundenen K-Serumwerte lagen zwischen 5.0 und 7,3 mÄg/l. Sonstige auffällige Laborbefunde (Na-, Ca- und Cl-Spiegel im Serum) wurden nicht gefunden. Nach Gamstorp ergab die Harnausscheidung von Kalium normale Werte, jedoch zeigten spätere Untersuchungen eine gesteigerte Kaliumausscheidung [20]. Demnach kann das vermehrte Kalium im Serum nur aus den Zellen kommen, sehr wahrscheinlich der Muskulatur, wo im Anfall erniedrigte Werte von Ka^+ neben vermehrtem Na^+ gefunden wurden [7].

Im Unterschied zur hypokaliämischen periodischen Lähmung ist der *Muskel* im Anfall *übererregbar* bei mechanischer und elektrischer Reizung im Sinne einer myotonen Reaktion [6, 13]. *Elektromyographisch* findet man Spontanaktivität, die Aktionspotentiale bei willkürlicher Kontraktion erscheinen erniedrigt und in der Zahl vermindert entsprechend einem Verlust von Fasereinheiten.

Das EKG entspricht den auch sonst bei Hyperkaliämie gefundenen Veränderungen (hohe steile T-Welle, leichte Frequenzsteigerung, Verschwinden des P-Potentials).

Histopathologisch fanden sich bei einer Biopsie Gamstorps vakuoläre und degenerative Veränderungen, auch Ringbinden, die von Gamstorp als ähnlich dem Bild bei der Myotonia dystrophica beschrieben werden.

Genetik. Die zwei von Gamstorp [12] untersuchten großen Sippen zeigen einen eindeutig autosomal dominanten Erbgang mit vollständiger Penetranz (Männer und Frauen in gleicher Zahl betroffen).

Myotonc Symptome. Spätere Beobachtungen [7, 13, 19] ließen bei Adynamia episodica hereditaria auch klinisch deutliche myotone Symptome erkennen: Myotone Reaktion bei Perkussion der Zunge oder der Thenarmuskulatur; „lid lag", d.h. Zurückbleiben der Oberlider bei Blicksenkung gelten als häufige Symptome. Schon in der früheren Literatur [5] und in der zweiten Veröffentlichung Gamstorps sind Fälle beschrieben (Übersicht bei [2, 17]), bei welchen myotone Symptome an Rumpf und Extremitäten sowie vorzugsweise am M. orbicularis oculi auftraten oder auch Mitglieder von Sippen, welche nur Myotoniesymptome, aber keine Lähmungszustände hatten [17].

Becker [2] vertritt die Auffassung, daß es sich um ein weiteres, genetisch eigenständiges Krankheitsbild handelt, das er „Adynamia episodica myotonica" nennt. Er stützt sich dabei auf Analysen einschlägiger Sippenbefunde. Klinisch verhalten sich die sonstigen Symptome wie bei der Adynamia episodica hereditaria. Daneben vermutet Becker noch eine weitere genetische Variante, „Paralysis periodica paramyotonica", bei der die Anfälle der hypokaliämischen paroxysmalen Lähmung gleichen und, besonders bei Kälte, der Paramyotonie ähnliche myotone Verkrampfung der Gesichtsmukeln, besonders des M. orbicularis oculi beobachtet wird. Demgegenüber sind viele angelsächsische bzw. amerikanische Autoren [17, 20, 27] sowie Gamstorp selbst der Auffassung, daß alle hyperkaliämischen Formen ohne oder mit Myotonie ein und dasselbe Leiden darstellen. Vielen erscheint auch die Paramyotonia congenita Eulenburg nur eine Variante der Adynamia episodica [8, 20], ein Standpunkt, der nach neueren Untersuchungen von Becker (s. S. 35) nicht mehr aufrecht erhalten werden kann.

Pathogenese. Untersuchungen mit Mikroelektroden weisen auf ein Absinken des Membranpotentials an der Muskelzelle mit zunehmender Lähmung hin [8]. Weitere Befunde lassen auf eine Efflux von Kalium aus der Zelle in den extrazellulären Raum [16, 19], andererseits auf einen Einstrom von Natrium in die Zelle [7, 9] schließen. Das Ausmaß dieser erkennbaren Elektrolytverschiebungen reicht jedoch nicht aus, um den Grad der Membrandepolarisation zu erklären [8]. Mertens u. Mitarb. [23] sprechen von einem spiegelbildlichen Verhalten der hyperkaliämischen gegenüber der hypokaliämischen periodischen Lähmung, auch hinsichtlich des Aldosteronstoffwechsels (s.o.). Es gelang ihnen, unter Aldosteronbehandlung Anfälle über längere Zeit zu verhüten, während Aldosteronblockade die Anfallstendenz verstärkte. Die Adynamia episodica hereditaria geht nach ihrer Auffassung mit einem sekundären Hypoaldosteronismus einher. Die grundlegende Stoffwechselstörung (McArdle [20] vermutet einen Enzymdefekt) bleibt jedoch noch unbekannt.

Therapie. Eine akute Anfallsbehandlung ist wegen der meist kürzeren Dauer der Lähmungen selten indiziert. Wirkung haben intravenös gegebenes Calcium gluconicum und Glucose i.v., evtl. auch Insulin. Schon kräftige körperliche Bewegungen können einen beginnenden Anfall aufheben, genauer gesagt jedoch nur bis zur nächsten Ruhepause aufschieben.

Als prophylaktische Maßnahme sollen nach McArdle auch hier Saluretika oder Carboanhydrasehemmer wesentliche Besserungen erbringen. Bei Auftreten von Nebenwirkungen seien Chlorothiazide vorzuziehen. Fluorkortikoide oder Aldosteron werden ebenfalls als wirksam genannt. Wenn lästige myotone Symptome bestehen sollten, sind diese durch Procainamid oder Hydantoin beeinflußbar.

Letal ausgehende Anfälle wurden bisher nicht beschrieben. Wichtig ist jedoch der Hinweis, daß Patienten dieses Typus in höherem Grade lebensgefährdet sind bei Narkosen (maligne Hyperpyrexie, s. S. 60).

6.3 Normokaliämische periodische Lähmung

Dieser Begriff als möglicherweise eigener Krankheitstypus basiert auf der Beobachtung einer Sippe in Großbritannien [26], deren Mitglieder die klinische Symptomatologie der Adynamia episodica zeigten, im Anfall sich aber als normokaliämisch erwiesen. In Anbetracht der Breite der Normwerte für Kalium und der Beobachtung, daß bei einzelnen Mitgliedern aus Sippen mit typischen hyperkaliämischen Anfällen normale bzw. an der oberen Grenze der Norm liegende Kaliumwerte während der Lähmung gefunden wurden, sind auch Zweifel geäußert worden, ob hier ein mit Sicherheit eigenständiges Krankheitsbild vorliegt. Auffallender Salzhunger und das gute Ansprechen dieser Patienten auf Kochsalzgaben sowie die Mitteilung einer zweiten Familie mit nur normokaliämischen, aber nicht durch KCl provozierbaren Anfällen [25] kennzeichnen weitere Verschiedenheiten, die auf ein differentes Leiden hinweisen.

6.4 Symptomatische Formen paroxysmaler Lähmung

Die hypokaliämische periodische Lähmung bei Thyreotoxikose wird auf S. 126 erwähnt. Eine hyperkaliämische periodische Lähmung ist beim Morbus Addison bekannt; 19 Fälle werden in einer Mitteilung aus der Mayoklinik referiert [30]. Spiegelbildlich zur Nebenniereninsuffizienz verhält sich das Conn-Syndrom, wobei es infolge Hyperplasie der Nebennierenrinde zu primärem Aldosteronismus mit Hyperkaliurie und Hypokaliämie und dadurch zu periodischen Lähmungen kommt. Allgemeiner bekannt ist das klinische Phänomen paroxysmaler Lähmungszustände bei Hyperkaliämie infolge Nieren insuffizienz. Ausführlicher wird über die endokrinen Myopathien im Kapitel 10 berichtet.

6.5 Differentialdiagnose

Hält man sich an die begrifflich wenig einengende Bezeichnung „episodisch", dann darf nicht übersehen werden, daß unter dieser Erscheinungsform auftretende Muskellähmungen auch bei anderen Leiden vorkommen und für diese charakteristisch sind. Dazu gehören das McArdle-Syndrom, die paroxysmale Myoglobinurie, periodische Lähmungen bei Thyreotoxikose, Hyperaldosteronismus, bei Kalium-, Natrium- sowie Magnesiummangel, ferner bei erst in jüngster Zeit bekannt gewordenen Myopathien mit abnorm veränderten Mitochondrien und Hyperlactatämie. Ferner kann auch die Myasthenie in episodischer Form in Erschcinung treten. Neben diesen an anderer Stelle besprochenen Syndromen muß bei episodischen Muskellähmungen differentialdiagnostisch auch an die akute Porphyrie, nicht zuletzt auch an Hysterie gedacht werden. Bei Kataplexie im Rahmen der Narkolepsie sind die Lähmungszustände in der Regel nur von kurzer Dauer.

6.6 Literatur

1. Allott, E.N., McArdle, B.: Further observations on familial periodic paralysis. Clin. Sci. *3*, 229 (1938)
2. Becker, P.E.: Myopathien. In: Humangenetik Bd. III/1 (Hrsg. von P.E. Becker). Stuttgart: Thieme 1964
3. Bernhardt, M.: Notiz über die familiäre Form der Dystrophia muscularis progressiva und deren Combination mit periodisch auftretender paroxysmaler Lähmung. Dtsch. Z. Nervenheilk. *8*, 111 (1896)
4. Biemond, A., Daniels, A.P.: Familial periodic paralysis and its transition into spinal muscular atrophy. Brain *57*, 91 (1934)
5. Bredemann, W.: Über paroxysmale Lähmung bei dystrophischer Myotonie. Ärztl. Wschr. *7*, 202 (1952)
6. Buchthal, F., Engbaek, L., Gamstorp, I.: Paresis and hyperexcitability in adynamia episodica hereditaria. Neurology (Minneap.) *8*, 347 (1958)
7. Carson, M.J., Pearson, C.M.: Familial hyperkalemic periodic paralysis with myotonic features. J. Pediat. *64*, 853 (1964)
8. Creutzfeldt, O.D., Abbott, B., Wowler, W., Pearson, C.M.: Muscle Membranepotentials in Episodic Adynamia. Electroenceph. clin. Neurophysiol. *15*, 508 (1963)
8a. Drager, G.A., Hammill, J.F., Shy, G.M.: Paramyotonia congenita. Neurology (Minneap.) *8*, 1 (1958)
9. Egan, T.J.' Klein, R.: Hyperkalemic Familial Periodic Paralysis. Pediatrics *24*, 761 (1959)
10. Engel, W.K.: Mitochondrial aggregates in muscle disease. H. Histochem, Cytochem. *12*, 46 (1964)
11. Engel, A.G., Lambert, E.H.: Calciumactivation of electrically inexcitable muscle fibers in primary hypokalemic periodic paralysis. Neurology (Minneap.) *19*, 851 (1969)
12. Gamstorp, I.: Adynamia episodica hereditaria. Acta paediat. (Uppsala) *45*, Suppl. 108 (1956)
13. Gamstorp, I.: Adynamia episodica hereditara and myotonia. Acta psychiat. scand. *39*, 41 (1963)

14. Griggs, R.G., Engel, W.K. Resnick, I.S.: Acetazolamide treatment of periodic paralysis.
    Prevention of attacks and improvement of persistent weakness. Ann. intern Med. *73*, 39
    (1970)
15. Jantz, H.: Stoffwechseluntersuchungen bei paroxysmaler Lähmung. Nervenarzt *18*, 360
    (1947)
16. Klein, R., Egan, T., Usher, P.: Changes in Sodium, Potassium and Water in Hyperkalemic
    Familial Periodic Paralysis. Metabolism *9*, 1005 (1960)
17. Layzer, R.B., Lovelace, R.E.: Rowland, L.P.: Hyperkalemic Periodic Paralysis. Arch. Neurol
    (Chic.) *16*, 455 (1967)
18. McArdle, B.: Familial periodic paralysis. Brit. med. Bull. *12*, 226 (1956)
19. McArdle, B.: Adynamia episodica hereditaria. Brain *85*, 121 (1962)
20. McArdle, B.: Metabolic and Endocrine Myopathies. In: Disorders of Voluntary Muscle
    (Edit. by J.N. Walton), Third Edition. Edinburgh London: Churchill & Livingstone 1974
21. McComas, A.J., Johns, R.J.: Potential Changes in the Normal and Diseased Muscle Cell.
    In: Disorders of Voluntary Muscle (Edit. by J.N. Walton), Third Edition. Edinburgh London:
    Churchill & Livingstone 1974
22. Mertens, H.-G., Lurati, M.: Mineralhaushalt bei periodischen Lähmungen. In: Hydrodyna-
    mik, Elektrolyt- und Säure-Basen-Haushalt im Liquor und Nervensystem. Symposion
    (Hrgs. G. Kienle). Stuttgart: Thieme 1967
23. Mertens, H.-G., Lurati, M., Schimrigk, K., Führ, J., Hofer, S., Pette, D.: Untersuchungen
    über den energieliefernden Stoffwechsel der Muskeln bei periodischer Lähmung. Klin.
    Wschr. *47*, 448-461 (1969)
24. Mertens, H.-G., Schimrigk, Volkwein, U., Voigt, K.D.: Elektrolyt- und Aldosteronstoff-
    wechsel bei der Adynamia episodica hereditaria, der hyperkaliämischen Form der perio-
    dischen Lähmung. Klin. Wschr. *42*, 65 (1964)
25. Meyers, K.R., Gilden, D.H., Rinaldi, C.F., Hansen, J.L.: Periodic muscle weakness, normo-
    kalemia, and tubular aggregates. Neurology (Minneap.) *22*, 269 (1972)
26. Poskanzer, D.C., Kerr, D.N.S.: A third type of periodic paralysis with normokalemia and
    favourable response to sodium chloride. Amer. J. Med. *31*, 328 (1961)
27. Resnick, J.S.: Episodic Muscle Weakness. In: Current Concepts of Myopathies (Edit. by
    W.K. Engel). Philadelphia: Lippincott 1965
28. Schwartzkopff, W., Oeff, K.: Stoffwechselveränderungen und K^{42}-Austausch bei der
    paroxysmalen Lähmung. Klin. Wschr. *41*, 6 (1963)
29. Shy, G.M., Wanko, T., Rowley, P., Engel, A.G.: Studies in familial periodic paralysis. Exp.
    Neurol. *3*, 53 (1961)
30. Van Dellen, R.G., Purnell, D.C.: Hyperkalemic Paralysis in Addison's Disease. Mayo Clin.
    Proc. *44*, 904 (1969)
31. Van der Meulen, J.P., Gilbert, G.J., Kane, C.A.: Familial Hyperkalemic Paralysis with
    Myotonia. New Engl. J. Med. *264*, 1 (1961)
32. Van't Hoff, W.: Familial Myotonic Periodic Paralysis. Quart. J. Med. *31*, 385 (1962)
33. Westphal, C.: Über einen merkwürdigen Fall von periodischer Lähmung aller vier Extremi-
    täten mit gleichzeitigem Erlöschen der elektrischen Erregbarkeit während der Lähmung.
    Berlin. klin. Wschr. *22*, 489 u. 509 (1885)

7. Myasthenia gravis pseudoparalytica und myasthenische Syndrome

Leitsymptom der Myasthenien ist die abnorme *Erschöpfbarkeit der Muskulatur.*
Das Phänomen ist nicht einheitlicher Ätiologie, weist aber in der hohen Mehrzahl
der Fälle auf echte Myasthenia gravis (M.gr.) hin. Selbst diese wird von manchen
Autoren nicht als Krankheitseinheit, sondern als Syndrom verschiedener möglicher
Ursachen aufgefaßt [18]. Seltener finden wir es als Begleiterscheinung beim paraneo-
plastischen Syndrom oder bei entzündlichen Myopathien und neuromuskulären
Erkrankungen. Noch seltener — und bisher kaum bekannt — zeigt sich ein nur kli-
nisch ähnliches Erschöpfungsphänomen bei mitochondrialen metabolisch bedingten
Myopathien (s. S. 58).

Neben dem Phänomen der Erschöpfbarkeit (d.h. abnorm rascher Abfall der Muskelkräfte bei motorischen Leistungen) können Lähmungssymptome auch schon im
Ruhezustand bestehen — dies gilt besonders für die okulären Formen —, wobei
dann eine wechselnde Intensität der Schwäche (z.B. der Ptose oder Bulbusabwei-
chung) oft schon auf die Myasthenie hinzulenken vermag. Aber auch dieser Hinweis
kann fehlen, wobei die Abgrenzung von anderen Lähmungsursachen verschleiert und
nur dadurch ermöglicht wird, daß man auch bei solchen Zustandsbildern grundsätzlich an eine myasthenische Ursache denkt. Die vermutliche Zahl der aus diesen und
anderen Gründen nicht diagnostizierten Fälle wird von besten Kennern des Leidens
ziemlich hoch, bis zwei Dritteln veranschlagt [18].

Eine kurze und treffende Beschreibung der typischen Symptomatik der Myasthenia
gravis findet sich schon bei T. Willis (1684). Die erste Schilderung einer bulbären
Form der M.gr. wird Erb (1879) zugeschrieben. Eine ausführlichere Beschreibung der
klinischen Symptomatik lieferte Goldflam (1893). Die heutige Bezeichnung als Myasthenia gravis pseusoparalytica stammt von dem Berliner Nervenarzt Jolly (1895), der
die typische Erschöpfbarkeit der Muskulatur mittels wiederholter galvanischer Reizung demonstrierte [6, 9, 14, 32].

Die *Häufigkeit* der M.gr. gilt für alle Rassen als gleich und wird zwar etwas verschie-
den, im Mittel der Angaben auf ca. 1:20 000 in der Bevölkerung veranschlagt, unter
Einbeziehung nicht diagnostizierter Fälle sogar auf 1:7 000—1:10 000 [24]. Das
Leiden kann schon in früher Kindheit, sogar bereits im Säuglingsalter einsetzten. Für
die häufigste Erstmanifestation liegt der Altersgipfel bei Männern zwischen dem 15.
und 20., bei Frauen zwischen dem 20. und 25. Lebensjahr. Insgesamt erkranken
Frauen zweimal häufiger als Männer. Selten sind Ersterkrankungen nach dem 60.-70.
Lebensjahr.

Klinische Symptomatik. Charakteristisch ist die Schwäche einzelner oder auch zahlreicher Muskelgruppen, die in der Regel unter Beanspruchung mehr oder weniger
deutlich zunimmt und unter Ruhe wieder eine Besserung erfährt. Typisch (aber nicht

ausnahmslos) ist die Angabe, daß im ausgeruhten Zustand, z.B. frühmorgens die Kräfte weitgehend besser oder sogar intakt sind und erst im Laufe des Tages zunehmend nachlassen.

Im Prinzip kann jede beliebige Muskelgruppe oder die gesamte Skelettmuskulatur betroffen sein. Doch ist eine Bevorzugung bestimmter Regionen gegeben. So sind bei mehr als der Hälfte aller Patienten die äußeren *Augenmuskeln* zuerst befallen, wobei fast gleich häufig entweder eine Ptosis (ein- oder beidseitig) oder Doppelbilder aufgrund meist willkürlich kombinierter, d.h. nicht auf einen bestimmten Hirnnerven beziehbare Augenmuskelparesen auftreten. Pupillenstörungen fehlen bzw. sind extrem selten beschrieben. Bei ca. 10% aller Patienten bleibt die klinische Symptomatik für dauernd auf die Augen beschränkt (Abb. 15). Andererseits werden schließlich im späteren Verlauf aller Myasthenien die Augenmuskeln nur bei 10% aller Patienten verschont [26].

Bei ca. 20% aller Patienten macht sich die Muskelschwäche zuerst im Gliederbereich bemerkbar, am häufigsten, besser gesagt vorzugsweise im Gebiet des Schultergürtels. Auch hier kann die Symptomatik einseitig oder einseitig betont sein, was differentialdiagnostisch leicht zu Irrtümern führt. Hier bereitet das Anheben der Arme rasch zunehmend Mühe, je mehr Arbeit geleistet wird. Schließlich versagt diese Funktion bei schwerer Erkrankten völlig, während bei leichteren Formen die Schwäche relativ geringgradig sein kann und evtl. nur als auffällige Ermüdbarkeit, aber noch nicht als krankhaft interpretiert wird. Im Bereich der unteren Extremitäten macht sich die Schwäche zumeist besonders im Beckengürtelbereich, weniger ausgeprägt an den distalen Teilen bemerkbar. Doch gibt es keine feste Regel und bei den sehr rasch sich entwickelnden Formen ist vor allem die Atemmuskulatur einschließlich des Zwerchfells in gefährlichster Weise betroffen.

Ein Charakteristikum der M.gr. ist die allgemeine Variabilität der Muskelkräfte überhaupt, indem diese von Tag zu Tag sehr verschieden ausfallen, ja innerhalb von Stunden wechseln können. Die typische Erfahrung der Patienten, daß sie morgens bzw. nach einigem Ausruhen wesentlich leistungsfähiger sind, gilt nicht ausnahmslos; bei einigen wenigen, meist langjährig erkrankten Männern ist die Schwäche paradoxerweise am ausgeprägtesten nach Ruhe und bessert sich anfangs sogar, nachdem sie sich bewegt haben [26].

Im Gesicht zeigt sich die Schwäche meist am deutlichsten an den Mm. orbicularis oculi et oris. Erstere verhindert den kräftigen Schluß der Augen, letztere führt zu einer deutlichen Verstellung („snarl") der Mundbewegungen mit Unfähigkeit zu pfeifen. Prädilaktion der Schlundmuskulatur (bulbäre Form) erschwert die Sprachartikulation, Schwäche der Masseteren das Kauen.

Besonders bei den bulbären Formen, aber auch bei generellen Schwächezuständen besteht aufgrund der wechselnden Intensität der Symptome und des Fehlens äußerlich erkennbarer Veränderungen oft die Neigung, daß die Patienten selbst sowie ihre Umgebung und nicht selten auch der Arzt die Beschwerden als psychogen deuten. Fehldiagnosen einer Hysterie werden fernerhin dadurch begünstigt, daß die Symptome unter Angst und Depressionen effektiv verstärkt in Erscheinung treten. Längere

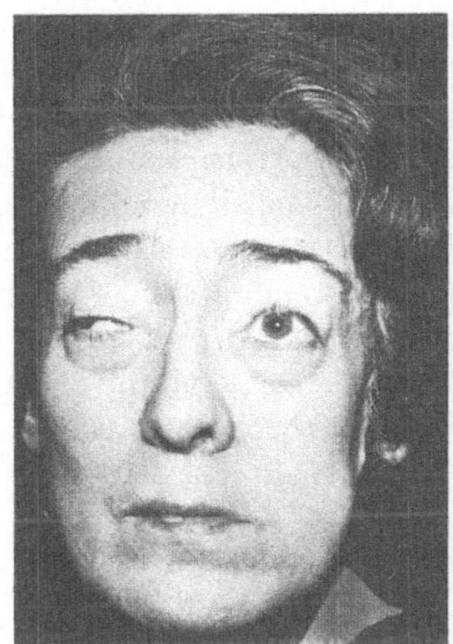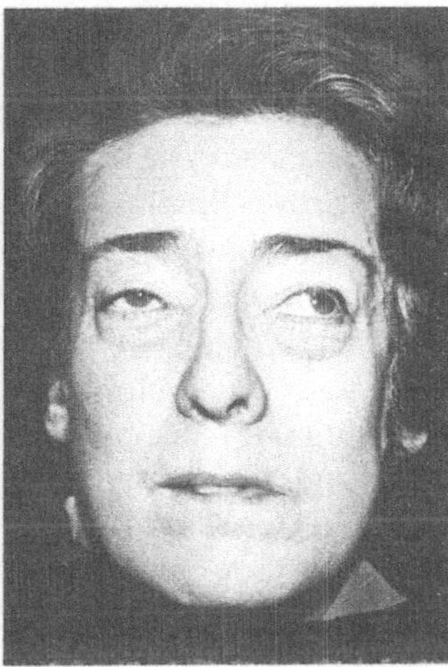

Abb. 15. Myasthenia gravis. Charakteristisches Bild der Augenmuskellähmungen und Facies myopathica bei einer 62jährigen Patientin. *Links:* Aufforderung, nach rechts zu sehen. *Rechts:* Versuch der Blickwendung nach links. Stirnrunzeln aufgrund des durch Ptose erschwerten Augenöffnens.

psychotherapeutische Behandlungen von Myasthenien besonders der bulbären Formen sind keine Seltenheit.

Neben der motorischen Funktionsprüfung (Arbeitsbelastung) ergibt die neurologische Untersuchung zumeist keine pathologischen Befunde. Die Sensibilität ist abgesehen von gelegentlichen Parästhesien oder Steifigkeitsempfindungen objektiv nicht gestört. Faszikulationen treten nicht auf. Reflexabschwächung oder -verluste findet man nur im Zustand schwerer Extremitätenlähmung. Muskelatrophien bilden die Ausnahme (s.u.).

Hinsichtlich des *Verlaufs* begegnet man einerseits Formen, die mit geringen Symptomen beginnen und nur sehr langsam zu relevanten Beschwerden führen. Hier verstreichen oft Jahre zwischen Beginn des Leidens und der Stellung der Diagnose. Weiterhin kennt man alle Grade der Manifestationsprogredienz bis zu den Akutformen, bei welchen sich innerhalb Wochen, ja selbst in wenigen Tagen schwerste Lähmungszustände — hier meist mit akuter Gefährdung der Atmung — im Sinne der *myasthenischen Krise* entwickeln, ohne daß wissentlich Zeichen einer M.gr. vorher bestanden haben. Oft wird diese Form anläßlich akuter Infekte, Operationen oder Unfallereignisse, gelegentlich allein durch akute seelische Belastungen ausgelöst.

Zu den allgemeineren, präzipitierenden Faktoren gehören auch Menstruation, extreme Kälte oder Hitze (heiße Bäder), gelegentlich Impfungen oder allergische Schübe, insbesondere die Anwendung von Muskelrelaxantien bei Narkose. Die oft diskutierte Frage der Gefährdung durch Schwangerschaft wird heute als unwesentlich beurteilt. Schwankungen im Befinden sind jedenfalls nicht einseitig ungünstig, auch ist die Wehentätigkeit bei der Geburt nicht beeinträchtigt, der früher oft für notwendig erachtete Kaiserschnitt nicht erforderlich.

Der weitere Krankheitsverlauf ist ebenso variabel und schwer voraus zu beurteilen, wenn man von den Erfahrungen der Resultate der moderneren Behandlungsmethoden absieht. Neben Formen mit rasch einsetzender Inkapazität zeigt die Mehrzahl der Patienten auch Remissionen meist von kürzerer Dauer, wobei vor allem die ersten 4-7 Krankheitsjahre (aktives Stadium) zu einem sehr labilen Befinden tendieren [24, 26,]. Spontanheilungen werden beobachtet, über deren Häufigkeit (s.u.) lauten die Angaben sehr verschieden. Öfters bleiben die Symptome auf die äußeren Augenmuskeln beschränkt und wenn dies über 2 Jahre lang währt, tritt angeblich keine weitere Ausbreitung von Muskelschwächen mehr ein. Diese günstige Verlaufsform soll bei 20-30% aller primär okulären Myasthenien zu beobachten sein [8, 10], eine Feststellung, die von anderen Autoren [z.B. 26] als zu optimistisch und vorwiegend für Männer geltend kritisiert wird.

Todesfälle infolge M.gr. als solcher, meist aufgrund letal ausgehender Krisen ereignen sich überwiegend während der ersten 10 Krankheitsjahre. Nach einer 10-Jahres-Katamnese von Oosterhuis über 180 Patienten waren 39 Fälle verstorben, vorwiegend zwischen dem 1. und 3. Krankheitsjahr. Allerdings bleiben auch später die Fälle mit ständigem Siechtum und überwiegender Bettlägerigkeit weiterhin trotz Therapie durch Aspirationsasphyxien gefährdet.

Diagnostische Probleme und besondere Maßnahmen zur Unterscheidung von Lähmungen anderer Art ergeben sich vor allem bei den rein *okulären* Formen. Schon der Befund, daß Augenmuskeln verschiedener Hirnnerven gelähmt sind, muß an M.gr. denken lassen. Starkes Indiz ist eine unterschiedliche Intensität der Paresen, besonders der Ptose. Klinische Provokationsteste sind der einfache Belastungsversuch (20 mal die Augen kräftig öffnen und schließen lassen), das längere Fixierenlassen eines deutlich über der Augenlinie liegenden Gegenstandes oder der Blick in helles Sonnenlicht, wonach die Ptose verstärkt in Erscheinung tritt. Auch kann man bei einfachem Aufwärtsblicken mit Heben des Oberlides ein anschließendes Herabsinken des Lides als typisches Zeichen („lid twitch") für M.gr. werten. Verdacht auf eine myasthenische Ursache von Doppelbildern besteht auch, wenn diese inkonstant z.B. morgens weniger, abends mehr auftreten. Nützliche diagnostische Hilfsmethoden sind die dynamische Diplopiebestimmung und die Augenmuskelelektromyographie.

Zuverlässig ist die Diagnose meist erst durch den spezifischen *Tensilon-Test* (s.u.) zu stellen, wobei Ptose und Bulbuslähmung kurzfristig verschwinden oder zumindest sich deutlich bessern. Der gleiche Test beseitigt vorübergehend auch alle sonstigen Muskelschwächen. Seine Anwendung ist insbesondere auch zur Aufklärung bulbärer Symptome notwendig. Ein Verständnis für die Wirkung des Tensilon-Testes (Edrophonium) und anderer auch zur Therapie eingesetzten Cholinesterasehemmer ergibt sich aus den pathophysiologischen Ursachen der M.gr., deren Darstellung jedoch einige wesentliche weitere Befunde bei der Myasthenie vorausgestellt werden müssen.

Thymusdrüse

Das Vorkommen von Thymustumoren bei M.gr. ist seit Weigert (1901) bekannt. Nach neueren Statistiken findet man Thymome bei 25% aller männlichen und 6% aller weiblichen Patienten mit M.gr. Weitere Thymusanomalien, wie geringere Hyperplasie oder Persistenz der Thymusdrüse liegen anscheinend bei jedem Fall von Mya-

sthenie vor. Bei 70% aller Myastheniker sind in der Thymusdrüse noch persistierende
Keimzentren zu finden. Nach Osserman [18] fehlte bei 1200 Patienten in keinem
Fall eine zumindest noch anatomisch faßbare Thymusdrüse.

Das eigentliche *Thymom* ist meist schon mit sagittalen und seitlichen Röntgenauf-
nahmen nachweisbar, gegebenenfalls durch Schichtaufnahmen mit oder ohne Anle-
gen eines Pneumomediastinums, neuerdings auch durch die Thymusphlebographie.
Der praktisch regelmäßige Befund einfach persistierender Thymusdrüsen ist durch
die heute aus therapeutischen Gründen in großen Zahlen durchgeführten Thymektomien bekannt. Das histologische Bild persistierender Keimzentren ist von Bedeutung für die Erkennung immunpathologischer Vorgänge, die zur weitgehenden Aufklärung der Pathogenese der M.gr. im Zusammenhang mit der für immunologische
Vorgänge kompetenten Thymusfunktion geführt haben.

Eine Kurzfassung der hier gewonnenen Kenntnisse folgt [16] u.a. einer Darstellung
durch Mumenthaler und Lütschg und den ausführlichen Beiträgen des Würzburger
Symposiums (1977) für das deutsche Schrifttum [16a]. Detailliertere Ergebnisse
der Forschung und deren Methodik sind vor allem dem letzteren zu entnehmen.

Immunologisch aktive Substanzen im Serum sind bei M.gr. schon seit längerer Zeit
nachgewiesen. Dann gelang der Nachweis der Bindung einer Globulinfraktion an
die quergestreifte Skelettmuskulatur bei M.gr., was bei Normalseren nicht der Fall
war. Weitere Untersuchungen ergaben, daß es sich bei dieser abnormen Serumkom-
ponente um ein 7S-γ-Globulin handelt. Schließlich konnten bei 70% aller Myasthenien Antikörper gegen Acetylcholinrezeptoren gefunden werden, häufiger bei älteren
als bei jüngeren Patienten. Die Bedeutung der Thymusdrüse ergibt sich daraus, daß
myoide Epithelzellen des Thymus und der Muskelzellen eine gemeinsame Antigen-
eigenschaft mit Kreuzreaktion haben. Dies erlaubt die Annahme, daß immunkom-
petente Lymphozyten, die in Keimzentren des persistierenden Thymus gebildet
werden, Vermittler einer zellgebundenen Immunreaktion an der motorischen Endplatte sind. Die bei Myasthenikern gefundenen Antikörper gegen Muskelzellen richten sich auch gegen die myoiden Zellen des Thymus und führen zu einer autoimmun-
bedingten Thymitis. Eine in dem veränderten Thymus erzeugte Substanz, Thymopoietin II (ein Peptid, dessen Aminosäuresequenz aufgeklärt ist und für Versuchs-
zwecke auch synthetisiert werden kann), bewirkt einerseits wie das natürliche
Thymopoietin die Differenzierung der Thymozyten, andererseits erzeugt es im Tier-
experiment eine durch Neostigmin aufhebbare Blockierung der neuromuskulären
Reizübertragung. Für die Entstehung der aggressiven Autoimmunkörper werden
Mutationen in den proliferierenden Thymuszellen verantwortlich gemacht. Diese
führen zur Bildung sog. „forbidden clons" und damit zu Autoimmunkörpern, welche
die Immuntoleranz gegen körpereigenes Gewebe mißachten. Schließlich sprechen
auch die therapeutischen Erfolge der Thymektomie bei M.gr. für den Thymus als
Ort der Bildung der gegen die quergestreifte Muskulatur und die Thymusdrüse selbst
(übrigens auch die Schilddrüse und andere Organe) gerichteten Antikörper. Vermutlich werden diese aber nicht ausschließlich im Thymus gebildet, dafür spricht das
Auftreten myasthenischer Symptome bei Malignomen anderer Lokalisation, dem sog.
paraneoplastischen Syndrom.

Strukturelle Muskelbefunde

Seit Weigert's erster Beobachtung findet man in der sonst meist normal erscheinenden myasthenischen Muskulatur öfters (bei ca. einem Drittel der Fälle) mäßige Anhäufungen lymphoider Zellen im Endomysium, sog. Lymphorrhagien. Sie kommen auch im Herzmuskel vor. Dabei weist die Muskelfaser meist keine sichtbare Schädigung auf. Seltener sieht man degenerative Veränderungen vom Thypus dystrophischer Fasernekrosen, ferner Faseratrophien in mitunter auch klinisch atrophierten Muskeln, die dem Befund einer neurogenen Schädigung gleichen sowie schließlich auch Bilder einer eigentlichen Myositis. Die nicht ganz seltene klinische Kombination von Polymyositis mit Myasthenie wird später auf S. 111 erwähnt. Die spezifische Bedeutung solcher Veränderungen wird teils negiert [22], die Beobachtung einer speziell um die Endplatten lokalisierten Infiltration mit Lymphozyten [31], die als eigentliche „Endplattenmyositis" bezeichnet werden kann, spricht stark für eine engere Beziehung zu den Vorgängen in diesem Bereich.

Die Endplatten selbst weisen lichtmikroskopisch ebenfalls Veränderungen auf, sie erscheinen vergrößert, „elongiert." Außerdem werden im Bereich der terminalen Verästelung der Nervenfasern vermehrte terminale Aufsplitterungen der Axone gefunden [3].

Schließlich haben elektronenmikroskopische Befunde Anomalien der Feinstruktur an der postsynaptischen Muskelzellmembran sowie des subsynaptischen Raumes im Sinne verminderter Elektronendichte und degenerativer Veränderungen des Rezeptorapparates aufgezeigt.

Transitorische Neugeborenenmyasthenie

Deren Kenntnis ist nicht nur klinisch, sondern auch für Fragen der pathogenetischen Deutung der M.gr. relevant. Es handelt sich dabei um myasthenische Symptome, die selten nach der Geburt von Kindern myasthenischer Mütter zur Beobachtung gelangen, aber nach maximal 6 Wochen abklingen, auch später in der Regel (bekannt ist nur eine Ausnahme) nie wieder zu einer Myasthenie führen. Das Phänomen kann nur durch einen serumgebundenen, humoralen, transplazentar von der kranken Mutter übertragenen Faktor erklärt werden. Untersuchungen aus dem Nabelschnurblut bei einem einschlägigen Fall konnten diesen nachweisen [14a]. Dieser wird offensichtlich in Kürze eliminiert.

Da nur ein sehr kleiner Prozentsatz von Kindern myasthenischer Mütter das Phänomen aufweist, ist die Erklärung der Myasthenie allein durch einen humoralen Faktor noch nicht gegeben. Es gibt andererseits bereits Beweise einer Transfusionsmyasthenie, d.h. das Auftreten von myasthenischen Symptomen durch Serumübertragung von Myasthenie-Kranken [29]. Simpson vermutet, daß bei der Neugeborenenmyasthenie noch eine genetisch verankerte Determinante maßgebend sein muß, wobei das übertragene Antikörperprotein imstande ist, aufgrund von Genverwandtschaft ein bestimmtes Gewebe oder Organ (hier die Muskelendplatte) „wieder zu erkennen".

Pathophysiologie der Myasthenie gravis

Die myasthenischen Symptome basieren erwiesenermaßen, vor allem auch belegt durch elektrophysiologische Messungen, auf einer Störung der Erregungsübertragung

in der *Muskelendplatte,* d.h. dem zwischen motorischen Nerv und Muskelzelle einge-
schalteten Verbindungsorgan, welches durch Freisetzung von Acetylcholin im präsynaptischen Teil der Endplattenregion den Erregungsmechanismus im Nerv über
einen biochemischen Vorgang auf die postsynaptische Rezeptormembran der Muskelzelle überträgt. Deren Depolarisation bewirkt dann den Kontraktionsvorgang in
der Muskelfaser. Ein in der Endplatte vorliegendes Enzym, die Acetylcholinesterase,
sorgt für den raschen Abbau des Acetylcholins, worauf sich der Vorgang der Erregung in Millisekundenschnelle abspielen und wiederholen kann. Das Acetylcholin
wird in der präsynaptischen Nervenendigung gebildet, in Vesikeln gespeichert und
in bestimmten Quanten in den zwischensynaptischen Raum sezerniert.

Den ersten Schlüssel für eine Störung des Vorganges Acetylcholinbildung versus
Cholinesterase bei der M.gr. lieferte die Entdeckung, daß durch cholinesterasehemmende Substanzen die myasthenischen Muskellähmungen behoben bzw. therapeutisch wirksam gebessert werden, zuerst durch Anwendung von Eserin (Mary Walker,
1934). Cholinesterasehemmende Substanzen, vornehmlich das Neostigmin, sind bis
heute die für die symptomatische Behandlung der M.gr. praktisch allein wirksamen
Medikamente geblieben. Die Gegenprobe für die Rolle der cholinergen Erregungsübertragung liefern Substanzen, welche die Acetylcholinrezeptoren der motorischen Endplatte blockieren (z.B. Curare) oder die Synthese des Acetylcholins hemmen und
im Testversuch eine gefährliche Steigerung der myasthenischen Muskelschwäche bewirken.

Die Kenntnis der der M.gr. zugrunde liegenden Störung ist in den letzten Jahren erweitert worden. Die dazu durchgeführten Experimente können hier nicht im einzelnen dargestellt und bezüglich der technischen Methoden erläutert werden. Es wird
nochmals auf die Referate [16, 16a] hingewiesen. Nur einige wesentliche Fakten
sind hier wiedergegeben.

Der Effekt der Cholinesterasehemmer und darauf basierende Hypothesen erwogen
entweder eine mangelhafte Acetylcholinbildung im präsynaptischen Organ der Ner-
venendplatte [4] oder eine anormale Rezeptorfunktion der postsynaptischen Mem-
bran. Deren Begründung basiert z.T. auf Befunden abnormer Strukturveränderungen
(Elongation) der Endplatten [3]. Eine dritte Vorstellung [26] zieht eine kompetiti-
ve Verdrängung der Acetylcholinwirkung auf die Rezeptoren der postsynaptischen
Membran durch Bildung abnormer Substanzen in Betracht, entstanden bei der
Acetylcholinsynthese oder aus Thymussekreten. Diese Hypothese würde auch die
Erklärung liefern für die alleinige myasthenieerzeugende Wirkung eines humeralen
Stoffes bei der transitorischen Neugeborenenmyasthenie, bei der Struktur- oder
sonstigen Defekte der Biosynthese nicht unterstellt werden können. Zur gleichen
Deutung führt die Beobachtung der wirksamen Minderung myasthenischer Symptome nach Hämodialyse [27]. Experimente, wonach mit Serum, das einem Myastheniker entnommen wurde, an tierischen Nerv-Muskel-Präparaten ein Blockie-
rungseffekt erzielt werden kann [28] wurden von anderer Seite zuerst nicht bestätigt [17], später aber erneut nachgewiesen [2], schließlich auch an Mäusen in vivo
demonstriert [29], wobei sich der dafür verantwortliche Faktor als eine Globulinfraktion des Serums erwies. Damit ist die Brücke geschlagen zu den in der Thymusdrüse gebildeten und mit der Skelettmuskulatur reagierenden Antikörpern.

Zum vollen Verständnis der pathologischen Vorgänge in der Muskelendplatte gibt es jedoch noch zahlreiche offene Fragen. Einerseits sehen wir, daß allein ein humorales Agens auch an der intakten Muskelendplatte (z.B. bei der Myasthenie des gesunden Neugeborenen oder am Tier) den pathologischen Vorgang bewirken kann. Andererseits werden dafür auch strukturelle Veränderungen der postsynaptischen Endplatte einschließlich eines reduzierten Bindungsvermögens der Acetylcholinrezeptoren [7] verantwortlich gemacht. Schließlich wurden auch in der präsynaptischen axonalen Endplatte ebenso ausgeprägte ultrastrukturelle Veränderungen festgestellt [21] (Anhäufung von Mitochondrien, Änderungen der synaptischen Membranfältelung), was wiederum auf eine defekte Acetylcholin*bildung* hinweisen könnte. Möglicherweise sind dies Sekundärveränderungen chronischer Stadien oder die Auswirkungen sonstiger Antikörper, denen auch die Lymphorrhagien und gelegentlichen myositischen Veränderungen im Muskelparenchym zuzuschreiben sind und für welche zelluläre Lymphozyten mit aggressiv immunologischen Eigenschaften verantwortlich gemacht werden. Bei Annahme einer strukturellen Schädigung der Acetylcholinrezeptoren als erste Ursache der M.gr. würde auch die therapeutische Wirkung cholinesterasehemmender Medikamente weniger verständlich. Tatsächlich versagt diese ja auch oft weitgehend in fortgeschrittenen Stadien des Leidens. Schließlich ist zu bedenken, daß die zur Pathophysiologie vorgenommenen Experimente im wesentlichen Einzelbefunde bei unterschiedlichen Stadien der M.gr. sind, was vor allem für die Darstellbarkeit struktureller Veränderungen eine Rolle spielen mag. Möglicherweise basiert die M.gr. im Beginn des Leidens auf rein humoralen Einwirkungen und diese überwiegen auch in den Jahren des sog. aktiven Stadiums (das sowohl Remissionen wie auch die höchste Letalität aufweist). Dazu kommt die Auffassung von Simpson, daß es sich bei der M.gr. um ein multiple Organe angreifendes Geschehen handelt [25]. Er stützt sich dabei auf Befunde sonstiger Antikörper bzw. antinukleärer Faktoren, z.B. antithyreoide und antigastrische Substanzen sowie rheumatoide Faktoren. Eine *genetische Disposition* muß bei der M.gr. aufgrund des gelegentlich beobachteten familiären Auftretens des Leidens besonders des Kindesalters mit Geschwistererkrankungen in Betracht gezogen werden. Nach Becker nimmt letztere deshalb ätiologisch vermutlich eine Sonderstellung ein [1]. Ein einfacher Erbgang ist dabei nicht erkennbar. Becker vermutet eine multifaktorielle Vererbung mit Schwellenwert. Beobachtungen von Zwillingserkrankungen fehlen. Nach Simpson handelt es sich dabei meist um den okulären Typ der M.gr., auch sind nach seiner Beobachtung Störungen der Schilddrüsenfunktion in solchen Familien besonders häufig vertreten. Es sind aber auch Gliederformen der M.gr. bei Eltern und Kindern beschrieben [11].

Diagnostische Hilfsmethoden

Da häufig allein aufgrund des klinischen Bildes die Myasthenie nicht mit Sicherheit diagnostiziert werden kann, ist die Anwendung besonderer Testmethoden einschließlich der Elektromyographie von zentraler Bedeutung für die Sicherung der Diagnose. Beide Verfahren sollten in jedem, auch scheinbar klar ersichtlichen Fall angewendet werden, da andere Leiden zu ähnlichen Erschöpfungsmyopathien führen.

1. *Edrophonium* (Tensilon) ist ein sehr intensiv, dafür nur flüchtig wirkender Acetylcholinesterasehemmer. Beim Erwachsenen werden 5 bis maximal 10 mg langsam i.v. injiziert. Die Wirkung wird nach ungefähr 1 min deutlich mit einem Maximum

nach ca. 2-3 min, dann beginnt sie bereits wieder abzuklingen. Bei Kindern ist die Dosis entsprechend dem geringeren Gewicht niedriger zu halten. Voraussetzung ist, daß der Patient nicht schon unter Behandlung mit einem anderen Cholinesterasehemmer steht. Allenfalls muß dieser 4-5 Std. vorher abgesetzt werden. Als Antidot gegen eine eventuelle cholinergische Krise (s. S. 91) ist stets eine Ampulle Atropin 1 mg bereit zu halten. Beim Myastheniker zeigt sich unter Tensilon eine sofortige Erhöhung der Muskelkraft bzw. ein Verschwinden oder Rückgang von Ptosis, Diplopie, Dysphagie und Dysarthrie. Dieser Effekt geht spätestens nach 15 min wieder in den Grundzustand zurück. Liegt keine M.gr. vor, beispielsweise eine hysterische Manifestation, erzeugt Tensilon Muskelzucken, evtl. unwillkürlichen Liedschluß, Augendrehen, Tränenfluß, Schwitzen, Steifheit der Zunge u.a. m. was bei M.gr. nicht oder höchstens angedeutet bei Überdosierung vorkommt.

Gelegentliches Versagen des Tensilon-Testes kann bei reiner — meist inveterierter — Augenmuskelmyasthenie, selten bei generalisierter M.gr. vorkommen. Die Diagnose muß dann mit anderen Methoden (Elektromyographie, evtl. + Tensilon) angestrebt werden.

2. Die ältere, ebenso anwendbare, aber nicht gleichermaßen signifikant wirkende Methode ist die Injektion von *Neostigmin* (Prostigmin) 1-2 mg subkutan oder i.m. Hier wird der Effekt erst nach etwa ½ Std. deutlich. In unklaren Fällen ist das Tensilon vorzuziehen.

3. Die *elektromyographische Diagnostik.* Sie ist an die Stelle der historischen Methode nach Jolly getreten und besteht als Regeltest darin, daß ein peripherer Nervenstamm repetitiv supramaximal gereizt und die Reizantwort von einem von diesem versorgten peripheren Muskel abgeleitet wird. Bei der M.gr. nimmt die Amplitude der so provozierten Muskelaktionspotentiale kontinuierlich immer mehr ab. Dieser typische Effekt kann durch Tensilongaben vorübergehend aufgehoben werden. Eine weitere, beim Gesunden fehlende Eigenart ist die sog. posttetanische Fazilitation, indem mit einem kurzen Intervall im Anschluß an einen elektrisch induzierten Tetanus eine vergrößerte Amplitude bei erneuter Reizung auftritt. Subtilere Methoden wie die Einzelfasermyographie und die Technik des an den Augenmuskeln abzuleitenden EMG sind der Darstellung in der Spezialliteratur [12] zu entnehmen.

Differentialdiagnose

Bei einer Reihe eigenständiger Erkrankungen mit Muskellähmungen neurogener bzw. spinaler Genese werden gelegentlich einerseits Schwankungen der motorischen Leistungsfähigkeit beobachtet, andererseits läßt sich mit dem Tensilon-Test zuweilen eine myasthenische Reaktion nachweisen, beispielsweise bei der spinalen Muskelatrophie, der myatrophischen Lateralsklerose, gelegentlich auch bei der Multiplen Sklerose. Andererseits können Atrophien, selbst der Zunge (Furchungen) reine Begleiterscheinung der M.gr. sein. Myasthenische Symptome treten ferner nicht ganz selten bei Hyperthyreose und bei der Polymyositis auf, auch sind sie bei progressiver Muskeldystrophie und benigner kongenitaler Myopathie beschrieben [30]. Solche Kombinationsbilder sind leichter verstehbar bei der Polymyositis, teils als Übergang einer Myasthenie in ein myositisches Bild, aber auch aufgrund der gemeinsamen

Ätiologie als autoimmunpathologisches Geschehen. Eine Erklärung myasthenischer (?) Phänomene bei erblichen Spinalerkrankungen bleibt spekulativ, zumal wenn der Nachweis nur auf dem Tensilon-Test basiert, wobei auch cholinesterasehemmende Effekte im ZNS denkbar sind, worauf z.B. solche Beobachtungen bei der Multiplen Sklerose hindeuten.

Ernstliche differentialdiagnostische Schwierigkeiten ergeben sich vor allem bei progredienten Paresen der Augenmuskulatur sowie bei bulbären Symptomen. Augensymptome ähnlicher Art können bei kombinierter Schädigung der Augenmuskelnerven (z.B. Alkoholintoxikation) oder beim Guillain-Barré-Syndrom auftreten. Die bulbäre Form der myatrophischen Lateralsklerose läßt initial manchmal ein sicheres Erkennen der dabei signifikanten Zungenatrophie mit Faszikulationen vermissen oder es wird andererseits die bei M.gr. gelegentlich vorkommende charakteristische dreifache Zungenfurchung im Sinne einer nukleären Atrophie falsch gedeutet.

Therapie

Die Darstellung der Begleiterscheinungen und pathogenetischen Grundlagen der M.gr. sollte auch dem Verständnis für die Möglichkeiten und Grenzen therapeutischer Maßnahmen dienen. Sie haben ihrerseits zu ganz wesentlichen Fortschritten bei der Behandlung des Leidens beigetragen. Die ehemals hohe Mortalität hat damit einen erheblichen Rückgang erfahren, vorausgesetzt, daß die jeweils möglichen Maßnahmen je nach den Umständen gezielt und rechtzeitig eingeleitet werden, wobei hauptsächlich drei Formen der Therapie in Frage kommen.

1. *Die medikamentöse Beeinflussung* der neuromuskulären Reizübertragungsstörung. Sie basiert auf der Anwendung verschiedener Cholinesterasehemmer und kann in leichteren, nicht progredienten Fällen als einzige Maßnahme genügen. Das nur als Testsubstanz dienende Edrophoniumchlorid (Tensilon) kommt wegen seiner nur wenige Minuten anhaltenden Wirkung als Mittel der Behandlung nicht in Frage.

Neostigmin (Prostigmin) galt lange Zeit als Therapeutikum der Wahl. Die Wirkung ist hier auf 2-3 Std beschränkt. Es muß (entweder 1,5 mg subkutan oder 15 mg oral) in häufiger Wiederholung angewendet werden und überbrückt nicht die für die Nachtruhe erforderlichen Stunden.

Pyridostigminbromid (Mestinon) hat den fast gleichen Wirkungseffekt mit etwas längerer Dauer und wird in der Praxis deshalb dem Neostigmin vorgezogen. Die übliche Medikation ist oral mit Gaben meist alle 3-5 Std. Dies genügt meist auch zur Überbrückung der Nacht. Eine Tablette entpricht 60 mg. Die notwendige Dosierung verlangt eine weite Anpassung an die individuelle Ansprechbarkeit, zugleich aber ein vorsichtiges Vorgehen bei der Steigerung der Dosis aufgrund möglicher Nebenerscheinungen (Schwitzen, Speichelfluß, Darmkrämpfe bis Durchfälle im Sinne einer Muskarinwirkung), vor allem der gefürchteten cholinergischen Krisen (s.u.). Manchmal genügen 1-1½ Tabletten, andere Fälle verlangen die vielfache Dosis mit 10-18 Tabletten oder sogar mehr, über den Tag verteilt. Bei genauer Erfahrung bezüglich der Ansprechbarkeit kann bei extrem behandlungsbedürftigen Patienten zur Überbrückung der Nacht Mestinon retard (180 mg) gegeben werden.*

---

* Nicht im Handel und nur beziehbar von der Herstellerfirma Hoffmann-La Roche

Ambenoniumchlorid (Mytelase) ist in einzelnen Fällen wirksamer als Prostigmin
bzw. Mestinon. Zur Verfügung stehen in Deutschland Tabletten zu 6 mg. 4 Tabletten sollen der Wirkung von etwa 15 mg Prostigmin entsprechen, dabei ist diese
länger anhaltend. Muskarinartige Nebenerscheinungen sind geringer, wodurch die
Gefahr der Überdosierung bis zur cholinergischen Krise leicht verschleiert wird.
Die tägliche Dosis muß der individuellen Ansprechbarkeit auch hier sehr gut ange-
paßt werden. Ist diese gut, sind erfahrungsgemäß 4 x 1 - 4 x 2 Tabletten täglich
ausreichend.

Es gibt noch eine Reihe von anderen cholinesterasehemmenden Substanzen, deren
Wirkung mehr pharmakologisches Interesse berührt und in der Praxis bisher wenig
Anwendung findet. Genannt sei die Bis-Neostigminverbindung BC-40 Hexadistigmin,
dem eine Langzeitwirkung zugeschrieben wird, wobei das Medikament nur alle
4 Tage gegeben werden muß. Kumulative Effekte und meist unzureichende Wirkung
stehen der praktischen Anwendung entgegen.

Unterstützende Drogen werden gelegentlich als wirksam genannt. Dazu gehören
Gaben von Kalium oder von Spironolacton (Aldactone A). Bei einer eigenen Patientin trug letzteres eindeutig zu deren Besserung bei. Auch Ephedrinsulfat 3 x 25 mg
täglich kann zur Mitbehandlung versucht werden. Als Mittel gegen die Muskarineffekte der Cholinesterasehemmer gibt man falls notwendig mit Erfolg und ohne
Beeinträchtigung der antimyasthenischen Wirkung Belladonnapräparate oder Atropin
¼-½ mg. Gegebenenfalls ist eine Schilddrüsenüberfunktion (s.u.) oder Kardiopathie
mitzubehandeln.

Schädliche, die Myasthenie fördernde Drogen sind bei der Beratung der Patienten,
evtl. auch bei notwendigen Operationen besonders zu beachten bzw. zu verbieten.
Dazu gehören Kurare und alle kurareähnlich wirkenden Substanzen, Muskelrelaxantien wie Valium, ferner Procian und Procainamid, Chinin, Chinidin, Chloroquin
(Resochin), Chlorpromazine sowie eine Reihe von Hypnotika, wie Luminal, Seconal
und Nembutal; ebenso Ganglienblocker, wie Ismalin und Hexamethonium. Ferner
sind ungünstige Wirkungen bei der Anwendung von Sulfonamiden und einigen Anti-
biotika, besonders bei Streptomycin bekannt, aber auch bei Neomycin, Tetracyclin,
Kanamycin und Polymycin A + B. Saluretika können sich über den Kaliumverlust ungünstig auswirken.

Die cholinergische Krise stellt eine erhebliche Gefahr für Patienten dar, die mit höheren Dosen cholinesterasehemmender Medikamente behandelt werden müssen.
Überdosierung führt über einen Depolarisationsblock im Endeffekt zu gleichartigen
Lähmungserscheinungen wie die Myasthenie selbst. Der Übergang von einer echten
myasthenischen Krise (die eine Steigerung der Medikation indiziert erscheinen läßt)
in die cholinergisch bedingte Lähmung kann direkt erfolgen, d.h. ohne Zwischenstadium einer Besserung der Muskelkräfte. Hier ist die Beurteilung der Ursache, ob
der Patient unter- oder überdosiert ist, keine leichte Aufgabe. Die cholinergische
Krise ist wesentlich gefahrvoller als die myasthenische Lähmung, besonders im Hin-
blick auf ein respiratorisches Versagen.

Vorboten der cholinergischen Krise sind die schon geschilderten Muskarineffekte:
gastrointestinale Unruhe bis zum Erbrechen, Schwitzen, starke Speichelsekretion,

abnorme Miosis der Pupillen bei Lichteinfall, Blässe und Blutdruckabfall, evtl. auch geistige Verwirrtheit oder Koma durch Blockierung der zerebralen Synapsen.

Das spezifische und am raschesten wirkende *Antidot* ist die intravenöse Gabe von *Atropin,* je nach Stadium der Symptome 0,3-1 mg. Falsche Einschätzung der Lähmung als myasthenische Krise oder Resistenz gegen die bisher gebrauchten Cholinesterasehemmer und zusätzliche Injektionen von Prostigmin können sich fatal auswirken. Manchmal ist der herbeigerufene Arzt aufgrund des Zustandes des Patienten auch gar nicht in der Lage, Angaben über die typischen cholinergischen Prodrome zu erhalten. Abnorme Pupillenverengung oder Feststellung von Faszikulationen besonders in den von Myasthenie weniger betroffenen Muskelgruppen bleiben dann die wichtigsten Hinweise auf eine cholinergische Muskelblockierung. In Zweifelsfällen ist auf jeden Fall zuerst Atropin zu geben.

Tritt die gleiche unklare Situation in der Klinik auf, wobei zumeist in erster Linie die Atmung gefährdet ist, kann unter Sicherheitskautelen mit Intubation und Beatmungsgerät auch der Tensilon-Test angewendet werden. Entweder zeigt dieser einen positiven Effekt (gleich myasthenische Krise) oder einen vermehrten Atemstillstand (gleich cholinergische Krise). Im letzteren Fall kann diese aufgrund der kurzen Dauer der Tensilonwirkung durch künstliche Beatmung leicht beherrscht werden. Evtl. sind dann weit höhere und über längere Zeit applizierte Atropindosen (z.B. 2 mg im Abstand von 1 Std.) bis zu ersten Zeichen der Atropinvergiftung notwendig, um den Patienten aus der Krise zu bringen [26]·

2. *Thymektomie.* Mit Ausnahme der rein okulären M.gr., bei der bei längerem Bestehen eine Generalisierung des Leidens nicht mehr zu erwarten ist, sowie der inveterierten Fälle und Patienten über 60 Jahren gilt wegen ihrer guten Erfolge die Thymektomie heute als Behandlungsmethode der Wahl.

Bei Patienten mit manifesten *Thymomen* ist die Operation allein wegen des raumverdrängenden Wachstums und der Gefahr der malignen Entartung indiziert. Hinsichtlich der Besserung der myasthenischen Symptome haben sie jedoch eine schlechtere Prognose als Patienten ohne Tumor. Mehrfach sogar wurde nach Thymomentfernung das Auftreten von Myasthenie erst im Anschluß an die Operation beobachtet.

Bei anderen Patienten, jugendlichen gleichermaßen wie erwachsenen, scheint nach den vorliegenden günstigen Erfahrungen die Thymektomie generell indiziert. Eine 1966 vorgenommene Nachüberprüfung der Ergebnisse von 188 Thymektomien [20] (156 Frauen und 32 Männer) ergab, daß von den Frauen 38% geheilt und weitere 51% gebessert wurden, 9 waren verstorben. 5 Jahre später [19], praktisch 10 Jahre nach dem Eingriff, betrug die Summe der vollständigen Remissionen und der Besserungen zusammen 78% bei den Frauen und 68% bei den Männern. Im Vergleich dazu wurden bei 417 nichtoperierten, nur medikamentös behandelten Patienten (Männer und Frauen) nur 17% Remissionen, 11% Besserungen, 62% Unveränderte und 10% Verschlechterungen festgestellt.

Der Erfolg der Thymektomie kann rasch oder auch erst nach Jahren ganz allmählich eintreten. Eine Voraussage, welche Form der M.gr. die günstigsten Ergebnisse erwarten läßt, ist nicht möglich [26]. Dauert das Leiden schon mehr als 7 Jahre, vermindern sich die Heilungs- bzw. Besserungschancen sehr deutlich [26]. Nur aufgrund des

gewonnenen histologischen Bildes besteht die Erfahrung, daß Fälle ohne oder mit
wenig Keimzentren rascher remittieren als solche mit stark ausgebildeten Keimzentren. Die postoperative Letalität wird bei der herkömmlichen Technik des transsternalen Zuganges mit 0-3% angegeben [16]. Nach Simpson basiert sie weitgehend auf den besonderen Schwierigkeiten, während der Tage nach der Operation die Neostigminmedikation richtig zu dosieren. Manche Operateure bevorzugen heute den substernalen Zugang von oben als geringere Belastung für den Patienten. Eine weniger sichere und vollständige Erfassung des Thymusgewebes soll dadurch nicht gegeben sein [16].

3. Behandlung mit ACTH und Kortikosteroiden. Sie gilt heute als angezeigt bei Fällen, wo die Operation gescheut wird oder keine wesentliche Besserung ergab. ACTH hemmt und bewirkt Schrumpfung der Lymph- und Thymusgewebe. In der Regel geht die Behandlung, z.B. 100 Depoteinheiten täglich während 10 Tagen anfänglich mit einer mehr oder weniger ausgeprägten myasthenischen Krise einher und macht in nicht wenigen Fällen passive Beatmung mit Tracheotomie erforderlich. Sie kann somit nur in einer entsprechend überwachten und eingerichteten Intensivstation vorgenommen werden. Außerdem ergeben sich anhaltende Erfolge oft nur nach mehrfachen Kuren dieser Art. Mit weniger Gefahren ist diese Behandlung bei rein okulären Formen der M.gr. verbunden, wo noch Erfolge zu erzielen sind, wenn die Patienten auf Cholinesterasehemmer nicht oder nicht mehr ansprechen.

Andere Autoren befürworten Behandlung allein mit höheren Gaben von Prednison über viele Wochen unter Beibehaltung der Medikation mit Cholinesterasehemmern. Die Steroidnebenwirkungen sollen weitgehend vermeidbar sein, wenn man jeweils nur jeden 2. Tag 100 mg Prednison frühmorgens gibt [5]. Auch hier kann es anfangs zu Verschlechterungen mit notwendiger Erhöhung der Mestinon- oder Prostigmingaben kommen. Die Methode ist jedenfalls weniger gefahrvoll und im Endeffekt werden, oft unter Beibehaltung geringerer Prednisongaben (25 mg jeden 2. Tag) z.T. anhaltende Besserungen auch der okulären M.gr. genannt [16]. Nach Simpson wird die Wirkung als wesentlich bescheidener im Vergleich zur ACTH-Behandlung eingestuft.

Immunosuppressiva, vor allem die Zytostatika Azathioprine und 6-Mercaptopurin, wurden ebenfalls gegen M.gr. einzusetzen versucht [15]. Die Beurteilung der Ergebnisse ist bisher unsicher geblieben, außerdem sind die Probleme der Nebenwirkungen recht gravierend.

Begleitmyasthenien bei anderen Erkrankungen

Die Myasthenie geht in 3-5% aller Fälle mit einer *Hyperthyreose* einher. Ferner läßt sich bei 20% aller Fälle mit M.gr. eine rasch einsetzende und hochansteigende Jodspeicherung der Schilddrüse nachweisen im Sinne eines sog. Hyperthyreoids [23]. Auch wird gelegentlich die Kombination von M.gr. mit Hashimoto-Thyreoiditis beobachtet. Vermutlich liegt der Erkrankung beider Organe (Muskel und Schilddrüse) als gemeinsame Ursache das vom Thymus ausgehende Autoimmungeschehen zugrunde. Die Schilddrüse ist demnach kein ätiologischer Faktor der M.gr., auch haben sich Angaben, daß Beseitigung der Hyperthyreose die Myasthenie zum Verschwinden bringe, nicht bestätigt, wenngleich bekannt ist, daß thyreotoxische Schübe oder Gaben von Schilddrüsenhormon auch zu einer Verschlechterung der M.gr. führen, bzw. eine gegen die Thyreotoxie gerichtete Therapie die Myasthenie bessern kann und damit auch praktische Bedeutung gewinnt. Der Begriff der symptomatischen M.gr. bleibt aber in diesem Zusammenhang verfehlt. Dagegen spricht auch das Vorkommen von Myasthenie bei Myxödem. Bezüglich Muskelschwäche nicht myasthenischer Genese bei Hyperthyreose s. S. 124.

Vorkommen von Myasthenie in Kombination mit Erkrankungen auf der Basis von immunpathologischen Vorgängen sehen wir bei der *Polymyositis* und dem *Lupus erythematodes*. Vollbilder der Polymyositis, insbesondere der Dermatomyositis mit M.gr. sind aber ebenso eine Rarität wie die Kombination mit Lupus erythematodes, den Simpson unter 440 Patienten mit Myasthenie nur einmal finden konnte [25]. Vermutlich mehr als zufällig findet man bei M.gr. die sog. rheumatoide Arthritis, ferner perniziöse Anämie [13] und Epilepsie, so daß man einen gemeinsamen, nicht nur den Muskel, den Thymus und die Schilddrüse, sondern auch viele andere Organe angreifenden Faktor in Erwägung zieht [26].

Paraneoplastisches myasthenisches Syndrom

Es zeigt deutliche Unterscheidungsmerkmale von der echten M.gr. Es ist vermutlich die einzige Form, die man zurecht als symptomatische Myasthenie bezeichnen darf. Sie tritt nicht ausschließlich, aber in ganz überwiegender Zahl beim kleinzelligen Bronchialkarzinom auf und geht den von der Geschwulst selbst hervorgerufenen lokalen Symptomen in der Regel zeitlich voraus. Klinisch ist sie gekennzeichnet durch myasthenische Erschöpfungszeichen speziell der Gliedmaßen, vor allem der Beine. Augenmuskelparesen treten nicht auf. Ferner ergibt eine aufmerksam erhobene Anamnese, daß die Schwäche initial, d.h. bei ersten Bewegungsanstrengungen schon besonders ausgeprägt ist, darauf zunächst über eine kurze Zeit sich bessert, um dann einem neuen Kräfteversagen Platz zu machen. Diese Besonderheit kommt auch im Elektromyogramm zum Ausdruck. Im Gegensatz zur echten M.gr. kommt es bei der repetitiven Reizung des motorischen Nervs zuerst zu einer erniedrigten Anfangsamplitude, welcher bei weiterer Reizung dann zunächst eine starke Amplitudenzunahme folgt. Erst dann schließt sich eine neue Erschöpfung der Muskelaktionen an. Dieses sog. *Eaton-Lambert-Syndrom* ermöglicht die Unterscheidung von der echten M.gr. Allerdings bezeichnet Simpson das Phänomen als weniger spezifisch, indem er es auch bei echten, nicht neoplastisch bedingten M.gr. gefunden habe. In der Regel weist es jedoch auf das Vorliegen eines Bronchialkarzioms hin und ermöglicht evtl. noch rechtzeitig die erforderlichen weiteren diagnostischen bzw. therapeutischen Maßnahmen. Entfernung des Karzinoms kann zur Beseitigung der myasthenischen Symptomatik führen. Im übrigen spricht diese auf Cholinesterasehemmer kaum oder nicht an (ein weiterer diagnostischer Hinweis!), läßt sich aber mit Guanidinhydrochlorid in Dosen von 20-50 mg/kg Körpergewicht oft wesentlich bessern. Dessen Wirkung soll auf einer Steigerung der Acetylcholinbildung beruhen.

7.1 Literatur

1. Becker, P.E.: Myopathien. In: Humangenetik Bd. III/1 (Hrsg. von P.E. Becker). Stuttgart: Thieme 1964
2. Bender, A.N., Ringel, S.P., Engel, W.K.: Lancet *1975 I*, 607
3. Coers, C., Desmedt, J.E.: Acta neurol. belg. *59*, 539 (1959)
4. Desmeth, J.E.: Rev. neurol. *96*, 505 (1957)
5. Engel, W.K., Festoff, B.W., Patten, B.M.: Ann. intern. Med. *81*, 225 (1974)
6. Erb, W.: Arch. Psychiat. Nervenkr. *9*, 325 (1879)
7. Fambrough, D.M., Drachman, D.B., Satyamurti, S.: Science *182*, 293 (1973)
8. Ferguseon, F.R., Hutchinson, E.C., Liversedge, L.A.: Lancet *1955 II*, 636
9. Goldflam, S.: Dtsch. Z. Nervenheilk. *4, 312 (1893)*
10. Grob, D.: J. Amer. med. Ass. *153*, 529 (1953)
11. Herrmann, Ch.: Neurology (Minneap.) *16*, 75 (1966)
12. Hopf, H. Ch., Struppler, A.: Elektromyographie. Lehrbuch und Atlas. Stuttgart: Thieme 1974
13. Howard jr. F.M., Silverstein, M.N., Mulder, D.W.: Amer. J. med. Sci. *250*, 1123:518 (1965)
14. Jolly, F.: Berl. klin. Wschr. *32*, 1 (1895)
14a. Keesey, J., Lindstrom, J., Cokely, H., Herrmann jr., C.: New Engl. J. Med. *296*, 55 (1977)
15. Mertens, H.G., Balzereit, F., Leipert, M.: Europ. Neurol. *2*, 321 (1969)
16. Mumenthaler, M., Lütschg, J.: Schweiz. Arch. Neurol. Neurochir. Psychiat. *118*, 23-56 (1976)
16a. Myasthenia gravis und andere Störungen der Neuromuskulären Synapse (Hrsg. G. Hertel, H.G. Mertens, K. Riker und K. Schimrigk). Stuttgart: Thieme 1977
17. Nastuk, W.L., Strauss, A.J.L., Osserman, K.E.: Amer. J. Med. *26*, 394 (1959)
18. Osserman, K.E.: Myasthenia gravis. New York: Grune & Stratton 1958
19. Perlo, V.P., Arnason, B., Poskanzer, D.C.: Ann. N.Y. Acad. Sci. *183*, 308 (1971)
20. Perlo, V.P., Poskanzer, D.C. Schwab, R.S., Viets, H.R., Osserman, K.E.: Neurology (Minneap.) *16*, 431 (1966)
21. Pozdnyakov, O.M., Barbakova, L.L., Kolomenskaya, E.A.: Arkh. Pat. *37*, 55 (1975)
22. Russel, D.S.: J. Path. Bact. *65*, 279 (1953)
23. Schimrigk, K.: Myasthenia gravis und Schilddrüse. In: Progressive Muskeldystrophie, Myotonie, Myasthenie (Hrsg. von E. Kuhn). Berlin-Heidelberg-New York: Springer 1966
24. Schwab, R.S.: zit. nach Becker [1]
25. Simpson, J.A.: Myasthenia Gravis and Myasthenic Syndroms. In: Disorders of Voluntary Muscle (Edit. by J.N. Walton). Edinburg-London: Churchill & Livingstone 1964
26. Simpson, J.A.: Myasthenia Gravis and Myasthenic Syndroms. In: Disorders of Voluntary Muscle (Edit. by J.N. Walton), 3rd Edition. Edinburgh-London: Churchill & Livingstone 1974
27. Stricker, E., Thölen, H., Massini, M.-A., Staub, H.: J. Neurol. Neurosurg. Psychiat. *23*, 291 (1960)
28. Struppler, A.: Z. ges. exp. Med. *125*, 244 (1955)
29. Toyka, K.V., Drachman, D.B., Pestronk, A., Fischbeck, K.H., Kao, I.: J. Neurol, *212*, 271 (1976)
30. Walton, J.N., Geschwind, N., Simpson, J.A.: J. Neurol. Neurosurg. Psychiat. *19*, 224 (1956)
31. Wiesendanger, M., D'Alessandri, A.: Acta Neuropath. (Berl.) *2*, 246 (1963)
32. Willis, T.: In: Opera omnia (The London practice of medicine, übersetzt von Pordace). London 1684

8. Entzündliche Muskelkrankheiten

8.1 Infektiöse Myositiden

Generell ist die Skeletmuskulatur für virale und bakterielle Erreger wenig anfällig.
Die meisten in Betracht kommenden Infektionskrankheiten sind in den internisti-
schen und chirurgischen Lehrbüchern dargestellt, dennoch ist eine kurze Übersicht
an dieser Stelle geboten. Als wenig geklärt gelten zahlreiche tropische Erkrankungen,
die z.T. unter dem Bild generalisierter Polymyositiden, z.T. mit lokalen nekrotisierend-
purulenten Prozessen auftreten, deren Erreger noch unbekannt sind [65].

8.1.1 Virusinfekte

Typisch ist die Mitbeteiligung des Zwerchfells (Pleurodynie) sowie der Hüft-, Rük-
ken- und Schultermuskeln (Myalgia epidemica, „Teufelsgriff") bei der Bornholmer
Sommerepidemie, einer Coxsackie-B-Virus-Infektion, die vorwiegend Kinder befällt. Hauterscheinungen fehlen. Bioptische Untersuchungen zeigen in der Regel
keinen pathologischen Befund, myositische Veränderungen sollen in einem Fall
gesehen worden sein (Lépine, zitiert bei [2]). Eine gelegentliche entzündliche Beteiligung der Muskulatur bei Influenza soll vorkommen [21].

8.1.2 Bakterielle Infekte

Aus der Skeletmuskulatur selbst hervorgehende bakterielle Entzündungen sind selten, wenn man vom Gasbrand absieht. Meist sind es Staphylokokken, weniger
Streptokokken, die zu eitriger Einschmelzung des Parenchyms mit Abkapselung,
z.T. auch zu infiltrierender phlegmonöser Myositis, evtl. zu Gasbildung, septischen
Fiebern und Toxikämie Anlaß geben können (Streptococcus pyogenes) [2]. Immer
handelt es sich dabei um lokalisierte Entzündungen. Die häufigste und gefürchteste
Komplikation dieser Art ist der *Gasbrand* (Clostridium Welchii), dessen saprophyti-
sche Entwicklung im Muskel eine Gewebezerstörung bei Wunden voraussetzt. Abgesehen von der Gasbildung (CO_2) und der Toxikämie entstehen lokale Enzyme, die
eine rasche charakteristische Auflösung des Muskelparenchams mit putriden Nekrosen bewirken [36].

Beim *Tetanus* (Clostridium tetani) werden keine strukturellen Veränderungen im
Skeletmuskel gefunden. Die durch das Neurotoxin des Erregers bewirkte Aufhebung
der synaptischen Inhibition und die durch minimale Reize auslösbaren Muskelspasmen sind ein Enthemmungsphänomen motorischer Neurone ohne morpholo-
gisches Substrat. Mutatis mutandis vergleichbar ist die Situation bei der toxischen
Muskellähmung durch den *Botulismus* (Clostridium botulinum) infolge Blockierung cholinergischer Nervenenden, wobei der Muskel ebenfalls keinen strukturellen Veränderungen unterliegt.

Zu der in der älteren Literatur öfters beschriebenen und histopathologisch belegten
tuberkulösen Myositis bzw. Polymyositis (Literatur bei [2]) kennen wir keine älteren oder neueren Mitteilungen, in welchen eine Sarkoidose ausgeschlossen werden
kann. Bei miliarer Aussaat der Tuberkulose bleibt der Muskel unbeteiligt. Nach der-
zeitiger Auffassung wird das Vorkommen einer disseminierten tuberkulösen Myositis negiert, abgesehen von aus anderen Organen (Knochen) in die Skeletmuskeln
infiltrierenden lokalen kalten Abszessen. Vermutlich handelte es sich bei früheren
Beobachtungen um Sarkoidosen.

Ähnliche Skepsis besteht gegenüber dem Problem der *syphilitischen* Myositis, abgesehen vom Vorkommen von Gummen des Tertiärstadiums auch in der Skeletmuskulatur, wie sie schon von Virchow [67] demonstriert wurden. Bei angiitischen Herdmyositiden muß daran gedacht werden, daß die (Pseudo-)Wassermann-Reaktion bei
Lupus erythematodes positiv ausfallen kann. Myositis bedingt durch Leptospiren
ist beim Morbus Weil bekannt, ferner ist sie bei Typhus beschrieben [5, 22a].

8.1.3 Parasiten

Bekannteste Form ist die *Trichinose* (Trichinella spiralis), wobei sich die Nematoden-
larven vorzugsweise im Zwerchfell, in der Kau-, Zungen-, äußeren Augen-, Interkostal-,
in geringerem Maße in der Gliedermuskulatur, z.T. auch im Herzmuskel einnisten,
aber auch in Leber, Pankreas und Gehirn gefunden werden. Eosinophilie und der
Hauttest mit Trichinella-Antigen ermöglichen die Diagnose, wenn Muskelschmerzen mit Anschwellung die Infektion vermuten lassen. Pathologisch finden sich bei
der Biopsie — abgesehen von den leicht erkennbaren Parasiten — diese umgebende,
vorwiegend aus Neutrophilen und Eosinophilen gebildete Entzündungsherde mit
z.T. weitreichender Verquellung und Auflösung der Muskelfasern. Herdförmige
oder das Endomysium durchsetzende Infiltrate werden auch unabhängig von der
Nachbarschaft der Parasiten gesehen. Nach der Abkapselung, z.T. Kalzifizierung
sistiert die Entzündung, wodurch der weitere Verlauf in der Regel relativ benigne
ist, auch Muskelschwächen sich wieder erholen. Todesfälle können aus der Invasion
des Herzmuskels resultieren.

Larven des Schweinebandwurms (Taenia solium) können in ähnlicher Weise durch
den Blutstrom in die Muskeln gelangen *(Zystizerkose),* wo sie größere, z.T. tastbare, spindelförmige Einschlüsse im Interstitium bilden, die später verkalken.
Die lokale Prädilektion entspricht weitgehend jener der Trichinose. Die entzündlichen Umgebungsreaktionen, die Eosinophilie und die Allgemeinsymptome (Fieber,
Schmerzen) sind ähnlich. Die Diagnose stützt sich auf den Antigen-Hauttest und die
Erkennung der Kalkeinlagerungen im Röntgenbild. Die Gefährdung des Patienten
ist hier vor allem durch Zysten in und am Gehirn gegeben. Mehr ein Leiden der
Länder mit schlechteren hygienischen Verhältnissen, findet man es nicht ganz selten auch in Mitteleuropa. Seltener wird die ähnlich sich manifestierende *Echino-
kokkose* beobachtet.

8.1.4 Protozoen

Zwei Erreger sind hier für den Menschen von besonderer Bedeutung und infizieren auch die Skeletmuskulatur.

Die bei uns zwar häufige, meist aber mit geringen, nur gelegentlich schweren, sehr variablen Symptomen auftretende *Toxoplasmose* (übertragen von zahlreichen Haus- und Wildtieren) geht auch mit Herdmyositiden einher. Diese sind histopathologisch bei etwa einem Drittel der Patienten nachweisbar, wobei das Toxoplasma zur Darstellung gelangen und die Diagnose sichern kann. Jedoch entstehen seitens der Myositis keine klinischen Symptome.

Trypanosoma cruzi, der Erreger der vor allem in Südamerika, aber auch in Indien stark verbreiteten *Chagas-Krankheit*, bewirkt ein schwerwiegendes, chronisch sich hinziehendes Leiden, wobei vorwiegend der Herzmuskel und das Gehirn befallen sind. Die Erreger (parasitenbeladene Zysten) sowie diffus das Endomysium infiltrierende entzündliche Reaktionen werden auch im Skeletmuskel gefunden.

Bei der Malaria und der Leishmaniosis ist die Skeletmuskulatur nicht beteiligt.

8.2 Primäre Formen unbekannter (autoimmunpathologischer?) Genese. Polymyositis – Dermatomyositis

Diese ist neben den Muskeldystrophien die zweithäufigste progredient oder in Schüben verlaufende und die Skeletmuskulatur in weitem Umfang, zumeist symmetrisch befallende Myopathie. Hereditäre Momente gelten als ausgeschlossen, nur ganz vereinzelt, vermutlich zufallsbedingt, wurde familiäres Vorkommen der Krankheit beobachtet [53, 34]. Wie bei der Muskeldystrophie werden vorzugsweise die proximalen Gliederabschnitte befallen. Da die chronischen Formen klinisch von der Muskeldystrophie oft kaum oder gar nicht zu unterscheiden sind, muß im Prinzip bei jedem sporadischen Auftreten von proximaler Gliedermuskelschwäche, somit auch bei jedem Fall von Muskeldystrophie mit der Möglichkeit gerechnet werden, daß es sich um eine Polymyositis handeln könnte. Zweifellos wurden in früheren Jahren, als die Muskelbiopsie noch nicht zur Routinediagnostik gehörte, diese auch als „pseudodystrophisch" bezeichneten Verlaufsformen zumeist noch als Muskeldystrophie verkannt, mit der verhängnisvollen Folge der Unterlassung einer hier wirksamen, Heilung ermöglichenden Therapie. Gelegentliche ältere Mitteilungen über Spontanheilung einer Muskeldystrophie basieren auf solchen Fehldiagnosen. Klinisch offenkundiger wird das Krankheitsbild, wenn auch eine *Dermatitis* besteht oder die Myopathie mehr oder weniger akut (auch dann nur teilweise mit Schmerzen verbunden!) einsetzt.

So beziehen sich auch die frühesten Mitteilungen über Polymyositis (Wagner, 1863; Hepp, 1887) auf Fälle der letzteren Art [68, 23]. Die Bezeichnung *Dermatomyositis* geht auf Unverricht (1887, 1891) zurück, der in seiner zweiten Mitteilung die erheblichen Variationen im Verlauf (u.a. ein Fall mit Spontanheilung) und die proximale Betonung der Gliedmaßenaffektion erkannte, jedoch meinte, jede Polymyositis gehe auch mit einer Dermatitis einher [62-64]. Diese Auffassung galt ziemlich allgemein bis zum ersten umfassenden Referat von Schuermann [52] über 163 Fälle (1939). Erst in der Mitte unseres Jahrhunderts wurde man mehr und mehr darauf aufmerksam [22, 2], daß die Polymyositis häufig ohne Hauterscheinungen und oftmals ganz unter dem Bild einer Muskeldystrophie (pseudodystrophische Form) auftritt. Moderne Kasuistiken [43] zeigen, daß nur knapp die Hälfte aller Fälle mit einer Dermatitis einhergeht.

Einteilung. Da genetische und sichere ätiologische Anhaltspunkte fehlen, stehen Klassifikationsversuche [17] auf unsicherem Boden. Andererseits verlangt die große Variabilität der Klinik, z.T. auch der histopathologischen Befunde eine Einteilung. Walton und Adams [69] bzw. Pearson und Currie [43] orientieren sich nach dem klinischen Bild (akut, subakut oder chronisch) bzw. danach, ob die Polymyositis unkompliziert (Typ α), mit Dermatitis oder mit weiteren Bindegewebsaffektionen kombiniert (Typ β) oder in Verbindung mit einem Malignom (Typ γ) auftritt, wozu noch Sonderformen in Kombination mit Erkrankung sonstiger Organsysteme hinzukommen. Erbslöh und Kunze [19] gründen ihre Einteilung auf den histopathologischen Befund und unterscheiden die generalisierte Polymyositis von jenen Fällen, die mit multilokulären herdförmigen Entzündungen einhergehen. Zu letzteren zählen neben den seltenen erregerbedingten Formen die Systemerkrankungen des Bindegewebes (Lupus erythematodes u.a.m.; s. unten).

Auch die verschiedenen Lokalisationen der Myositis bedingen eine Einteilung. Die häufigsten Formen beginnen wie bei der Muskeldystrophie im Beckengürtel und im Bereich der proximalen unteren Extremitäten. Seltener ist der Beginn im Schultergürtel oder im Schlundbereich mit Schluckbeschwerden. Ferner gibt es auch distal ausgeprägte Formen, den einfachen und kombinierten okulären Typ und Fälle, welche die facio-scapulo-humerale Muskeldystrophie imitieren [51].

Die folgende Darstellung sucht diesen Einteilungsnotwendigkeiten Rechnung zu tragen ohne ein Schema erzwingen zu wollen, das so oder so nicht recht befriedigen kann.

Symptomatologie. Leitsymptom aller Polymyositiden ist die in der Regel symmetrisch auftretende *Muskelschwäche.* Über die Hauptsächlich zu verzeichnenden Lokalisationen orientiert eine Tabelle nach Pearson und Currie [43], aufgestellt nach eigenen Beobachtungen zusammen mit einigen Kasuistiken anderer Autoren. Neben mehrheitlich der Muskeldystrophie gleichenden Verteilungsmustern finden sich oftmals auch Paresen, die — vor allem wenn sie initial geklagt werden und sich rasch einstellen — eine Muskeldystrophie wenig wahrscheinlich machen. Dies sind vor allem die Schluckschwäche bei über der Hälfte der Fälle sowie eine stärkere Beteiligung distaler Gliedmaßenabschnitte.

Mehr als die Hälfte der Kranken klagt über *Schmerzen* in den befallenen Muskeln. Oft sind sie nur leichter Art, sie können jedoch so hochgradig sein, daß nicht einmal das Gewicht der Bettdecke ertragen wird. Nicht selten beginnt das Leiden mit Schmerzen allein in den Gelenken.

Tabelle 4. Prozentuale Häufigkeit klinischer Symptome bei 152 Fällen von Polymyositis nach Pearson und Currie [43]

	%
1. *Muskelsymptome*	
1.1 Schwäche	
Proximale Muskeln:	
Untere Extremitäten	98
Obere Extremitäten	78
Distale Muskeln	33
Nackenbeuger	66
Schluckmuskulatur (Dysphagie)	54
Gesichtsmuskulatur	11
Äußere Augenmuskeln	2
1.2 Schmerzhaftigkeit	58
1.3 Kontrakturen	32
1.4 Atrophien	52
2. *Hautsymptome*	
2.1 „Typische" Dermatitis	42
2.2 Atypische Hauterscheinungen	20
3. *Sonstige Begleitsymptome*	
3.1 Raynaud-Syndrom	28
3.2 Arthritische oder rheumatische S.	27
3.3 Intestinale S.	8
3.4 Pulmonale S.	2

Dermatitis. Tabelle 4 zeigt, daß nach verbesserter Sicherheit der diagnostischen Resultate nicht einmal die Hälfte aller Polymyositiden mit Hauterscheinungen einhergeht. Die typische Dermatitis zeigt sich am häufigsten im Gesicht als lilafarbenes „schmetterlingsförmig" ausgebreitetes Erythem (Abb. 16). Dem Licht ausgesetzte Hautpartien sind besonders disponiert.

Da das Symptom für die Diagnose großes Gewicht hat, ist es erforderlich, auch ganz *geringe Andeutungen* eines Exanthems, evtl. nur mit einer leichten Gedunsenheit des Gesichts zu beachten. Prädilektionsstellen sind ferner Hals und Übergangsbereich zur Brust und die Schulterpartien. Bei bettlägerigen Patienten treten oft handgroße und größere, flächige, leicht ödematöse Erytheme an zahlreichen Körperstellen auf. Selten sind die Mundschleimhäute an der Entzündung beteiligt. An den Partien über den Knie- und Ellbogengelenken können leicht schuppende rote Flecken auffallen. Feinere Symptome sind leichte Lidödeme, hyperämisch erscheinende Streifen über dem Rücken der Hand oder der Fingergelenke, eine Hyperämie unter den Fingernägeln oder an den Fingerenden, die manchmal auch etwas atrophisch oder schuppend erscheinen.

Die Hauterscheinungen sind vorwiegend Frühsymptome des Leidens, sie können aber auch erst nach Einsetzen der Muskelschwäche auftreten. Die seltene Beobachtung [43], daß einer derartigen durchaus typischen Dermatitis mit Schmetterlingsexanthem keine Muskelschwäche folgte, findet vielleicht dadurch eine Erklärung, daß es ja eines Ausfalls von 50% der Fasern eines Muskels bedarf, bevor dessen Schwäche manifest wird (abortive Form).

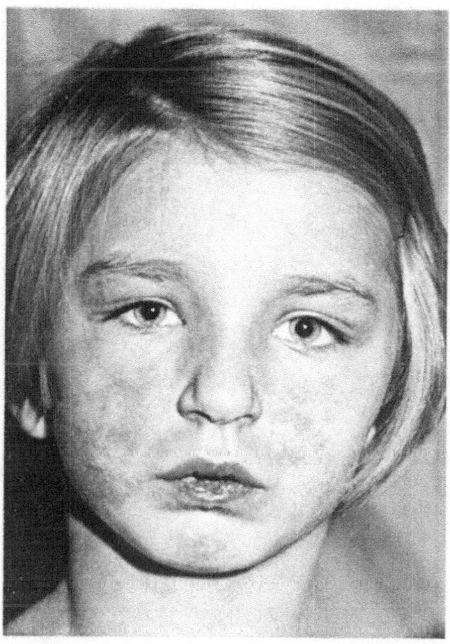

Abb. 16. Dermatomyositis bei einem 9jährigen Mädchen. Typisches Schmetterlingsexanthem

Sonstige Begleiterscheinungen. Ein *Raynaud-Syndrom* meist milderen Grades ist ein nicht seltenes Mitsymptom der Polymyositis. Gelegentlich wird es begleitet von einer leichten Akrosklerose, die aber von der Sklerodermie abzugrenzen ist.

Rheumatische Gelenkerscheinungen sind — wie erwähnt — als initiale Gelenkschmerzen nicht selten. In gelegentlichen Fällen finden sich Schübe von „Gelenkrheuma", die der echten rheumatischen Arthritis gleichen, schon langfristig vor Ausbruch der Polymyositis.

Fieberschübe können dem Leiden vorausgehen oder die Initialstadien der Krankheit begleiten, besonders bei den akuten Formen in der Kindheit. Dennoch ist Fieber kein prominentes Symptom, in der Mehrzahl der Fälle wird es vermißt und meist sind es Temperaturen nur mäßigen Grades. Leber und/oder Milzschwellungen werden zuweilen beobachtet (Literatur bei [69]).

Im Rahmen perakut nekrotisierender Polymyositis wird selten auch *Myoglobinurie* beobachtet (Meyer-Betz-Syndrom). Das Krankheitsbild ist durch massive Myolyse gekennzeichnet und tritt vorwiegend in anderem Zusammenhang auf (s. S. 137).

Röntgenologisch läßt sich manchmal eine *Kalzinose* in der Subkutis, im Interstitium der Muskulatur sowie an den Sehnen im weiteren Verlauf der Polymyositis nachweisen. Sie ist vorzugsweise an der Innenseite der Oberschenkel und im Ellbogenbereich lokalisiert, kommt jedoch auch generalisiert einschließlich an Händen und Füßen vor (Calcinosis universalis). Doppelt so häufig bei Kindern als bei Erwachsenen wird sie teils als selten, von anderer Seite [60] jedoch als nicht ungewöhnlich bezeichnet, z.T. kommt es bei chronischen Verläufen zu zahlreichen entstellenden, prominenten Knoten durch massive Kalkeinlagerungen unter der Haut an Rücken, Gesäß und Gliedmaßen, die auch zu Abszeßbildungen Anlaß geben können (Abb. 17).

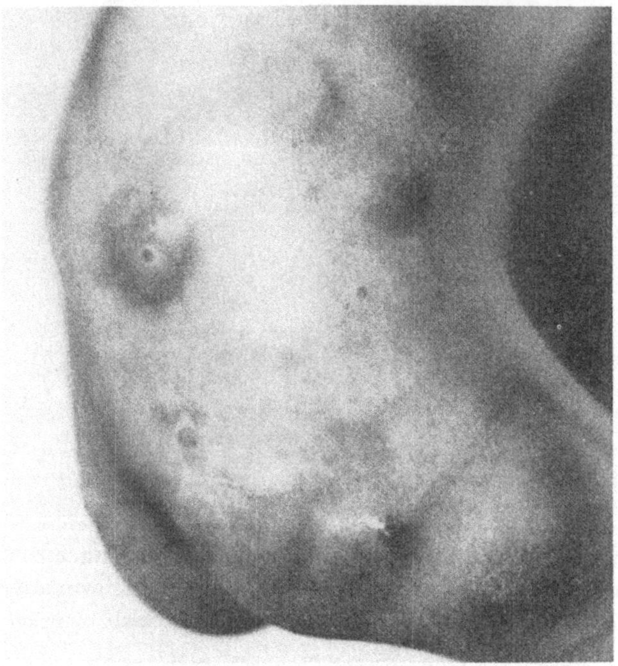

Abb. 17. Subkutane Knoten und Abszeßbildung bei Dermatomyositis mit Calcinosis interstitialis (aus [60]).

Osteoporosen sind wie bei der Muskeldystrophie eine regelmäßige Begleiterscheinung bei chronischem Verlauf, unabhängig von einer Steroidbehandlung. Sie werden auch hier als reine Folge der Inaktivität interpretiert und gelten als nicht im Zusammenhang mit der Kalzinose stehend, für deren Ursache wir bisher keine Anhaltspunkte haben.

Chronische Fälle besonders bei Kindern sind durch ausgeprägte *Atrophien* aller Skeletmuskeln, zudem auch durch meist schwere *Kontrakturen* gekennzeichnet. Eine früher abgelaufene Dermatitis ist manchmal an vitiligoähnlichen weißlichen Hautveränderungen noch erkennbar.

Klinisch relevante *Herzbeteiligung* bei der Polymyositis wird an Häufigkeit wahrscheinlich überschätzt, weil sie bevorzugt in kasuistische Mitteilungen eingeht. Pearson und Currie beobachteten sie relativ selten. Todesfälle sind jedoch öfters durch eine Myokarditis, z.T. auch durch Koronarinfarkte verursacht. Bei ersterer werden identische Veränderungen im Myokard wie in der Skeletmuskulatur gefunden [24]. Klinische Hinweise sind Tachykardien ohne Fieber. Immerhin werden EKG-Veränderungen ähnlich wie bei der Muskeldystrophie (s. S. 6) bei ungefähr einem Drittel aller Polymyositiden beschrieben [42] (Arrythmien, ventrikulärer Block, Veränderungen der T- und St-Abschnitte). Kreislaufsymptome müssen jedoch nicht immer eine Polymyositis des Herzmuskels bedeuten, auch Zyanose kann ebenso wie bei der Muskeldystrophie mit einer *respiratorischen Insuffizienz* infolge Lähmung der Atemmuskulatur in Zusammenhang stehen. Vereinzelt wurden (abgrenzbar von der Sarkoidose? s. S. 112) Lungenbeteiligungen am entzündlichen Prozeß (fibrosierende Alveolitis) beobachtet [43] sowie steroidunabhängige Erosionen, Ulzera und Stenosen im Gastrointestinaltrakt aufgrund arteriolärer Zirkulationsstörungen [45].

Häufigkeit und Altersverteilung. Das Leiden ist in jeglichem Alter beim weiblichen Geschlecht rund doppelt so häufig wie beim männlichen. Über die Morbiditätsrate sind Zahlen schwer zu gewinnen. Nach regionalen Erfahrungen schätzen Rose und Walton [48] die Inzidenz auf jährlich 1 Fall pro 280 000 Einwohner oder 150 – 200 Neuerkrankungen in ganz Großbritannien (52 Millionen Einwohner). Ein zusätzlicher Anteil nicht diagnostizierter Fälle, vor allem der chronischen pseudodystrophischen Formen dürfte beträchtlich sein. Eigene Beobachtungen stützen sich auf 21 Kranke. 10 derselben hatten nie Zeichen einer Dermatitis.

Dem *Erkrankungsalter* sind keine Grenzen gesetzt. Es kann zwischen den ersten Lebensmonaten (selten) und dem 8. Dezennium liegen mit einer leichten Häufung zwischen dem 5. und 15. Lebensjahr (vorwiegend Dermatomyositis) und wiederum einer stärkeren Häufigkeit zwischen dem 45. und 60. Lebensjahr. In fortgeschrittenem Alter überwiegen die Fälle ohne Dermatitis, insbesondere die „pseudodystrophischen" Verlaufsformen. Der für letztere auch geprägte Ausdruck „pseudomyopathisch" [4] ist unangebracht, da es sich ja wirklich um eine Myopathie handelt. Jede Erkrankung nach dem 50. Lebensjahr ist in hohem Maße verdächtig auf Polymyositis, da nach allen Erfahrungen erbliche Muskeldystrophien in diesem Alter nicht mehr beginnen, d.h. erstmals klinisch manifest werden.

Verlauf. Zwischen perakut und in wenigen Tagen zum Tode führenden seltenen Fällen und langsam schleichend, in Jahren erst sich ausprägenden Formen mit Krankheitsdauern bis zu 30 Jahren sind alle denkbaren Verläufe mit akut innerhalb von Wochen oder subakut innerhalb von Monaten eintretenden Lähmungen vertreten. Abgesehen von einem oft zweiphasischen akuten Beginn, zuerst mit einem myalgisch-rheumatisch-adynamischen Bild, dann mit einem exanthematös-paretischen Stadium, sieht man auch sich wiederholende Schübe mit Remissionen von monate- und jahrelanger Dauer. Bei Kindern ist ein akuter Beginn häufiger als bei Erwachsenen.

Die *Mortalität* wird in älteren Berichten noch auf ungefähr die Hälfte der Fälle beziffert. Die übrigen Fälle betrafen Spontanheilungen oder Ausgang in chronisches Siechtum. Nach einer neueren Statistik [43] wird tödlicher Verlauf nur noch auf 14% beziffert, wobei die wesentlich günstigere Situation der Therapie durch Steroide oder Zytostatika zugeschrieben wird.

Diese Deutung muß aber eingeschränkt werden, denn die diagnostisch wesentlich verbesserte Erfassung der Krankheit hat in der Statistik den Anteil vor allem der chronischen pseudodystrophischen Formen relativ sehr vermehrt, d.h. jener Fälle mit langem unübersehbarem Krankheitsverlauf. Pearson und Currie nennen eine Heilungsziffer (recovery) von 60%. Offenbar handelt es sich bei den restlichen 26% Überlebender um Übergänge in chronisches Siechtum. Schließlich ist der Begriff "recovery" schwer gleichzusetzen mit Heilung bei einem zu Rezidiven tendierenden Leiden.

Zum Tode führende *Komplikationen* sind respiratorische Insuffizienz, Schluckstörungen, myokarditische Herzbeteiligung und vermutlich auch schwerer definierbare Streßmomente, seltener durch massive Myolyse hervorgerufene Myoglobinurie mit Nierenversagen. Viele Fälle gehen in einen chronischen Zustand mit schwersten Atrophien und Kontrakturen über (Abb. 18) und können mit großem Pflegeaufwand noch jahrzehntelang am Leben erhalten werden bis die Kachexie oder sekundäre Infekte das Ende bedeuten.

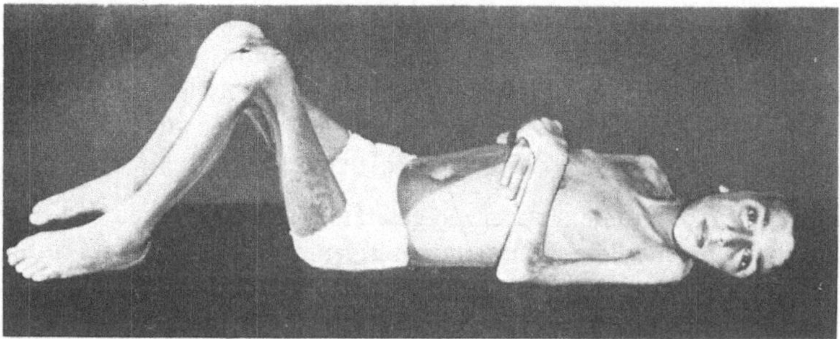

Abb. 18. 10jährige Patientin, seit 3 Jahren an Dermatomyositis erkrankt. Chronifiziertes Zustandsbild mit Atrophien, Fibrosierung der Skeletmuskulatur und ausgeprägten Kontrakturen

Ätiologie. Die Klärung der Krankheitsursache muß noch als offen bezeichnet werden. Doch bieten vereinzelte klinische Beobachtungen und immunologische Befunde Hinweise auf das Vorliegen einer Überempfindlichkeitsreaktion noch wenig geklärter Art. Bezüglich exogener Faktoren sind einzelne Fälle zu nennen, bei welchen das Leiden nach Penicillin-, Sulfonamid-, Penicillamin- und Phenylbutazongaben oder besonderer körperlicher Belastung aufgetreten war. Bemerkenswert ist die mehr als zufällige Beobachtung des Zusammentreffens von Polymyositis mit einer Myasthenie bzw. einem Thymom. Relevanter sind das häufige Zusammentreffen von Malignomen mit Polymyositis (s.u.) sowie das Zustandekommen polymyositischer Symptome bei Polyarthritis und den sog. Kollagenosen (s. S. 111). Vermutlich ist auch bei der primären Polymyositis das Bindegewebe (Endomysium) Ausgangsort des Prozesses. All dies sowie die Ansprechbarkeit des Leidens auf Kortikoide hat Anlaß zur Vermutung autoimmunpathologischer Vorgänge, in jüngerer Zeit auch zu entsprechend gezielteren Untersuchungen gegeben, die bisher aber zu widersprüchlichen, jedenfalls noch wenig gesicherten Ergebnissen führten. Befunde über spezifische, zirkulierende Antikörper [8] wurden von anderen Untersuchern nicht bestätigt [61]. Andererseits scheint eine Sensibilisierung der Lymphozyten gegen Muskelhomogenat erwiesen [11]. Auch die mit der Immunfluoreszenzmikroskopie bei der Dermatitis erhobenen Befunde belegen ein Autoaggressionsgeschehen [37].

1961 hat Selye über eine experimentell an Ratten erzeugte anaphylaktische „Dermatomyositis" berichtet [55], die durch Zufuhr von Calcamin (Dihydrotachysterol), gefolgt von einem Eisenpräparat (Fe-Dex), dann einem Antibiotikum (Polymyxin B-Sulfat) mit stark histaminfreisetzenden Eigenschaften hervorgerufen werden kann. Dabei gleichen nicht nur das äußere und klinische, sondern auch das histopathologische Bild von Haut und Muskel (einschließlich einer Kalzinose) durchaus dem der menschlichen Dermatomyositis. Im Experiment wird einer explosiven Ausschüttung von Mastzellengranula, damit von Histamin und anderen Bioaminen eine wesentliche Rolle für die Entstehung des Syndroms zugeschrieben.

Elektronenmikroskopische Beobachtungen haben in jüngerer Zeit auch den Verdacht einer *virusbedingten Ursache* aufleben lassen, nachdem Chou (1968) und später auch andere Autoren [26] über Myxoviren- bzw. dem Picornavirus ähnliche Zell- oder Zellkerneinschlüsse in vereinzelten Fällen berichteten, wobei es sich um der Coxsackie-Gruppe zuzuordnende Erreger handeln könnte. Doch ergaben serologische Teste gegen bekannte Viren keine Titeranstiege, und Inokulationsversuche fielen negativ aus. Wenig plausibel ist die Vorstellung eines einfachen infektiösen Prozesses angesichts der Dauer der Krankheit und der oft hochgradigen Zerstörung des Muskelgewebes sowie der Seltenheit solcher vermutlich viralen Einschlußgebilde.

Die Hypothese eines *Slow-Virus-Geschehens* diskutiert Mertens [39], wobei der wesentliche Prozeß auf einem dadurch ausgelösten immunpathologischen Vorgang basieren würde, indem das Virus die Antigeneigenschaften des Muskels verändert oder durch Änderung des genetischen Kodes eines Lymphozyten die Bildung verbotener Klone gegen körpereigenes Eiweiß ermöglicht. Eine ähnliche immunpathologische Reaktion könnte durch ein Tumorantigen ausgelöst werden. Ein primäres Krankheitsgeschehen an den Kapillaren scheint durch elektronenmikroskopische Untersuchungen ausgeschlossen [66]. Die im Muskel vorkommenden Gefäßproliferationen sind reaktiv zu deuten.

Die paraneoplastische Polymyositis. Dem weit mehr als zufälligen Zusammentreffen von Dermatomyositis bzw. Polymyositis mit Malignomen begegnet man unter Zugrundelegung zahlreicher Statistiken in ungefähr 20% aller Fälle. Wesentlich größer ist dieser Prozentsatz jenseits des 40. Lebenjahres. Die Kombination ist bei Männern häufiger als bei Frauen im Gegensatz zur sonstigen Geschlechtsverteilung. Sie beträgt nach dem 50. Lebensjahr bei Männern bereits 71%, bei Frauen nur 24% [43]. Vor allem sind es Karzinome verschiedenster Lokalisation; einschlägige Beobachtungen beziehen sich aber auch auf Retikulosarkome, Myelome, Lymphogranulomatose (Hodgkin) und Thymome benigner und maligner Art. Das Leiden hat hier eine wesentlich schlechtere Prognose, es spricht seltener (jedenfalls anhaltend) auf Steroide, eher noch auf zytostatische Behandlung an. Dabei wird der Tod in der Regel durch die Polymyositis und deren Komplikationen und nicht durch das Malignom verursacht. Letzteres wird oft erst längere Zeit nach Ausbruch der Polymyositis oder anläßlich der Sektion entdeckt. Somit versteht sich von selbst, daß bei Polymyositis Erwachsener stets nach einem malignen Prozeß zu fahnden ist. Leider führt dessen

Beseitigung kaum zu einer besseren Prognose. Auch kann die Polymyositis, z.T. mit einem längeren Zeitintervall, erst nach restloser Beseitigung eines Malignoms noch auftreten.

Diagnostische Hilfsmethoden

Neurologische Befunde haben kaum Aussagewert bei der typischen Polymyositis. Im Anfangsstadium können die Muskeleigenreflexe sogar besonders lebhaft sein. Mit Fortschreiten der myogenen Lähmung kommt es zu deren Abschwächung und Ausfall. Zeichen einer Neuropathie (Sensibilitätsstörungen, Verlängerung der Nervenleitgeschwindigkeit) sprechen zugunsten anderer Mesenchymerkrankungen (Lupus erythematodes, Sarkoidose, Periarteriitis nodosa, s.u.), die auch das periphere Nervensystem in Mitleidenschaft ziehen.

Die Bezeichnung „*Neuromyositis*" wurde 1893 von Senator [56] geprägt, aber später mehrheitlich verworfen, da nicht mit den eben genannten Leiden zusammenhängende klassische Polymyositiden das Nervensystem intakt lassen, jedenfalls nach geltenden Befunden und Auffassungen. Dies gilt nicht grundsätzlich für die mit Malignomen vergesellschafteten Fälle, da letztere nicht selten auch mit paraneoplastischen zentralen und peripheren Nervenläsionen einhergehen. Anscheinend sind aber kombinierte paraneoplastische Erscheinungen an Skelettmuskeln und Nervensystem selten. Neuere Befunde eindeutiger Neuropathien bei zwei typischen Alterspolymyositiden mit rasch tödlichem Verlauf, bei denen die Autopsie kein Malignom erkennen ließ [38], geben diesem Problem wieder Anlaß zur Diskussion.

Laborbefunde. Beschleunigung der BSG ist kein regelmäßiger Befund und wird z.T. sogar bei sehr akuten Verlaufsformen vermißt. Das gleiche gilt für die Serumelektrophorese mit erhöhter α_2 und γ-Globulinfraktion. Positive Rheumafaktoren wurden je nach Autor zwischen 10 und 50% der Fälle beobachtet.

Serumenzymbefunde. Solches gilt weitgehend auch für die infolge der Myolyse zumeist deutlich erhöhten Aktivitäten von CPK, ALD und der Transaminasen. Mehrheitlich wird dies nur bei den langsam progredienten pseudodystrophischen Verlaufsformen vermißt. Da die Muskeldystrophien ähnliche Bilder des Serumenzymspektrums in Abhängigkeit von der Verlaufsform aufweisen (s. S. 20), ist damit der Differentialdiagnose in dieser Richtung wenig gedient. Allerdings sprechen besonders hohe Aktivitäten der LDH eher für Polymyositis. Auch als Gradmesser für Verlauf und Therapieerfolg sind Enzymkontrollen nach eigener Erfahrung nicht so verläßlich, wie sie von anderen Autoren gewertet werden [43]. Bei der akuten Dermatomyositis einer jungen Frau, die remissionslos nach 2 Monaten tödlich endete, gingen die Enzymwerte ständig zurück und waren in der 5. Krankheitswoche normal. Auch nach Übergang in ein „ausgebranntes" Dauersiechtum sind die Enzymbefunde in der Regel normal.

Die *Elektromyographie* (EMG) ist grundsätzlich geeignet, primäre Myopathien von neurogenen Muskellähmungen abzugrenzen sowie das Vorhandensein von myotonen oder myasthenischen Symptomen erkennbar zu machen. Die klinisch wichtigste Unterscheidung zwischen Polymyositis und Muskeldystrophie ist durch das EMG i.allg. nicht möglich, abgesehen von gelegentlichen Verdachtsmomenten wie Spontanaktivität bei Fehlen sonstiger Anzeichen einer neurogenen Schädigung.

Die Muskelbiopsie, d.h. die histophatologische Gewebeuntersuchung liefert den entscheindensten Beitrag zur Sicherung der Diagnose. Hier ist es wiederum wichtig, die auf S. 22 beschriebenen Vorschriften bei der Wahl des Muskels und die Technik der Entnahme einzuhalten. Bei chronischen und schon fortgeschritteneren Verlaufsformen ist nach Möglichkeit ein nur mäßig befallener, bei akuten Formen ein schon stark betroffener Muskel zu wählen. Die Biopsie muß manchmal wiederholt werden, wenn ein eindeutiger Befund noch nicht zu erheben ist.

Bei einem eigenen Patienten mit subakuter Erkrankung, typischen klinischen Zeichen und hohen Serumenzymaktivitäten zeigte erst die dritte stets dem M.quadriceps entnommene Biopsie das pathologische Bild. In einem anderen Fall wurde genügend Muskelsubstanz entnommen, so daß diese geteilt und ein Stück noch an ein anderes pathologisches Institut gesandt werden konnte. Dabei zeigte das von uns selbst untersuchte Material ein nicht sicher pathologisches Bild, während die dem Kollegen überlassenen Partien massiv entzündlich verändert waren.

Deshalb sind die neuerdings öfters als ausreichend bezeichneten Nadelbiopsien für die Feststellung einer Polymyositis, bei welcher rasches therapeutisches Handeln indiziert ist, ein viel zu unsicheres und abzulehnendes Verfahren. Hinzu kommt das Problem der großen Variabilität und häufigen Ähnlichkeit histologischer Bilder mit dystrophischen Prozessen einerseits bei den akut nekrotisierenden (myolytischen), andererseits bei den sehr chronisch verlaufenden Formen (s. S. 109). Hier bedarf es großer Erfahrung bei der Beurteilung, so daß es ratsam ist, Material fragwürdiger Fälle an spezialisierte Institute einzusenden [54]. Auch darf dem Pathologen nicht zugemutet werden, stets allein aus dem Mikroskop die Diagnose zu liefern. Oft ist diese auf die synoptische Bewertung von Klinik, Laborbefunden und Histopathologie angewiesen, d.h. auf eine gemeinsame Beratung zwischen behandelndem Arzt und Pathologen. Eine Quote offener oder falscher Diagnosen müssen selbst die erfahrensten Pathologen auf diesem Gebiet eingestehen.

Den besonderen Methoden der Histochemie und Elektronenmikroskopie kommt bei der Differentialdiagnose nur gegenüber den auch klinisch leichter abgrenzbaren neurogenen, myotonischen und kongenitalen sowie den matabolisch bedingten Muskelaffektionen eine stärkere Bedeutung zu. Gegenüber den Muskeldystrophien ist deren Aussagefähigkeit begrenzt, aber insofern gegeben, als die bei Polymyositis besonders häufigen regenerierenden Muskelfasern dadurch gut kenntlich gemacht werden können.

Auch bei der Polymyositis sind die auffälligsten strukturellen Befunde Muskelfaserveränderungen mit flokkulären oder vakuolären Auflösungserscheinungen im Sarkoplasma, Kernvermehrung und Zellnekrosen mit Phagozytose neben z.T. noch erhaltenen oder pseudohypertrophischen und atrophischen Fasern, somit ein in dieser Hinsicht unspezifisches Bild, das uns auch bei der Muskeldystrophie begegnet. Die Variation der Faserkaliber ist bei Polymyositis in den so betroffenen Partien besonders markant. Doch zeigen diese Veränderungen von Ort zu Ort stark variierende Ausprägung, wobei teilweise Muskelpartien sogar normal erscheinen können. Maßgebender für die Diagnose ist das Vorkommen zahlreicherer und ausgedehnterer Rundzellinfiltrate. Ein sicheres pathognomonisches Kriterium für das entzündliche Geschehen sind perivaskuläre oder die Lymphfollikel umgebende Infiltrate von Lymph- und Plasmazellen und Histiozyten, evtl. auch die Gefäßwand infiltrierend (Abb. 19). Auch bei der Muskeldystrophie kommen verstreut auftretende, manchmal sogar größere interstitielle Rundzellinfiltrate vor. So ist es gelegentlich schwierig oder sogar unmöglich, aus dem histologischen Bild die Entschei-

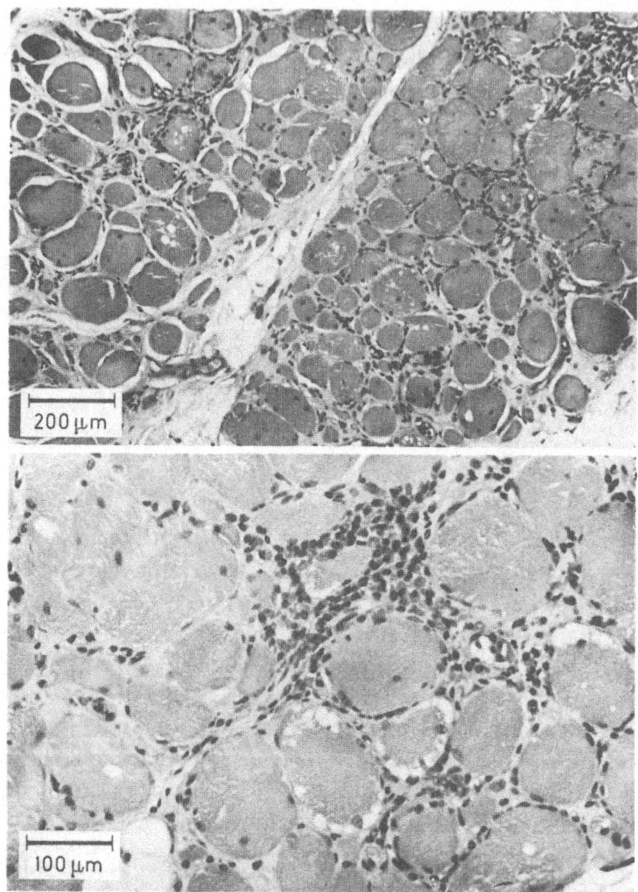

Abb. 19. Biopsiebefund bei Polymyositis. Endo- und perimysiale entzündliche Infiltrate. Die Bilder zeigen die Ähnlichkeit der Muskelfaserveränderungen (Kaliberschwankungen, Homogenisierung, teils Vakuolosierung des Zytoplasmas) mit Befunden bei der Muskeldystrophie. Färbung HE

dung zu treffen, wenn deutlichere entzündliche Zeichen fehlen. Für Polymyositis sprechend sind ausgeprägtere Zeichen von Regenerationsvorgängen, die durch das Vorkommen zahlreicherer, kleiner, stark basophil gefärbter Muskelzellen mit großem Kern gekennzeichnet sind. Sie sind bei Muskeldystrophie nur selten anzutreffen.

In fortgeschrittenen Stadien kommt es auch bei Polymyositis zu einer deutlichen bis ausgeprägten Vermehrung des endo- und perimysialen Bindegewebes, evtl. mit Kalzifikationen, was dann eindeutig gegen Muskeldystrophie spricht. Lipomatose findet sich wesentlich weniger und später im Vergleich zu den dystrophischen Erkrankungen.

Differentialdiagnose

Diese macht vor allem bei den sich langsam entwickelnden chronischen Formen Schwierigkeiten. Die schleichende Entstehung des Krankheitsbildes, das Fehlen von Hautsymptomen und Schmerzen sowie das Bild der Behinderung bzw. der Verteilung der Muskelparesen wie bei den Muskeldystrophien können die Abgrenzung manchmal außerordentlich erschweren. Gleiches gilt selbst für die histopathologischen Befunde bei der Muskelbiopsie, da bei chronischen Verläufen typische entzündliche Reaktionen neben degenerativen Muskelfaserveränderungen in den Hintergrund treten und oft nur mit Mühe auffindbar sind. Pseudohypertrophien (Gnomenwaden) entstehen gelegentlich auch bei chronischen Polymyositiden. Klinische Verdachtsmomente sind dann nur das für die Muskeldystrophie ungewöhnliche Lebensalter, wechselndes Befinden, stärkere Beteiligung des Nackens und distaler Muskeln an den oberen Extremitäten. Manchmal sichern erst wiederholte Biopsien die Diagnose. Weitere Unterscheidungskriterien gegenüber den Muskeldystrophien sind bei der Differentialdiagnose der letzteren (s. S. 19) ausführlicher genannt.

In diesem Zusammenhang gehört auch die Frage der Zugehörigkeit der sog. *Menopausemyopathien,* die eine wahrscheinlich unberechtigte Sonderstellung erlangten aufgrund des späten Krankheitsbeginns, des Fehlens von Vererbungsmerkmalen und der histopathologischen Befunde. Letztere gleichen besonders stark dem Bild der Muskeldystrophie mit nur spärlich aufzufindenden Entzündungsmerkmalen. Letztere, insbesondere aber der späte Erkrankungsbeginn lassen annehmen, daß es sich hier – zum mindesten mehrheitlich – um pseudodystrophische Polymyositiden handelt.

Seltener können sich Unsicherheiten bei der Abgrenzung gegenüber den *spinalen Muskelatrophien,* insbesondere deren pseudomyopathischen Formen ergeben. Die diagnostischen Kriterien dieser Erkrankungsgruppe sind auf S. 18 ausführlicher dargestellt, da sie eher eine Muskeldystrophie als eine Polymyositis vortäuschen. Die entscheidende Abgrenzung erbringt hier das EMG, im Zweifelsfall auch der histopathologische Befund.

Schwieriger gestaltet sich die Differentialdiagnose oftmals gegenüber den nachstehend in Abschn. 8.3 dargestellten definierten Bindegewebserkrankungen mit Begleitmyositiden, deren Erkennung jedoch auf Kriterien beruht, die sich nicht allein auf den Muskel beziehen.

Therapie

Allgemein hat neben einigen skeptischen, auf die Spontanheilungen und die heute besseren pflegerischen Möglichkeiten hinweisenden Stimmen die Erfahrung ergeben, daß die moderne Behandlung mit *Kortikoiden* die Prognose der Polymyositis wesentlich günstiger gestaltet hat. Das Vertrauen in Medikamente darf jedoch nicht allzu optimistisch sein und dazu führen, wichtige pflegerische und der Verhütung von Komplikationen dienende Maßnahmen außer acht zu lassen.

Grundlage der rein symptomatischen Wirkung der Steroide ist deren antiinflammatorischer bzw. immunsuppressiver Effekt. Die primäre Wahl gilt dem Prednisolon, das möglichst frühzeitig in ausreichender Dosierung und lange genug eingesetzt werden muß. Die bekannten Nebenwirkungen müssen beachtet, dürfen aber auch bei einem so gravierenden Leiden nicht zu ängstlich gewertet werden.

Prednisolon ist während der ersten Wochen in einer Dosierung von mindestens 60 mg täglich und nach Ingangkommen einer Remission noch monatelang, evtl. sogar über

Jahre mit einer Erhaltungsdosis von 10 – 15 mg täglich zu verabreichen. Mißerfolge
werden z.T. auf zögernde Dosierung zurückgeführt [42, 74]. Den Nebenwirkungen
gelten die Kaliumsubsitution und Antazida zur Ulkusprophylaxe. Ein Steroiddiabetes
ist evtl. zusätzlich zu behandeln. Im akuten Stadium ist empfohlen [43], die hohe
Dosis auf 3 oder 4 Einzeldosen über den Tag zu verteilen. Bei Langzeitbehandlung
werden nach Engel u. Mitarb. [14] höhere Dosen besser toleriert, wenn sie jeweils
nur jeden 2. Tag, dementsprechend dann in der doppelten Menge gegeben werden.
Maßgebend für eine Dosisreduktion darf nicht die Abnahme der Enzymaktivitäten
im Serum, sondern nur die anhaltende klinische Besserung sein.

Steroidrefraktäre Fälle, dies gilt in vermehrtem Maße für Kinder, vor allem aber für
die mit einem Malignom vergesellschafteten Formen, können noch auf *Zytostatika*
ansprechen, wobei auch eigene, z.T. sehr positive Erfahrungen sich auf das Azathio-
prin (Imurek), 100 – 150 mg täglich, stützen. Vereinzelte Erfolge wurden auch bei
Erwachsenen beobachtet [12]. Bei *Tumorpatienten* muß diese Therapie ständig
(100 mg/Tag) beibehalten werden, um den Erfolg aufrecht zu halten. Andere Autoren bevorzugen Cyclophosphamid, Purinethol und Methotrexat oder die Kombination von Zytostatika mit Prednisolon, wobei der Schwächung der Infektabwehr besondere Sorge gilt.

Pflegerische Maßnahmen gelten der Bekämpfung starker Schmerzen nicht nur mit
Analgetika, sondern auch durch der Situation angepaßte, weiche, öfters zu wechselnde Lagerung, abstützende Kissen, möglichst Decken mit geringem Gewicht, Haut-
pflege und Vorbeugen der Kontrakturen. Massagen und intensivere Bewegungsübungen haben im akuten Stadium keinen Platz und quälen den Kranken nur. Sie sind
erst bei eingetretener Remission vorsichtig zu beginnen. Bei krisenhaften Lähmungen
der Atmung oder des Schluckens kann assistierte Atmung bzw. Sondenernährung
(cave Ulkusneigung) erforderlich werden. Wichtig ist die Thromboseprophylaxe und
die Beachtung kardialer Insuffizienz. Manche Autoren fordern eine prinzipielle
Digitalisierung.

Sklerodermie

Bei klinischer Betrachtung vom Standpunkt der Myopathien hat die Sklerodermie
ihren Platz eher im Anhang an die Dermatomyositis als im zuständigeren Rahmen
der unter 8.3 rubrizierten Mesenchymerkrankungen. Denn nicht selten sind bei
sonst typischer Polymyositis Hautveränderungen zu beobachten, die partiell oder
in ausgeprägter Form der Sklerodermie gleichen. Dies betrifft vor allem die Veränderungen an den Akren, die neben den schon beschriebenen Symptomen (s. S. 101)
auch mit einer atrophischen Verhärtung der Haut und Bewegungseinschränkung
der Gelenke einhergehen können. Raynaud-Symptome sind typisch sowohl für
Sklerodermie wie auch für Polymyositis. Walton und Adams [69] beschreiben Fälle
von Polymyositis, bei denen sich fortschreitende Sklerodermie im Gesicht, am Hals
und am Rumpf entwickelte. Zum Teil waren diesen Veränderungen die für Dermatomyositis charakteristischen Exantheme vorangegangen. Bei einer eigenen Patientin
ging eine atrophisch verlaufende Gesichtssklerodermie dem Auftreten der Myopathie jahrelang voraus. Der myositische Charakter der Myopathie bei Sklerodermie

ist durch die bioptischen Befunde miliarer entzündlicher Infiltrate im Muskelparenchym belegt.

Somit erscheinen die Grenzen zwischen Sklerodermie und Polymyositis bzw. Dermatomyositis fließend, bis zu jenen Fällen von typischer Sclerodermia diffusa progressiva mit ausgeprägt verhärteter Haut, Fixierung der Hände, Nekrosen oder den ganzen Körper umspannender Panzerhaut, welche dem Kranken weitgehende Inaktivität aufzwingt und das Erkennen myositischer Symptome schwierig gestaltet. Meist sind diese dann geringerer Natur. Schluckbeschwerden können auch Ergebnis sklerosierender Prozesse am Intestinaltrakt, vorzugsweise am Ösophagus sein.

Polymyositis bei Myasthenie Syntropie von Polymyositis mit Myasthenie wird nicht ganz selten beobachtet [29]. Die bei der Myasthenia gravis im Muskel gefundenen meist diskreteren Lymphorrhagien [7] können zuweilen das Ausmaß massiver, nodulärer entzündlicher Zellreaktionen mit Fasernekrosen und Regenerationszeichen annehmen, Veränderungen, die auch im Herzmuskel auftreten. Thymome gelten dabei als obligat. Ausgeprägte myopathische Extremitätenparesen können sich neben der Myasthenie entwickeln [3, 50].

Bei einem männlichen Patienten eigener Beobachtung stand zu Anfang die myopathische Symptomatik im Vordergrund des klinischen Bildes (permanente Schwäche der Gliedmaßen besonders des M. triceps brachii). Die erste Biopsie ergab pathologische Veränderungen, die eher einer Muskeldystrophie entsprachen. Die Myasthenie, welche dann jahrelang auf Anticholinergika gut ansprach, wurde erst während der weiteren Beobachtung deutlich. Bei einer Rebiopsie 6 Jahre später fanden sich die typischen interstitiellen, dichtgepackten nodulären Lymphorrhagien, außerdem auch Herde mit hochgradigen Faseratrophien. Bei einer anderen Patientin trat Myasthenie erstmals 6 Monate nach Entfernung eines Thymoms auf, worauf sich zusätzlich bald ein letal ausgehendes polymyositisches Bild entwickelte. Anläßlich der Autopsie wurden umfangreiche Lymphorrhagien in der Skeletmuskulatur sowie im Myokard gefunden.

8.3 Begleitmyositiden bei definierten Bindegewebskrankheiten

Es handelt sich hier um nicht infektöse Myopathien inflammatorischer Natur, bei denen meist mehr oder weniger charakteristische Prozesse am Bindegewebe anderer Organe im Vordergrund des Geschehens stehen. Häufig fehlt sogar eine klinisch manifeste Muskelbeteiligung und diese ist nur durch den histopathologischen Befund zu belegen, der hier in der Regel unter dem Bild einer *Herdmyositis* erscheint. Erbslöh hat diese Gruppe der *Multisystemerkrankungen* mit Muskelbeteiligung deshalb unter dem Titel der Herdmyositiden zu subsumieren versucht unter primärer Bewertung struktureller Charakteristika. Jedoch kann auch die typische „primäre" Polymyositis das Bild der Herdmyositis zeigen, und diffus myositische Bilder sieht man gelegentlich auch bei den nachstehend referierten Leiden. Meist sind die histopathologischen Merkmale der Herdmyositiden verschiedener Genese so weitgehend identisch, daß für die Krankheitseinteilung die gesamthaften und nicht nur die den Muskel berührenden Symptome bestimmend bleiben.

Diese ursprünglich von Klemperer u. Mitarb. [28] auch als „*Kollagenosen*" (der Ausdruck ist seit der Kritik Letterer's nicht mehr gebräuchlich) zusammengefaßten Lei-

den hier zu besprechen, ist einmal begründet durch gelegentliche Fälle, bei denen die
Myopathie auch klinisches Leitsymptom ist. Zum anderen kommt der Muskelhistologie in der Diagnostik unklarer Leiden eine wichtige Bedeutung zu, da sie selbst bei
fehlenden Paresen den Prozeß zumeist anzeigt, außerdem bioptisch leicht zu gewinnen ist. Erst die jüngste Zeit hat auch Biopsien an schwerer erreichbaren Organen der
technischen Routine zugänglich gemacht.

Die *Häufigkeit* dieser oft gar nicht diagnostizierten Leiden ist aufgrund ihrer Verteilung auf verschiedene fachmedizinische Gebiete schwer zu beurteilen. Wenn Hauterscheinungen vorhanden sind, begegnen sie überwiegend dem Dermatologen, andern-
falls dem Internisten, Neurologen oder Rheumatologen. Als gemeinsame Ursache
wird ihnen ein immunpathologisches Geschehen unterstellt.

8.3.1 Sarkoidose (Morbus Besnier-Boeck-Schaumann)

Ein vorwiegend myopathisches Bild ist selten bei Sarkoidose. Im Vordergrund der
vielfältigen Organbeteiligungen (Lunge, Leber, Milz, Niere, Haut, Auge, Parotis, Nervensystem) steht die Affektion der Lymphknoten in- und außerhalb des Thoraxrau-
mes. Während das Leiden in dieser Form in jeder Altersklasse, oft mit mehr oder
weniger akuten unbestimmten Allgemeinbeschwerden inklusive Fieber bzw. Eryth-
ema nodosa beginnt [46], tritt die klinisch als Myopathie in Erscheinung tretende
Form meist mit einer langsam chronischen Entwicklung im mittleren bis fortgeschrittenen Lebensalter auf, ähnlich dem Verlaufstyp der chronischen Polymyositis [10,
25], oft begleitet von Gelenkschmerzen, Myalgien, Erhöhung der BSG und der
Serum-γ-Globuline sowie Eosinophilie. Bestehen klinisch auch keine Zeichen einer
Affektion der Skeletmuskulatur, kommt der Muskelbiopsie dennoch eine wesent-
liche Bedeutung zur Sicherung der Diagnose zu. Bei 60% aller Sarkoidosen sollen
Entzündungsherde im Muskel aufzufinden sein [43]. Die Wahl des Muskels für die
Biopsie (meistens des M.Gastrocnemius) wird als gleichgültig bezeichnet.

Das histologische Bild entspricht dem auch in anderen Organen zu erhebenden Befund, charakterisiert durch herdförmige, nicht verkäsende Infiltrate („Tuberkel")
mit epitheloidzelliger Reaktion, einem mesenchymalen Maschenwerk sowie Riesen-
zellen vom Langhans-Typ. Diese Herde entstehen im perimysialen, seltener endomysialen Bindegewebe, oft in enger Nachbarschaft zu Blutgefäßen und begleitet
von mehr oder weniger ausgedehnten Rundzellinfiltraten. Die benachbarten Muskelfasern werden dadurch erst sekundär geschädigt.

Gleichartige histopathologische Veränderungen werden jedoch auch bei nicht auf
Sarkoidose beruhenden Myopathien gefunden, u.a. bei Hyperthyreose, primärer und
paraneoplastischer Polymyositis, evtl. auch bei Kortisonmyopathe [9, 10, 27]. Demnach darf die Diagnose nur gestellt werden, wenn auch sonstige charakteristische
Symptome für Sarkoidose vorliegen, wobei der thorakale Befund (tumorige Vergrös-
serung der parahilären Lymphknoten) eine führende Rolle spielt. Bei noch unsicherem röntgenologischen Bild kann durch Lymphknotenbiopsie entweder mittels der
Bronchoskopie oder der Mediastinoskopie das Leiden bestätigt werden. Der meist
positive Hauttest nach Kveim kann die Diagnose stützen, gilt aber nicht mehr als
sarkoidosespezifisch [32].

Sarkoidoseherde können auch *periphere Nerven* zerstören und neural bedingte Atrophien mit Sensibilitätsausfällen hervorrufen [27, 54].

Die *Ätiologie* ist bisher wenig geklärt. Frühere Diskussionen über einen Zusammenhang mit der Tuberkulose sind verstummt. Immunbiologische Befunde (Fluoreszenztest u.a.m.) sprechen für ein immunpathologisches Geschehen im Sinne einer generalisierten Systemerkrankung. Die Verlaufsprognose bleibt stets unsicher. Letale Ausgänge sind durch Erkrankung anderer Organe bedingt. Spontanremissionen kommen vor. Remissionserfolge durch *Kortikoidbehandlung* können bei der myopathischen Verlaufsform sehr viel weniger erwartet werden als beim akuten Erkrankungstyp. Mangels anderer Therapie bleibt die Anwendung von Prednisolon (Dosierungsschema wie bei Polymyositis) die einzig aussichtsreiche Möglichkeit.

8.3.2 Lupus erythematodes visceralis (L.e.v.)

Durch Myositis hervorgerufener Muskelschmerz ist ein führendes Frühsymptom des L.e.v., während Muskelparesen im Laufe dieser Erkrankung neben anderen Symptomen einhergehen und häufiger durch Mitaffektion peripherer Nerven verursacht sind (polyneuritische Syndrome vom Multiplex-Typ). Seltener sind sie die Folge von Herdmyositiden. Deren histopathologischer Nachweis durch die Muskelbiopsie gelingt jedoch häufig, auch wenn sich die Symptome nur als Myalgien zu erkennen geben. Meist treten zugleich auch arthritische Beschwerden auf. Von der chronischen Polyarthritis läßt sich der L.e.v. auch durch *elektromyographische Veränderungen* abgrenzen. Oft sind im EMG neben myositisch-myopathischen Veränderungen im proximalen Gliederbereich auch neurogen zu interpretierende Befunde von den distalen Partien abzuleiten. Sie sind dann Ausdruck der Schädigung von Muskel *und* Nerv. Das gleiche kann in Biopsiebefunden sichtbar werden, die neben myositischen Herden auch neurogene Atrophien zeigen.

Entsprechend dem im Vordergrund stehenden *vaskulären Geschehen* mit entzündlich-fibrinoider Degeneration des Bindegewebes ist beim L.e.v. das Perimysium in der Regel am stärksten betroffen. Die entzündlichen Herde entstehen zumeist um die Gefäße herum und bilden z.T. sehr ausgedehnte rundzellige und histiozytäre, auch reichlich Mast- und Plasmazellen enthaltende Infiltrate. Kleinere Herde dieser Art finden sich auch in den Septen des Endomysiums. Neben den interstitiellen Veränderungen werden, unabhängig davon, leichtere Parenchymschäden des Muskels selbst (Fasernekrosen) gesehen. Entzündliche Reaktionen fehlen hier so gut wie vollständig. *Vakuoläre* Auflösungserscheinungen an Einzelfasern mit besonders prominenten Kernstrukturen gelten für L.e.v. als besonders typisch, weshalb dafür auch die Bezeichnung „vakuoläre Myopathie" geprägt wurde [15, 44].

Massivere Parenchymschädigungen finden sich besonders in den interstitiellen Herden angrenzenden Muskelpartien. Daß der myositische Prozeß nicht immer herdförmig auftritt, sondern auch diffus das gesamte Muskelparenchym infiltrieren kann, zeigt ein Befund von Bethlem mit einem völlig gemischten Muster atrophischer und noch erhaltener Muskelfasern ähnlich wie bei der Muskeldystrophie [5]. Nur die zu reichen Infiltrate und häufigen Vakuolen markierten den Unterschied.

In ausgeprägteren Stadien beherrschen endangiitische Gefäßverschlüsse und fibrinoide Nekrosen das Bild. Auch basiert die Schädigung der peripheren Nerven auf der Angiitis der Vasa nervorum.

Ätiologisch finden sich auch beim L.e.v. immunbiologische Hinweise, daß es sich um eine primär an den Gefäßen angreifende Autoaggressionskrankheit handelt, die alle Körpersysteme mit entsprechenden klinischen Symptomen betreffen kann. Diese erstrecken sich wahlweise, aber meist multisymptomatisch vom einfachen Lupus der Haut über alle Organe einschließlich des Gehirns.

Wegleitend für die *klinische Diagnose* ist, abgesehen vom leichter erkennbaren, aber oft fehlenden Lupus der Haut, die *Multisymptomatik* und der Nachweis der typischen *LE-Zellen*. Die Erkennung des Leidens wird durch den wenig charakteristischen Beginn mit unklaren Fieberepisoden, Mattigkeit und Schmerzen nicht leicht gemacht. Frauen erkranken häufiger als Männer, meist auch in schwererer Form. Der Verdacht auf L.e.v. sollte schon frühzeitig geweckt werden, einerseits wenn sich neben Gelenkschmerzen auch Zeichen einer Adynamie mit spontanen bzw. palpatorischen Schmerzen der Skeletmuskulatur finden; schließlich bei ausgeprägteren Stadien, wenn zu diesen Erscheinungen ein Mischbild von polyneuritischen und myositischen Symptomen hinzutritt oder zerebrale Symptome (epileptische Anfälle, organische Psychosyndrome) auftreten, die beim L.e.v. nicht selten sind [70].

Therapie. Auch hier steht in der Wirksamkeit das Prednisolon an erster Stelle. Die Dosierung im Beginn (50 — 100 mg/Tag) und Dauertherapie mit Erhaltungsdosen zwischen 5 — 15 mg entspricht dem bei der Polymyositis angezeigten Schema. Zusätzliche günstige Erfolge werden vom Resochin berichtet. Hinsichtlich Ausheilung bleibt die Prognose schlecht. Erreicht werden Remissionen und Verlängerung der Lebenserwartung. Der letale Ausgang basiert meistens auf einem Nierenversagen. Günstiger wird die Situation bei Kindern und bei spätem Beginn des Leidens nach dem 5. Dezennium beurteilt.

Nicht ganz selten ist ein Zusammentreffen von *Myasthenie* (meist der generalisierten Form) mit L.e.v. 1966 konnten 15 Fälle dieser Art referiert werden [72], darunter waren 13 Frauen. Die Patienten sprechen auf den Tensilon-Test und eine Dauerbehandlung mit Mestinon günstig an. Eine Beeinflussung des L.e.v. ist dadurch nicht gegeben.

8.3.3 Periarteriitis nodosa

Im Beginn verläuft die Periarteriitis nodosa (P.n.) zumeist nicht unähnlich dem L.e.v., wobei die anfangs uncharakteristischen Symptome (Fieber, Störung des Allgemeinbefindens, Kopfschmerzen, Anorexie, Verdauungsstörungen, rascher Gewichtsverlust, hohe Beschleunigung der BSG, Leukozytose, Anämie) zumeist rascher und in sehr viel schwererer Form einsetzen, auch seltener einen protrahierten Verlauf nehmen. Jedes Alter kann betroffen sein, Männer erkranken hier häufiger als Frauen. Nicht selten sind frühere Krankheiten, wie Hepatitis bzw. Symptome im Sinne einer rheumatischen oder allergischen Diathese, vorausgegangen [18]. Neben der extrem hohen BSG-Beschleunigung weisen schwere Gliederschmerzen, z.T. Blutungen der

Haut (Purpura), prominente Knötchen der Haut oder tastbare Knoten entlang der
Gefäßstämme und das Vermissen von LE-Zellen auf die Art des Leidens hin. Verlaufsformen der P.n., bei denen klinisch eine Myositis mit myopathiebedingter Beeinträchtigung der Motorik im Vordergrund steht, sogar ganz dem Bild der Polymyositis gleichen kann [47], kommen vor, sind aber neben den sehr viel häufigeren, meist asym-
metrischen, zu Schmerzen und Lähmungen führenden Polyneuropathien die seltenere
Verlaufsform. In manchen Fällen treten ähnlich wie beim L.e.v. zerebrale Symptome
(Krämpfe, zentrale Lähmungen, Dyskinesien) in den Vordergrund. Der Befall vis-
zeraler Organe (Niere, Herz, Magen-Darm-Trakt) ist die häufigste Todesursache des
meist schon innerhalb eines Jahres fatal endenden Leidens. Auch unter Therapie gilt
ein Überleben von mehr als 3 Jahren als Ausnahme.

Zur Verifizierung des Leidens sind auch hier die Biopsie und das histopathologische
Bild entscheidend, entweder in den Knötchen der Haut oder aufgrund der myositischen Befunde in der Skeletmuskulatur. Hier finden sich mehr oder weniger massive,
herdförmige periarteriitische Infiltrate an den mittleren und kleinen Gefäßen des
Perimysiums. Letztere zeigen das pathognomonische Bild einer *produktiven Pan-
arteriitis* mit proliferativ-entzündlichen und nekrotisierenden Gefäßwandverände-
rungen, wie es auch in den anderen Organen, u.a. an den Vasa nervorum als Ursache
der polyneuritischen Symptome zu finden ist. Fokale Muskelfaserdegenerationen
sind sekundär, bei Nervenschädigungen auch durch Denervierung hervorgerufen. Aus-
gedehntere Nekrosen beruhen auf Infarkten infolge Verschluß von Arterien.

Laborbefunde tragen wenig zur Sicherung der Diagnose bei, wenn man von der oft
ausgeprägten Initialbeschleunigung der Blutsenkung und regelmäßigen Leukozytose
absieht. Vermehrung der α-, β- oder γ-Globuline im Elektrophoresediagramm wird
je nach Akuität des Prozesses nur teilweise beobachtet, Eosinophilie eher selten. Das
gleiche gilt für ASL-Titer, C-reaktives Protein und die übrigen Rheumafaktoren.

Therapeutisch wird auch hier Prednisolon eingesetzt, dessen Wirkung mehr der Linde-
rung subjektiver Beschwerden als der Erzielung wenig anhaltender Remissionen dient.

8.4 Sjögren-Syndrom

Tränenmangel, Trockenheit und Keratose der Schleimhäute, Rhinitis sicca, Xero-
dermie und polyarthritische Symptome sind die führenden Kennzeichen des Sjögren-
Syndroms [58, 35]. Eine chronische Arteriitis kann das ätiologisch ungeklärte und
schubweise verlaufende Leiden begleiten. Fakultativ sind Myalgien und Symptome
einer manchmal erheblichen Muskelschwäche. Histopathologisch findet sich eine eher
diffuse Myositis mit massiver Beteiligung von Plasmazellen [43]. Aufgrund der epi-
thelialen Hyalose wird auch Versiegen der Parotissekretion mit Hyperplasie beobachtet. Bei der Sialographie findet man die Verarmung des Drüsenbaumes schon als
Frühsymptom. Paraproteinämie und Anämie sind weitere Merkmale. Doch ist das
Spektrum wenig eng umrissen, entscheidend für die Diagnose sind die Sicca-Symp-
tome und die polyarthritischen Erscheinungen. Da die Myositis klinisch selten in
den Vordergrund tritt, wird auf die spezielle Literatur verwiesen.

Beobachtet wurde auch Myasthenie zusammen mit Sjögren-Syndrom [13] bzw.
Hashimoto- und Sjögren-Syndrom [57]. Ausgeprägt pathologische Immunglobu-
line machen eine Zuordnung zu den Immunopathien des Bindegewebes wahrscheinlich. Diskutiert wurden auch ein Mangelsyndrom oder Enzymdefekt sowie eine tro-
phische Störung des Nervensystems.

8.5 Myositis bei rheumatischen Krankheiten

Zu unterscheiden ist bei diesem Sammelbegriff zwischen (1) dem rheumatischen
Fieber, (2) der chronischen Polyarthritis (p.c.P.) und (3) dem sog. „Weichteilrheumatismus". Myositische Veränderungen der Skeletmuskulatur sind nur den beiden
ersten Formen eigen, vormals als entzündlich interpretierte Befunde [40] beim Weichteilrheumatismus sind nach Fassbender [20] anders zu deuten.

8.5.1 Rheumatisches Fieber (= Polyarthritis rheumatica acuta)

Es ist definiert als Folge einer Infektion durch den β-hämolytischen Streptococcus
der Gruppe A, wobei immunpathologische Vorgänge an den Auswirkungen wesentlich beteiligt sind. Neben den im Vordergrund stehenden pathologischen Erscheinungen an den Gelenken, dem Myo-, Endo- und Perikard treten auch in der Skeletmuskulatur Infiltrate auf, die dann zu Granulomen ähnlich denen im Herzmuskel
führen. Dieser Prozeß nimmt seinen Ausgang vom Bindegewebe, Muskelfasern werden nur sekundär geschädigt. Davon zu unterscheiden ist nach Fassbender auch ein
seltenerer primärer Untergang von Muskelfasern (Degeneration bis zur völligen Fasernekrose), der an spezielle immunpathologische Vorgänge gebunden zu sein scheint.
Klinische Auswirkungen sind selbst bei Vorliegen echt myositischer Paresen kaum
gegeben bzw. treten neben der Behinderung seitens der Gelenke ganz in den Hintergrund.

8.5.2 Chronische Polyarthritis

Hier sind Muskelschwund und Muskelschwäche eine sehr häufige Erscheinung. Die
Unterscheidung zwischen Inaktivitätsatrophie, neurogenen Atrophien, primären
Parenchymschäden des Skeletmuskels oder Folgen der Steroidtherapie ist oft pro-
blematisch. Die für das Leiden typischen und ubiquitären Gefäßprozesse können
die Ursache nodulärer myositischer Herde sein, ebenso können letztere infolge einer
Kortisontherapie auftreten (s. S. 133). Einer Untersuchung von Yates zufolge ist
dies mehrheitlich anzunehmen, da er bioptisch solche nodulären Herde sowie myopathische EMG-Befunde praktisch auf Fälle beschränkt sah, die unter Kortisonbe-
handlung standen [75]. Vorliegende Angaben über Häufigkeit von Myositis bzw.
Polymyositis aufgrund chronischer Polyarthritis [69] wären demnach zu korrigieren
bzw. ziemlich ausschließlich der Therapie anzulasten.

8.5.3 Weichteilrheumatismus

Strittige Befunde über das Vorkommen struktureller Parenchymschäden auch beim
harmloseren reinen „Weichteilrheumatismus" (im englischen Schrifttum "Fibrositis"

genannt) haben aufgrund bioptisch gewonnener elektronenmikroskopischer Untersuchungen von Fassbender eine sichere Basis gefunden [20]. Was sich im Lichtmikroskop
als minimal und kaum relevant darstellte, erweist sich hier deutlich als Veränderung
der Mitochondrien und mottenfraßähnliche Auflösung von Muskelfilamenten bis zu
Muskelzellnekrosen mit starken Glykogenanhäufungen. Die Interpretation schließt
einen „myositischen", d.h. entzündlichen Prozeß aus und weist darauf hin, daß es
sich um eine rein hypoxische Schädigung handelt, hervorgerufen durch einen Dauer-
tonus, dessen Ursache auf nervalen Reizen basiert, welche ihrerseits vielfältig ausgelöst
sein können (Fehlhaltungen, Kälte, Fernirritation, psychische Spannungen).

8.6 Okuläre Myositis

Die im Schrifttum vertretene Krankheitsbezeichnung [41, 73] wurde schon frühzeitig kritisiert [2], da es sich um einen allgemein entzündlichen Prozeß im Bereich der
Orbita handelt, der vermutlich nur sekundär auf die äußeren Augenmuskeln übergreift. Jedenfalls hat das streng lokalisierte Leiden keine Beziehung zu den Polymyositiden und den bisher geschilderten Mesenchymosen. Klinisch unterscheidet man
eine akute, nur z.T. schmerzhafte exophthalmische Form mit Chemosis, Lidödem,
Lymphknotenbeteiligung, zuweilen auch Iridozyklitis und Schädigung des Optikus
vom chronischen Typ ohne entzündliche Begleiterscheinungen und ohne Protrusio
bulbi. Die auf dem Prozeß basierende Läsion der äußeren Augenmuskeln führt zu
Paresen mit Doppelbildern. Die Abgrenzung des chronischen Typs von neurogenen
Paresen stützt sich klinisch lediglich auf den jeweiligen EMG-Befund. Fast immer ist
die Symptomatik einseitig und meistens nach Wochen bis Monaten wieder abklin-
gend. Nicht selten sind Rezidive. Die Ursache ist ungeklärt, für einen Infekt bestehen keine Anhaltspunkte. Die akute Form kann einen retrobulbären Tumor vortäuschen. Deshalb vorgenommene Explorationen der Orbita bzw. auch Enukleationen
des Auges zeigten ein das Fett, Muskeln und Nerven einbeziehendes granulomatös-
ödematös entzündliches Gewebe, wobei die Muskeln ebenfalls entzündlich infiltriert,
z.T. auch fibrös bzw. bindegewebig entartet waren. Für die ohne Exophthalmus verlaufenden chronischen Formen fehlen Kenntnisse zur Morphologie. Dem akuten
Verlaufstypus analoge Deutungen als Myositis stützen sich hier allein wiederum auf
den EMG-Befund. Therapeutisch wurden früher Jodkali-Kuren, angeblich z.T. dra-
matisch wirksam, empfohlen. Die Behandlung ist heute durch die Kortikoide verdrängt.

8.7 Literatur

1.   Adams, R.D.: Pathological Reactions of the Skeletal Muscle Fiber in Man. In: Disorders
     of Voluntary Muscle (Edit. by J.N. Walton), Third Edition. Edinburgh-London:
     Churchill & Livingstone 1974
2.   Adams, R.D., Denny-Brown, D., Pearson, C.M.: Diseases of Muscle. Second Edition.
     New York: Harper & Row 1962
3.   Barraquer-Bordas, L., Peres-Serra, I., Salisacks-Rowe, P.: Polymyosite chronique
     nodulaire focale avec syndrome myasthénique. Rev. Neurol. *113*, 69 (1965)

4.   Beckmann, R., Mölbert, E., Axmann, M., Künzer, W.: Zur pseudomyopathischen Polymyositis. Arch. Kinderheilk. *170*, 76 – 85 (1964)
5.   Bethlem, I.: Muscle Pathology. Introduction and Atlas. Amsterdam-London: North-
     Holland 1970
6.   Brouwer, K.: Het syndroom von Werner. Ned. T. Geneesk. *99*, 2058 (1955)
7.   Buzzard, E.F.: The clinical history and postmortem examination of five cases of
     myasthenia gravis. Brain *28*, 438-483 (1905)
8.   Caspary, E.A., Gubbay, S.S., Stern, G.M.: Circulating antibodies in polymyositis and
     other muscle-wasting disorders. Lancet *1964 II*, 914
9.   Coërs, C.: The Histological Features of Muscle Sarcoidosis. Acta neuropath. (Berl.) *7*,
     242-252 (1967)
10. Coërs, C., Carbonne, F.: La myopathie granulomateuse. Acta neurol. belg. *66*, 353-381
     (1966)
11. Currie, S., Sounders, M., Knowles, M., Brown, A.E.: Immunological aspects of polymyositis. Quart. J. Med. *40*, 63 (1971)
12. Currie, S., Walton, I.N.: Immunsuppressive therapy in polymyositis. J. Neurol. Neurosurg.
     Psychiat. *34*, 447 (1971)
13. Downes, J.M., Greenwood, B.M., Wray, S.H.: Autoimmun aspects of myasthenia gravis.
     Quart. J. Med. *35*, 85 (1966)
14. Engel, W.K., DeVivo, D.C., Warmolts, J.R., Schwartzmann, R.J.: High-single-dose
     alternate-day prednisone in neuro-muscular diseases. II. Internat. Congr. Muscle Dis.,
     Perth 1971. Excerpta, med. (Amst.) Series No. 237, p. 59, 1971
15. Erbslöh, F.: Lupusmyopathie. Dtsch. med. Wschr. *87*, 2464 (1962)
16. Erbslöh, F.: Exogene Spätmyopathien. In: Differentialdiagnose neurologischer Krankheitsbilder (Hrsg. von G. Bodechtel), 3. Aufl. Stuttgart: Thieme 1974
17. Erbslöh, F.: Morphologie der Myositiden. In: Fortschritte der Myologie. 2. Symposium
     der „Deutschen Ges. f. d. Bekämpfung der Muskelkrankheiten e.V.", Mai 1974 in Hinter-
     zarten (Hrsg. u. Verlag Deutsche Ges. f. d. „Bekämpfung der Muskelkrankheiten e.V.").
     Freiburg/Br. 1975
18. Erbslöh, F., Eisenburg, J.: Die Periarteriitis nodosa und ihr neuromuskulärer Schwerpunkt. Klin. Wschr. *41*, 58-72 (1963)
19. Erbslöh, F., Kunze, K.: Entzündliche Erkrankungen der Skelettmuskulatur. In: Innere
     Medizin in Praxis und Klinik, Bd. II (Hrsg. von Hornbostel, Kaufmann u. Siegenthaler).
     Stuttgart: Thieme 1973
20. Fassbender, H.G.: Pathologie rheumatischer Erkrankungen. Berlin-Heidelberg-New York:
     Springer 1975
21. Gardner-Medwin, D., Walton, J.N.: The Clinical Examination of the Voluntary Muscles.
     In: Disorders of Voluntary Muscle (Edit. by J.N. Walton), Third Edition. Edinburgh-
     Londen: Churchill & Livingstone 1974
22. Günther, H.: Die kryptogenen Myopathien. Ergebn. inn. Med. Kinderheilk. *10*, 427-480
     (1958)
22a. Guillain, G.: La myopathic consécutive à la fièvre typhoide. Sem. méd. *27*, 277 (1907)
23. Hepp, P.: Über Pseudotrichinose, eine besondere Form von acuter parenchymatöser
     Polymyositis. Berl. klin. Wschr. *24*, 297 (1887)
24. Hill, D.C., Barrows, H.S.: Identical skeletal and cardiac muscle involvement in a case of
     fatal polymyositis. Arch. Neurol. *19*, 545 (1968)
25. Hinterbuchner, C.N., Hinterbuchner, L.P.: Myopathic syndrome in muscular sarcoidosis.
     Brain *87*, 355 (1964)
26. Jerusalem, F.: Paraneoplastische Syndrome und Krankheitsbilder. Nervenarzt *43*,
     169-175 (1972)
27. Jerusalem, F., Imbach, P.: Granulomatöse Myositis und Muskelsarkoidose. Dtsch.
     med. Wschr. *95*, 2184 (1970)
28. Klemperer, P., Pollack, A.D., Baehr, G.: Diffuse collagen disease. Acute disseminated
     lupus erythematosus and diffuse scleroderma. J. Amer. med. Ass. *119*, 331 (1942)

29.   Körner, F., Regli, F.: Zur Syntropie von Myasthenie und Myositis. Dtsch. med. Wschr.
      90, 1950 (1965)

30.   Korting, G.W., Holzmann, H.: Die Sklerodermie und ihr nahestehende Bindegewebspro-
      bleme. Stuttgart: Thieme 1967

31.   Lambie, J.A., Duff, J.E.: Familial occurence of dermatomyositis. Arch. intern. Med. *59*,
      839 (1963)

32.   Leading Article: The Kveim Test. Brit. med. J. *1971 II*, 604

33.   Letterer, E.: Die allgemeine pathologische Anatomie des Bindegewebes. Med. Klin. *54*,
      900 (1959)

34.   Lewkonia, R.M., Buxton, P.H.: Myositis in father and daughter. J. Neurol. Neurosurg.
      Psychiat. *36*, 820-825 (1973)

35.   Lyon, E.: Das Sjögren-Syndrom. Med. Klin. *52*, 133 (1956)

36.   Macfarlane, M.G.: On Biochemical Mechanisms of Action of Gas Gangrene Toxins.
      In: Mechanisms of Microbial Pathogenicity, p. 72. Cambridge: Cambridge University
      1955

37.   Maucher, O.M.: Die Hautveränderungen bei Dermatomyositis und ihre Differentialdiag-
      nose unter Berücksichtigung immunfloureszenz-histologischer Befunde. In: Fortschritte
      der Myologie (Hrsg. u. Verlag „Deutsche Ges. f. d. Bekämpfung der Muskelkrankheiten
      e.V."). Freiburg/Br. 1975

38.   McEntee, W.J., Mancall, E.L.: Neuromyositis: A reappraisal. Neurology *15*, 69-75
      (1965)

39.   Mertens, H.G.: Klinik der Myositiden. In: Fortschritte der Myologie. 2. Symposium der
      „Deutschen Ges. f. d. Bekämpfung der Muskelkrankheiten e.V.", Mai 1974 in Hinter-
      zarten. (Hrsg. u. Verlag „Deutsche Ges. f. d. Bekämpfung der Muskelkrankheiten e.V.").
      Freiburg/Br. 1975

40.   Miehlke, K., et al.: Klinische und experimentelle Untersuchungen zum Fibrositissyndrom.
      Z. Rheumaforsch. *19*, 310 (1960)

41.   Papst, W., Mertens, H.G., Esslen, E.: Die chronische okuläre Myositis. Klin. Mbl. Augen-
      heilk. *133*, 673 (1958)

42.   Pearson, C.M.: Polymyositis and Dermatomyositis. In: Immunological Diseases (Edit. by
      M. Santer). Boston: Little & Brown 1971

43.   Pearson, C.M., Currie, S.: Polymyositis and Related Disorders. In: Disorders of Voluntary
      Muscle (Edit. by J.N. Walton), Third Edition. Edinburgh-London: Churchill & Livingstone
      1974

44.   Pearson, C.M., Yamazaki, J.N.: Vacuolar myopathy in systhemic lupus erythematosus.
      Amer. J. clin. Path. *29*, 455 (1958)

45.   Portwich, F.: Periphere Zirkulationsstörungen und die sogenannten Kollagenkrankheiten.
      Internist *6*, 225 (1965)

46.   Radenbach, K.L., Matthiessen, W.: Sarkoidose. Dtsch. Ärztebl. *71*, 995 (1974)

47.   Radermecker, M.-A., van Bogaert, L.: D'une périartérite noueuse évaluant d'abord
      favorablement sous le masque d'une polymyosite subaiguë de l'enfant. Récidive
      mortelle foudroyante. Acta neurol. belg. *8*, 498 (1952)

48.   Rose, A.L., Walton, J.N.: Polymyositis: A survey of 89 cases with particular reference
      to treatment and prognosis. Brain *89*, 747 (1966)

49.   Rowland, L.P., Hoefer, P.F.A., Aranow jr., H.: Myasthenic Syndroms. In: Neuromuscular
      Disorders (Edit. by R.D. Adams, L.M. Eaton and G. Shy). Ass. Res. nerv. ment Dis. *38*,
      chap. 15. Baltimore: William & Wilkins 1960

50.   Russel, D.S.: Histological changes in the striped muscles in myasthenia gravis. J. Path.
      Bact. *65*, 279 (1953)

51.   Schimrigk, K.: Die Polymyositis unter dem Bilde der facio-scapulo-humeralen Muskel-
      dystrophie. In: Fortschritte der Myologie. 2. Symposium der „Deutschen Gesellschaft
      f. d. Bekämpfung der Muskelkrankheiten e.V.", Mai 1974 in Hinterzarten (Hrsg. u. Verlag
      „Deutsche Gesellsch. f. d. Bekämpfung der Muskelkrankheiten e.V."). Freiburg/Br.
      1975

52.   Schuermann, H.: Zur Klinik und Pathogenese der Dermatomyositis. Arch. Derm. Syph. (Berl.) *178*, 414 (1939)

53.   Schuermann, H.: Dermatomyositis. Ergebn. inn. Med. Kinderheilk. *10*, 427 (1958)

54.   Seitz, D.: Die Bedeutung der Muskelbiopsie für die Diagnose und Therapie chronischer neuromuskulärer Prozesse. Dtsch. Z. Nervenheilk. *187*, 166 (1965)

55.   Selye, H., Gentile, G., Jean, P.: An experimental model of "dermatomyositis" induced by calciphylaxis. Canad. Med. Ass. J. *85*, 770-776 (1961)

56.   Senator, H.: Über acute Polymyositis und Neuromyositis. Dtsch. med. Wschr. *19*, 933-936 (1893)

57.   Simpson, J.A.: The Biochemistry of Myasthenia gravis. In: Progressive Muskeldystrophie, Myotonie, Myasthenie (Hrsg. von E. Kuhn), Berlin-Heidelberg-New York: Springer 1966

58.   Sjögren, H.: Zur Kenntnis der Keratoconjunctivitis sicca (Keratitis filiformis bei Hypofunktion der Tränendrüsen). Acta ophthal. (Kbh.) Suppl. *13*, 1 (1933)

59.   Smith, R.C., Winer, L.H., Martel, St.: Werner's Syndrome. Arch. Derm. *71*, 197 (1955)

60.   Spahr, A., Brenn, H.: Calcinosis interstitialis bei Dermatomyositis. Helv. paediat. Acta *12*, 48-78 (1957)

61.   Stern, G.M., Rose, A.L., Jacobs, K.: Circulating Antibodies in Polymyositis. J. Neurol. Sci. *5*, 181-183 (1967)

62.   Unverricht, H.: Über eine eigentümliche Form von akuter Muskelentzündung mit einem der Trichinose ähnelnden Krankheitsbilde. Münch. med. Wschr. *34*, 488 (1887)

63.   Unverricht, H.: Polymyositis acuta progressiva. Z. klin. Med. *12*, 533 (1887)

64.   Unverricht, H.: Dermatomyositis acuta. Dtsch. med. Wschr. *17*, 41 (1891)

65.   Van Bogaert, L., Radermecker, M.-A.: Akute Polymyositis in the Congo. Wld. Neurol. *2*, 220 (1961)

66.   Vick, N.A.: The fine structure of polymyositis, with consideration of capillaris and subcellular organelles. Neurology (Minneap.) *20*, 1062 (1970)

67.   Virchow, R.: Über die Natur der constitutionell-syphilitischen Affektionen. Virchow's Arch. path. Anat. *15*, 217-336 (1858)

68.   Wagner, E.L.: Fall einer seltenen Muskelkrankheit. Arch. Heilk. *4*, 282-283 (1863)

69.   Walton, J.N., Adams, R.D.: Polymyositis. Edinburgh-London: Churchill & Livingstone 1958

70.   Weingarten, K., Braünsteiner, H.: Wien. klin. Wschr. *74*, 709 (1962)

71.   Werner, O.: Über Katarakt in Verbindung mit Sklerodermie. Dissertation Universität Kiel 1904

72.   Wolf, S.M., Barrows, H.S.: Myasthenia Gravis and Systemic Lupus Erythematosus. Arch. Neurol. (Chic.) *14*, 254 (1966)

73.   Wolter, J.R., Hoy, J.E., Schmidt, D.M.: Chronic orbital myositis. Amer. J. Ophthal. 292 (1966)

74.   Wolter, M.: Entzündliche Muskelerkrankungen. Akt. Neurol. *1*, 223 (1974)

75.   Yates, D.H.A.: Ann. rheum. Dis. *22*, 342 (1963)

9. Polymyalgia rheumatica

Das erstmals von Bruce (1888) und seit 1945 erneut [2 – 6] beachtete Krankheitsbild (Pm. rh.) ist arteriitischer Genese und charakterisiert durch Schmerzen vorwiegend des Nacken-Schultergürtel-Bereichs, seltener der Hüfte oder der übrigen Partien,
die z.T. innerhalb von 1 – 2 Tagen plötzlich und heftig einsetzen, häufiger jedoch
sich allmählich entwickeln. Besondere Prodromalerscheinungen wie vorausgegangene Infekte fehlen in der Regel. Meist sind die Beschwerden symmetrisch, gelegentlich im Beginn einseitig oder ungleich ausgeprägt. Begleitsymptome sind allgemeines
Krankheitsgefühl, Mattigkeit, Anorexie, Gewichtsverlust, Schwitzen und häufig auch
geringes Fieber.

Regelmäßig findet sich eine auffallend starke Beschleunigung der BSG in der ersten
Stunde, die auf die Diagnose hinlenkt. Ein weiterer Hinweis auf Pm. rh. ist das Alter
der Patienten: Das Leiden tritt fast ausschließlich erst nach dem 50., meistens um
das 60. Lebensjahr oder später auf. Frauen sind fast dreimal häufiger betroffen als
Männer.

Vom Schmerz befallen sind vor allem die die zentralen Gelenke umgebenden Muskelpartien, wodurch die aktive Beweglichkeit eingeschränkt erscheint und ein arthriti-
scher Prozeß oder eine Periarthrosis humero-scapularis vorgetäuscht werden kann.
Doch bleiben die Gelenke passiv frei und die zunehmende Ausbreitung der Muskelschmerzen auf Nacken und Oberarme, evtl. auch Oberschenkel sowie die Allgemeinsymptome weisen auf deren myalgisch-entzündlichen Charakter hin, der auf einer
Arteriitis der mittleren und größeren Gefäße basiert.

Muskelbiopsien ergeben keinen pathologischen Befund und auch das EMG ist in der
Regel normal. Das Leiden kann sich über Monate bis zu 2 Jahren hinziehen und verschwindet wieder ohne Folgen, vorausgesetzt, daß andere Manifestationen der Arteriitis an Gehirn oder Auge keine Schäden hinterlassen.

Die arteriitische Pathogenese der Pm. rh. wird nur dadurch erkennbar, daß in ca.
30 – 50% der Fälle (je nach Autor) das Leiden mit der sog. „Arteriitis temporalis"
einhergeht. Entweder handelt es sich um eine manifeste Arteriitis der Schläfen- oder
Okzipitalarterie mit der bekannten Anschwellung und meist ebenfalls äußerst
schmerzhaften Induration oder um den gefürchteten Befall der Zentralarterie des
N. opticus, der zur Erblindung führt. In vielen Fällen deckt nur die Biopsie der
Schläfenarterien die Natur des Leidens auf. Sie zeigt die typische Riesenzellarteri-
itis, die sich an bestimmten Gefäßabschnitten vorzugsweise manifestiert, im Prinzip
aber eine Systemerkrankung ist, die an allen Gefäßen (Aorta, Koronarien, Nieren-
und Extremitätengefäßen) auftreten kann. Die für die Pm. rh. verantwortlichen
Arteriitiden sind bioptisch nicht zugänglich, häufiger als bei vergleichbaren Alters-

gruppen weisen jedoch Geräusche an größeren Arterien in der Axilla oder am Hals, zuweilen auch ein Palpationsschmerz auf den Prozeß hin.

Typische weitere Laborbefunde sind hypochrome Anämien, Sideropenie und eine Dysproteinie. In den Anfangsstadien sind vor allem die α_2-, im späteren Verlauf die γ-Proteine vermehrt. Die rheumaserologischen Teste bleiben negativ.

Die Ätiologie wird durch autoimmunpathologische Vorgänge zu erklären versucht. Die Spontanausheilung kennzeichnet jedoch den Unterschied gegenüber anderen malignen Arteriitiden immunpathologischer Genese. Therapeutisch haben Kortikosteroide (Prednisolon, mindestens 80 mg p.d. in der ersten Woche, später auf 20 mg reduzierbar) eine zuverlässige Wirkung.

9.1 Literatur

1. Barber, H.S.: Ann. rheum. Dis. *16*, 230 (1957)
2. Bruce, W.: Senile rheumatic gout. Brit. Med. J. *1888 II*, 811
3. Holst, J.E., Johansen, E.: Acta med. scand. *122*, 258 (1945)
4. Hunder, G.G., Disney, T.F., Ward, L.E.: Mayo Clin. Proc. *44*, 849 (1969) (mit ausführl. Literatur)
5. Kaiser, H.: Münch. med. Wschr. *111*, 1609 (1969)
6. Kaiser, H.: Dtsch. med. Wschr. *94*, 2232 (1969)
7. Vischer, E., Kaeser, H.E., Kocher, R.: Praxis *58*, 443 (1969)

10. Myopathien und endokrine Störungen

10.1 Schilddrüse

Die häufigste Kombination myopathischer Symptome mit endokrinen Störungen findet sich bei Anomalien der Schilddrüsenfunktion. Auch der intakte Muskel wird in seiner Funktion von Abweichungen der Schilddrüsentätigkeit beeinflußt, indem unter Hyperthyreose die reflektorisch ausgelöste Muskelkontraktion „lebhafter", d.h. rascher und bei Hypothyreose verlangsamt gegenüber der Norm verläuft. Die krankhaften Muskelveränderungen äußern sich in verschiedenen Formen [16, 22].

1. *Hyperthyreose*
   1.1 Akute thyreotoxische Myopathie
   1.2 Chronische thyreotoxische Myopathie
   1.3 Myasthenie bei Thyreotoxikose
   1.4 Endokrine Ophthalmoplegie
   1.5 Periodische Lähmung
   1.6 Schmerzhafte Muskelkrämpfe

2. *Hypothyreose*
   2.1 Myotonie = Hoffmann-Syndrom
   2.2 Muskelhypertrophie und -schwäche (+ Krämpfe?)
       (Debré-Semelaigne-Syndrom)
   2.3 Myasthenie

10.1.1 Myopathien bei Hyperthyreose

10.1.1.1 Akute thyreotoxische Myopathie

Sie gilt als selten und ist gekennzeichnet durch sehr rasch einsetzende progrediente, oft die bulbäre Muskulatur einbeziehende Zustände genereller schlaffer Lähmung, wobei auch die Atmung bedroht ist und die Reflexe erlöschen. Episodische Schwächezustände der Beine können diesem schweren Bild vorausgehen. Es wurden auch Zweifel an dieser Manifestationsform der Thyreotoxikose geäußert [18, 24]. Bei einem einschlägigen Fall bestand außerdem eine Hypokaliämie, doch konnte die Lähmung durch Kaliumzufuhr nicht, durch Thyreoidektomie jedoch beseitigt werden [31]. Die Ähnlichkeit der Symptomatik mit einer myasthenischen Krise läßt auch an eine Beteiligung myasthenischer Vorgänge und an eine einschlägige Beobachtung von Mertens und Seitz denken, wobei der Tensilon-Test wirkungslos war und die myasthenische Reaktion nur durch die elektromyographische Untersuchung nachzuweisen war [23]. Vermutlich handelt es sich jeweils um kombinierte Vorgänge (chronische thyreogene Myopathie + myasthenisches Syndrom bzw. + periodische Lähmung). Jedenfalls zeigen die hier bekannt gewordenen Biopsiebefunde die gleichen Veränderungen wie bei der chronischen Myopathie [23, 31].

10.1.1.2 Chronische thyreotoxische Myopathie

Die mehr oder weniger chronische Myopathie bei Thyreotoxikose wird um so häufiger, nach größeren Statistiken bei 6 – 9%, ja bei genauer Untersuchung sogar bei einem Viertel aller Fälle [32] mit Schilddrüsenüberfunktion beobachtet. Typisch ist eine progrediente Schwäche der proximalen Gliederabschnitte entweder des Schultergürtels, häufiger des Beckengürtels. Sie ist zumeist mit Atrophien verbunden. Als pathognomonisch gelten eine besonders ausgeprägte Iliopsoasschwäche und das relativ lange Erhaltenbleiben lebhafter Muskeldehnungsreflexe.

Im Gegensatz zur Geschlechterverteilung bei der bei Frauen häufigeren Basedow-Krankheit tritt die thyreotoxische Myopathie bei Männern etwa dreimal häufiger als bei Frauen auf. Die Behinderung, vor allem beim Treppensteigen und Armeheben, gleicht dem Zustand bei Muskeldystrophien. Fehldiagnosen werden dadurch noch begünstigt, weil die Hyperthyreose oftmals nur leichtgradig ist und klinisch kaum oder gar nicht in Erscheinung tritt, d.h. die Myopathie ist nicht abhängig vom Grad oder der Art der Schilddrüsenüberfunktion. Nach Shy [34] beobachtet man klinisch oder im EMG bei etwa 50% der Fälle Faszikulationen. Dies kann ein wichtiger Hinweis für die Differentialdiagnose sein, aber auch zu Verwechslungen mit spinaler Muskelatrophie Anlaß geben, zumal gelegentlich distale Muskelpartien stärker mitbetroffen sind. Eine besondere Eigenart dieser Patienten ist die ausgesprochene Wärmeunverträglichkeit, mehr als dies bei Basedow-Kranken sonst der Fall ist. Es wird auch vermutet, daß an der Grundumsatzsteigerung ein mitochondrialer Hypermetabolismus aufgrund partieller Entkopplung der oxidativen Phosphorylierung (s. S. 58) im Muskel beteiligt und dies möglicherweise die Ursache der Myopathie sei [29].

Histopathologische Befunde (Biopsien) sind häufig, nach Satoyoshi und Mitarb. [32] bei ungefähr einem Drittel der (z.T. klinisch ausgeprägten) Fälle negativ. Vorzufindende Veränderungen sind Vermehrung, häufig Verklumpung der Muskelkerne, Vermehrung der Mitochondrien, Verlust der Querstreifung, Vakuolisierung der Muskelfasern sowie lymphozytäre Infiltrate besonders in Nachbarschaft der Endplatten [10]. Wenn auch die genauere Ursache der Myopathie unklar bleibt, herrscht doch die Ansicht vor [16], daß diese in irgendeiner Form direkte Folge der Thyroxineinwirkung ist.

Therapeutisch ist die Behebung der Hyperthyreose in der Regel erfolgreich, doch ist der Rückgang der Myopathie häufig verzögert und unvollständig [19]. Beobachtungen einer Verschlechterung nach Normalisierung der Schilddrüsenfunktion [26] sind wohl die seltene Ausnahme.

10.1.1.3 Myasthenie bei Thyreotoxikose

Das Auftreten einer Myasthenie im Verlauf einer Thyreotoxikose wird nur in etwa 1% der Fälle [24] beobachtet, ist demnach selten und in pathogenetischer Beziehung nach McArdle [18] wenig relevant. Mertens [22] hat zwei Fälle von thyreotoxischer Ophthalmoplegie mitgeteilt, bei welchen eine myasthenische Komponente der Lähmung festzustellen war. Eine Reihe von Literaturberichten bis 1961 hat Logothetis [16] referiert.

Viel häufiger (ca. 5% der Fälle) ist das Auftreten von Hyperthyreose bei Myasthenie, mehrheitlich bei Frauen im mittleren Lebensalter. Die Kombination gilt als besonders gefährdend. Verschlechterung der Myasthenie mit Einsetzen der Hyperthyreose ist häufiger als dabei ebenfalls beobachtete Besserungen der Myasthenie. Im Prinzip bedürfen beide Leiden der Behandlung, doch können Maßnahmen gegen die Hyperthyreose neben Besserungen auch zur Verschlimmerung der myasthenischen Symptome führen. Jedenfalls werden aus diesem Grunde bei schweren Myasthenien radikalere Therapien (Thyreoidektomie, Radiojodbehandlungen) eher gemieden [18, 24]. Direkte Beziehungen zwischen Thyroxin und den Vorgängen an der neuromuskulären Endplatte bei Myasthenie sind wenig ersichtlich. Engel sah eine Verstärkung myasthenischer Symptome bei Gaben von Trijodthyronin oder Thyreotropin [11]. Pathogenetisch weisen beide Komplikationen, d.h. die der Muskelendplatte und der Schilddrüse auf das von der Thymusdrüse ausgehende Aggressionsgeschehen hin, worüber im Kap. 7 (Myasthenie) schon ausführlicher berichtet wurde (s. S. 58).

10.1.1.4 Endokrine Ophthalmoplegie

Diese entsteht zumeist, aber nicht immer [16] in Verbindung mit dem Basedow-Exophtahlmus (endokrine Ophthalmopathie). Sie beruht auf einer Myopathie vorwiegend der Augenheber und Außenwender. Die Lähmungserscheinungen bewirken Doppelbilder, sie können asymmetrisch auftreten und die Lidheber beteiligen. Bei der exophthalmischen Ophtahlmoplegie besteht eine Schwellung der retrobulbären Orbitagewebe und die befallenen Muskeln zeigen histologisch Infiltrate von Lymphozyten, Mast- und Plasmazellen im Sinne einer Myositis, bei chronischen Zuständen auch Fibrosis und Lipomatosis.

Verglichen mit der Häufigkeit des endokrinen Exophthalmus wird die Ophthalmoplegie in ausgeprägter Form von manchen Beobachtern als selten (nur 0,5% aller Hyperthyreosen [13]), andererseits von McArdle [18] als häufigste Myopathie bei Schilddrüsenüberfunktion bezeichnet.

Die den Exophthalmus und die Ophthalmomyopathie verursachenden Faktoren sind wenig geklärt. Die Ophthalmoplegie ist keineswegs immer an eine manifeste Hyperthyreose gebunden. Bei 50 von Brain untersuchten Fällen bestand zum Zeitpunkt des Auftretens der Paresen keine Hyperthyreose und neun Fälle hatten niemals eine Schilddrüsenüberfunktion [6]. Nicht selten tritt die Ophthalmoplegie bzw. auch der endokrine Exophthalmus erst nach deren Beseitigung auf oder aggraviert nach Schilddrüsenentfernung. Neben Vermutungen einer Überproduktion von Thyreotropin (LATS = Long acting thyroid stimulator) steht heute die Annahme eines *immunpathologischen* Faktors im Vordergrund, zumal feststeht, daß LATS von Lymphozyten gebildet wird.

Die *Therapie* bezieht ihre Erfahrungen aus der häufigen Unabhängigkeit der Symptomatik von einer Hyperthyreose sowie der Neigung zur Aggravation nach thyreostatischer oder operativer Behandlung und besteht in der Anwendung von *Kortikosteroiden*. Dabei ist eine relativ hohe Dosierung (60 mg Prednisolon täglich) notwendig, wobei Erfolge in etwa der Hälfte der Fälle erzielt werden [18]. Von der Kombinationsbehandlung mit Zytostatika (Azothioprin) werden ebenfalls Ergebnisse berichtet. In der Regel handelt es sich auch nur um Besserungen, restierendes Doppeltsehen kann schließlich noch operativ beseitigt werden.

10.1.1.5 Periodische Lähmung

Die Kombination von Hyperthyreose und periodischer *hypokaliämischer* Lähmung (PL) wird seit einer ersten Mitteilung aus Japan [33] häufiger in der Literatur berichtet. Die in Europa im Vergleich zu China und Japan ohnehin seltenere PL macht verständlich, daß Mitteilungen über durch Hyperthyreose ausgelöste PL vorwiegend aus Japan [27] und Hongkong [20, 21] kommen. Dabei sind Männer weit mehr, rund 20mal häufiger betroffen als Frauen (!) [27]. Der Nachweis hereditärer Faktoren ist bei diesen Fällen selten. Welchen Einfluß Thyroxin, eher andere mit der Hyperthyreose in Beziehung stehende Faktoren auf die bei PL bekannten oder vermuteten Elektrolytveränderungen (s. S. 74) haben können, ist offen. Bei der unkomplizierten hereditären PL haben Gaben von Thyroxin keinen anfallauslösenden Effekt, eigenartigerweise ist dies beim Wiederentzug der Medikation der Fall (zit. nach [18]). McArdle vermutet, daß wenigstens z.T. eine latente herditäre Veranlagung zu PL durch die Schilddrüsenstörung demaskiert wird.

Bei einem von Takagi u. Mitarb. [37] biochemisch untersuchten Fall mit starken Veränderungen des sarkoplasmatischen Retikulums erwies sich der Glykogenstoffwechsel des Muskels als normal; gefunden wurden eine starke Verminderung der zellulären Kalziumaufnahme, der Mg^{+++}-aktivierten ATPase, der Adenylcyclase und DPNH-Cytochrom-C-Reductase sowie ein Proteinverlust der Membranen des sarkoplasmatischen Retikulums, was die Autoren auf eine Premeabilitätsstörung im Bereich der Muskelmembranen schließen läßt. Gleiche Befunde bei der nicht thyreogenen PL am sarkoplasmatischen Retikulum wurden teilweise schon von früheren Autoren [4] erhoben. Welche Beziehungen zur Schilddrüse bzw. zu ihr übergeordneten oder immunpathologischen Faktoren bestehen, ist damit nicht geklärt.

10.1.1.6 Schmerzhafte Muskelkrämpfe

Intermittierend auftretende, starke schmerzhafte Muskelkrämpfe mit Süßigkeitshunger während vieler Jahre sind bei Hyperthyreose beschrieben [2]. Der 51jährige Patient hatte keine Paresen, Atrophien oder sonstige Myopathiesymptome. Durch Zuckeraufnahme wurden die Krämpfe gebessert. Die Untersuchung ergab im Ischämie-Arbeitsbelastungstest nach McArdle einen mangelnden Lactatanstieg (s. S. 53), der aber jeweils nach Glucosezufuhr normal ausfiel. Nach Beseitigung der Hyperthyreose blieb der Patient beschwerdefrei und die Anomalie des Lactattests verschwand ebenfalls. — Das Syndrom Myokymie-Schwitzen-Muskelschwäche wurde bei Hyperthyreose ebenfalls beobachtet (s. S. 49).

10.1.2 Myopathien bei Hypothyreose

10.1.2.1 Hoffmann-Syndrom (Myxödem mit paramyotonieähnlichen Symptomen)

Dieses wurde bereits im Rahmen der Myotonien (s. S. 42) beschrieben. Muskelschwäche ist dabei selten und dann geringfügig [3]. Auf die Diagnose und zur Prüfung der myotonen Reaktion (mechanisch bzw. elektromyographisch) hinlenkend sind mehr die Allgemeinsymptome des Myxödems (trockene, rauhe Haut – Verdikkung des Unterhautgewebes, trockene brüchige Haare, Verlangsamung der Mimik und der Bewegungsabläufe usw.), da die Myotonieerscheinung zumeist subjektiv wenig oder nicht wahrgenommen werden. Doch sind auch heftige und lästige myotone Krämpfe beschrieben [15]. Die Therapie gilt der Herstellung eines euthyreotischen Zustandes.

10.1.2.2 Debré-Semelaigne-Syndrom [9]

Hiermit wird eine Form des kongenitalen Myxödems mit Minderwuchs und *Pseudohypertrophie* der *Extremitätenmuskulatur* bezeichnet. Schon im Kindesalter zeigen die Patienten einen athletischen Habitus. Zwerchfell und Herzmuskel sind ebenfalls hypertrophiert. Effektive *Muskelschwäche* findet sich bei den meisten Fällen. Dazu kommen die allgemeinen Symptome des Kretinismus einschließlich Hypothermie, Bradykardie, Hypercholesterinämie und Oligophrenie. Histopathologische Befunde sind lichtmikroskopisch nicht regelmäßig zu erheben. Meist zeigen sich histochemisch oder im Elektronenmikroskop Veränderungen, die der hyperthyreotischen Myopathie ähnlich sind: starke Erweiterung des endoplasmatischen Retikulums in atrophischen Fasern vorwiegend des Typs I, fokale subsarkolemmale Glykogenansammlungen, mitochondriale Veränderungen, Mangel oxidativer Enzyme. Lichtmikroskopisch sind auch gröbere Veränderungen beschrieben, wie exzessiv große Muskelfasern, Faseraufsplitterungen, Vermehrung von Bindegewebe. Eine Literaturübersicht neben eigenen Befunden findet sich bei Spiro u. Mitarb. [36].

Soweit Mitteilungen vorliegen, haben Schilddrüsenpräparate wenig therapeutischen Einfluß auf die klinische Symptomatik, andererseits ergab eine Rebiopsie nach einer solchen Behandlung einen deutlichen Rückgang der histopathologischen Befunde [36].

In manchen Fällen von Kretinismus mit oder ohne pseudohypertrophische Myopathie werden auch *Myokymien* oder *Muskelkrämpfe* beschrieben. Ob es sich um ein eigenes Syndrom handelt oder um eine Kombination von Hoffmann- und Debré-Semelaigne-Syndrom (das manche Autoren als identisch behandeln), ist schwer zu sagen.

10.1.2.3 Myasthenie

Ferner wurde Myasthenie nicht nur zusammen mit Hyperthyreose, sondern auch mit Hypothyreose beobachtet [30]. Denkbar ist, daß vom Thymus ausgehende autoaggressive Faktoren die Schilddrüse auch in Richtung einer Unterfunktion schädigen können (s. S. 88).

10.2 Nebenschilddrüse

Müdigkeit und das Gefühl der Muskelschwäche sind ein typisches Symptom bei *Hyperparathyreoidismus.* Ausgeprägtere objektivierbare Muskelparesen werden dabei seltener beobachtet, wobei in der Regel eine proximale Form der Myopathie vorwiegend des Beckengürtels mit Watschelgang und Schwierigkeiten beim Auf-

richten vorliegt. Bei einer eigenen Patientin äußerte sich die Schwäche nur im Schultergürtel und ausgesprochen einseitig. Die Reflexe sind meist auffallend lebhaft. Fibrillationen treten nicht auf, das EMG zeigt die typischen Merkmale einer Myopathie
[5]. Fehldiagnosen sind wegen des Muskeldystrophie oder Polymyositis vortäuschen-
den Bildes und der Seltenheit des Syndroms häufig [12]. Klagen über Gliederschmerzen, Druck- und Klopfempfindlichkeit der Knochen, öfteres Erbrechen und Nieren-
komplikationen sollten auf die ungewöhnliche Ursache aufmerksam machen. Die
sichere Diagnose ergibt sich aus den Laborbefunden einer meist extremen Hyper-
kalzämie, der Kalzurie, der Hypophosphatämie und starker Erhöhung der alkalischen
Serumphosphatase, während die Serumenzyme meist normal sind. Die weitere Bestätigung ergibt sich aus den Röntgenbefunden einer generellen Dekalzifizierung der
Knochen und der bei vier Fünftel der Fälle vorliegenden Nephrolithiasis.

Die Merkmale einer echten Myopathie sind durch histopathologische Befunde fokaler Muskelnekrosen belegt [12]. In den bekannt gewordenen Fällen lag zumeist ein
Epithelkörperadenom vor, und die einzig mögliche und rasche Beseitigung der Symptome bringende Therapie ist dessen chirurgische Entfernung. Doch wurden proximale
Myopathien auch bei Osteomalazie [35] und „Neuromyopathie" bei *Hypoparathyreo-
dismus* [14] beobachtet, wobei eine Vitamin D-Therapie indiziert ist. Diskussionen
um ein vom gestörten Kalziumstoffwechsel ausgehendes pathogenetisches Geschehen
in der Muskelzelle [12] sind durch letztere Befunde weitgehend verunsichert, eine
weitere Erklärung ist bisher nicht erfolgt [18].

10.3 Cushing-Syndrom

Das häufiger durch Hormonmedikation erzeugte Cushing-Syndrom und die daraus
resultierende Myopathieform wird an anderer Stelle beschrieben (s. S. 133). Auch
beim endogenen Hyperkortikoidismus, auf dem die Beschreibung Cushing's [8]
(und älterer Autoren [1]) basiert, werden neben der typischen hochgradigen Lei-
stungsschwäche ausgeprägte proximal betonte Muskelparesen myopathischer Natur
beobachtet. Soweit bekannt, unterscheiden sie sich in nichts von den iatrogenen
Formen. Vorzugsweise betroffen sind die Oberschenkel und der Beckengürtel. Nach
den Beschreibungen [25] fehlen sichtbare Atrophien und die Reflexe bleiben erhalten. Histopathologisch sind die lichtmikroskopisch sichtbaren Befunde eher leichter
und fokaler Natur. In sehr viel deutlicherer Form finden sich ultrastrukturelle Veränderungen im Elektronenmikroskop (Desintegration der Mitochondrien mit Vakuolen, granuläre Massen im Sarkoplasma u.a.m.) [11].

Die klinische Diagnose muß sich auf die typischen sonstigen Symptome des Morbus
Cushing und die Auffindung der mehrfachen Ursachen stützen, zu deren Darstellung
hier nicht der Ort ist. Bezüglich des Verlaufs der Myopathien darf eine schnelle Re-
stitution nach Adenomentfernung nicht erwartet werden [25]. Auch wurde Auftreten einer Myopathie erst *nach* Adrenalektomie wegen Cushing-Syndroms beobachtet
und als Auswirkung einer Überproduktion von ACTH gedeutet [7].

10.4 Addison-Krankheit

Auch hier kann die für den Zustand charakteristische Adynamie zu einer generalisierten Myopathie ausarten, die wohl durch EMG-Befunde [7] belegt ist, bisher jedoch — soweit bekannt — histopathologisch nicht untersucht ist.

10.5 Hyperaldosteronismus

Auch als Conn-Syndrom bezeichnet, bewirkt der auf Nebennierenrindenhyperplasie oder -tumoren basierende primäre Hyperaldosteronismus neben seinen zahlreichen sonstigen Symptomen durch den Kaliumverlust im Urin eine Hypokaliämie und damit bei einem Teil der Patienten periodische Lähmungszustände, die der erblichen hypokaliämischen Lähmung gleichen. Hinweise auf das Conn-Syndrom sind neben der Hypertonie, Alkalose und Hypernatriämie die Persistenz der Hypokaliämie ausserhalb der Lähmungsepisoden. Ferner liegt bei den meisten Fällen (70%) eine allgemeine ständige Muskelschwäche vor, während episodische Lähmungen nur bei 20% von 112 Patienten zu eruieren waren [17]. Die Therapie ist die Tumor- oder Organentfernung.

10.6 Akromegalie

Das eosinophile Adenom des HVL mit Akromegalie kann bei Adoleszenten im Anfangsstadium mit Muskelhypertrophie und Leistungssteigerung einhergehen. In späteren Stadien kommt es jedoch oft zu leichten Atrophien mit Muskelschwäche milderer Art, die histopathologisch durch eingestreute Herdveränderungen degenerativer Art belegt sind. (Literatur bei [18]).

10.7 Literatur

1. Apert, E.: Bull. Soc. pédiat. (Paris) *12*, 501 (1910)
2. Araki, Sh., Terao, A., Matsumoto, I., Narazaki, T., Kuroiwa, Y.: Arch. Neurol. (Chic.) *19*, 315 (1968)
3. Astrom, K.E., Kugelberg, E., Müller, R.: Arch. Neurol. (Chic.) *5*, 472 (1961)
4. Au, K.-S., Yeung, R.T.T.: Arch. Neurol. (Chic.) *26*, 543 (1972)
5. Bischoff, A., Esslen, E.: Neurology (Minneap.) *15*, 64 (1965)
6. Brain, W.R.: Lancet *1959 I*, 109
7. Buchthal, F., Rosenfalck, P.: In: Muscular Dystrophy in Man and Animals (Edit. by G. Bourne and M. Golarz). Basel: Karger 1963
8. Cushing, H.W.: Bull. Johns Hopk. Hosp. *50*, 137 (1932)
9. Debré, R., Semelaigne, G.: Bull. Soc. pédiat. (Paris) *32*, 699 (1934)
10. Devic, A., Froment, R., Guinet, P.: J. Méd. Lyon *28*, 155 (1947)
11. Engel, A.G.: Mayo Clin. Proc. *41*, 785 (1966)
12. Frame, B., Heinze, E.G., Block, M.A., Manson, G.A.: Ann. intern. Med. *68*, 1022 (1968)
13. Gargill, S.L., Lesses, M.F.: Diseases of the Thyroid Gland. New York: Oxford University 1955
14. Gometz, M.R., Engel, A.G., Dyck, P.J.: Neurology (Minneap.) *22*, 849 (1972)

15.   Jarcho, L.W., Tyler, F.H.: Arch. intern. Med. *102*, 357 (1958)
16.   Logothetis, J.: Arch. Neurol. (Chic.) *5*, 533 (1961)
17.   Koczorek, K.H.R.: Internist *5*, 32 (1964)
18.   McArdle, B.: Metabolic and Endocrine Myopathies. In: Disorders of Voluntary Muscle (Edit. by J.N. Walton, Third Edition. Edinburgh-London: Churchill & Livingstone 1974
19.   McEachern, D., Ross, W.D.: Brain *65*, 181 (1942)
20.   McFadzean, A.J.S., Yeung, R.: Brit. med. J. *1967 I*, 451
21.   McFadzean, A.J.S., Yeung, R.: Brit. med. J. *1969 I*, 760
22.   Mertens, H.-G.: Verh. dtsch. Ges. inn. Med. 71 Kongr. München: Bergmann 1965
23.   Mertens, H.-G., Seitz, D.: Verh. dtsch. Ges. inn. Med. 70. Kongr. München: Bergmann 1964
24.   Millikan, C.H., Haines, S.F.: Arch. intern. Med. *92*, 5 (1953)
25.   Müller, R., Kugelberg, E.: J. Neurol. Neurosurg. Psychiat. *22*, 314 (1959)
26.   Noseda, G.: Die chronische Myopathie bei Schilddrüsenüberfunktion. Dissertation Zürich 1967
27.   Okinaka, S., Shizume, K., Iino, S., Watanabe, A., Irie, M., Noguchi, A., Kuma, S., Kuma, K., Ito, T.: J. clin. Endocr. *17*, 1454 (1957)
28.   Prineas, J., Hall, R., Barwick, D.D., Watson, A.J.: Quart. J. Med. *37*, 63 (1968)
29.   Ramsay, I.D.: Lancet *1966 II*, 931
30.   Sahay, B.M., Blendis, L.M., Greene, R.: Brit. med. J. *1965 I*, 762
31.   Sanghvi, L.M., Gupta, K.D., Banerjee, K., Bose, K.: Amer. J. Med. *27*, 817 (1959)
32.   Satoyoshi, E.K., Murakami, K., Kowa, H., Kinoshita, M., Noguchi, K., Hoshina, S., Nishiyama, Y., Ito, K.: Neurology (Minneap.) *13*, 645 (1963)
33.   Shinosaki, T.: Z. ges. Neurol. Psychiat. *100*, 564 (1926)
34.   Shy, M.E.: Ass. Res. nerv. Dis. Proc. *38*, 374 (1960)
35.   Smith, R., Stern, G.: Brain *90*, 593 (1967)
36.   Spiro, A.J., Hirano, A., Beilin, R.L., Finkelstein, J.W.: Arch. Neurol. (Chic.) *23*, 340 (1970)
37.   Takagi, A., Schotland, D.L., DiMauro, S., Rowland, L.P.: Neurology (Minneap.) *23*, 1008 (1973)

11. Mangel- und Malabsorptionsmyopathien

Proximale Muskelschwäche z.T. recht ausgeprägter Art wird nicht ganz selten im Zusammenhang mit Steatorrhöe bzw. Sprue, mit Osteomalazie oder nach Magensektion (Billroth II) beobachtet. Die Befunde sind offensichtlich uneinheitlich, indem bei Sprue eindeutige Bilder neurogener Muskelatrophien zusammen mit sensiblen Ausfällen und bei Autopsien Demyelinisierung im Rückenmark und an peripheren Nerven festgestellt sind (vier Fälle von Binder et al. [2]). Ein Patient eigener Beobachtung hatte deutliche Faszikulationen am Rumpf und an den proximalen Gliedermuskeln.

Andererseits beschreiben Prineas u. Mitarb. [5] einen Fall mit Steatorrhöe und Osteomalazie mit normalem Kalziumspiegel, bei dem die proximale Gliederschwäche mit Watschelgang nach dem EMG-Befund als Vitamin D-Mangel-Myopathie zu interpretieren war und unter Behandlung mit Dihydrotachysterol (AT 10) wesentliche Besserung zeigte. *Vitamin D₂* ist in der Muskelzellmembran enthalten [4]. Nach Auffassung der Autoren ist als Ursache der Myopathie der Kalziumeintritt in die Muskelzelle infolge eines defizienten oder abnormen Vitamin D-Stoffwechsels gestört.

In Frage kommt als Ursache auch ein *Phosphatmangel*. Dafür sprechen Beobachtungen ausgeprägter proximaler Myopathien zusammen mit Osteomalazie nach häufig durchgeführter Dialysebehandlung, wobei durch Phosphatsubstitution eine deutliche Besserung der Myopathiesymptome erzielt wird [1].

Muskelhypotonie und -atrophie gehören auch zu den vielseitigen dystrophischen Symptomen bei der *Herter*-Zöliakie.

Schwäche und Atrophie proximaler Muskeln myopathischer Natur (gemäß EMG- und Biopsiebefunden) *nach Magenresektion* sind von Ekbom u. Mitarb. [3] mitgeteilt. Laborbefunde ergaben eine leichte Hypokalzämie und Hypokalzurie sowie deutliche Erhöhung der alkalischen Phosphatase. Das Röntgenbild zeigte eine mässige Skeletdekalzifikation, aber keine Osteomalazie. Die Myopathie sprach auch hier auf Vitamin D-Gaben gut an, in einem Fall verschwand die Myopathie völlig.

Vitamin E-Mangel-Myopathien sind bei Tieren bekannt und vielfach als Studienmodell bei der Myopathieforschung herangezogen worden. Beim Menschen scheint es eine Vitamin E-Mangelmyopathie nicht zu geben. Auf Proteinmangel und Polyavitaminose wird die bei Kwashiorkor (infantiles Hungersyndrom vorwiegend in Indien) u.a. auftretende Myopathie zurückgeführt.

11.1 Literatur

1. Baker, L.R.I., Ackrill, P., Cattell, W.R., Stamp, T.C.B., Watson, L.: Brit. med. J. *1974 I*, 150
2. Binder, H.J., Solitare, G.B., Spiro, H.M.: Gut *8*, 605 (1967)
3. Ekbom, K., Hed, R., Kirstein, L., Åström, K.E.: Acta med. scand. *176*, 493 (1964)
4. Kodicek, E.: In: The Transfer of Calcium and Strontium Across Biological Membranes (Edit. by R.H. Wasserman). New York: Academic 1963
5. Prineas, J.W., Mason, A.St., Henson, R.A.: Brit. med. J. *1965*, 1034

12. Toxische und medikamentös bedingte Myopathien

12.1 Toxine

Vorrangig unter den toxischen Myopathien ist als Ursache der *Alkoholismus*. Dabei bleibt es diskutabel, wieweit es sich hier tatsächlich um eine primäre Schädigung der Muskulatur oder um sekundäre Auswirkungen der Alkoholneuropathie, dem viel geläufigeren Krankheitsbild handelt. Die Abgrenzung vom letzteren wird bei subakuten und chronischen Zustandsbildern durch den Befall proximaler Muskelgruppen, den EMG-Befund (myopathisches Muster), normale Befunde der Nervenleitgeschwindigkeit und bioptisch-histopathologische Zeichen einer primär myopathischen Erkrankung mit einem Mischbild von dystropischen und entzündlichen Reaktionen belegt [5, 13]. Allerdings sieht man derartige histopathologische Veränderungen auch bei alkoholischen Polyneuropathien, sie schließen somit die letztere nicht aus.

Von diesem Typus zu unterscheiden sind eindeutigere myopathische Symptome bei der *akuten Vergiftung* chronischer Alkoholiker mit starken Schmerzen und ödematöser, z.T. generalisierter Muskelschwellung, wobei auch Myoglobinurie beobachtet wird [7]. Bei lokalisiertem Gliedmaßenbefall kann eine Thrombophlebitis vorgetäuscht werden.

Ebenfalls mit Myoglobinurie einhergehend ist die sog. *Haff-Krankheit.* Fast ausschließlich im Gebiet des frischen Haffs (früheres Ostpreußen) beobachtet, beruhte diese auf einer Vergiftung mit Fischen jener Gegend, wobei die Ursache nie geklärt werden konnte. Vermutungen über Kontamination mit Umweltgiften (z.B. Harzsäuren) sind nicht bewiesen. Das Leiden geht mit heftigsten, zu Untätigkeit zwingenden Muskelschmerzen und selten tödlicher Chromoproteinniere einher, in der Regel klingt es nach wenigen Tagen ab. Zu manchen Zeiten waren bis zu 500 Personen gleichzeitig erkrankt.(Literatur bei [10])

12.2 Drogen

Die bekannteste medikamentös verursachte Muskelschädigung ist die *Kortisonmyopathie.* Das weite Indikationsfeld der Anwendung der Steroidtherapie erklärt die besondere Häufigkeit, welche aber relativ gesehen, eher als gering bezeichnet werden kann. Unter 250 wegen akutem Gelenkrheumatismus mit hohen täglichen Dosen (Kortison 300 mg bzw. Prednisolon 60 mg bzw. Dexamethason 6 mg) über mehrere Wochen behandelten Kindern traten jeweils nach 3 — 4 Wochen klinische Zeichen einer Kortisonmyopathie in fünf Fällen auf, zweimal bei Anwendung von Prednisolon, dreimal unter Dexamethason. Bei 45 mit einfachem Kortison behandelten Fällen wurde keine Myopathie beobachtet [3]. Nach den vorliegenden Mitteilungen können bei allen Kortikosteroiden Myopathien auftreten, bevorzugt soll dies bei den fluorhaltigen Präparaten vorkommen [1], besonders bei Triamcinolon [6].

Sowohl klinisch als auch weitgehend im histopathologischen Befund imitiert die Kortisonmyopathie das Bild der progressiven Muskeldystrophie mit proximaler Gliederschwäche, besonders des Beckengürtels und der Oberschenkel. Die Patienten zeigen Watschelgang und die gleichen Schwierigkeiten beim Aufrichten aus dem Sitzen oder Liegen (Gower-Zeichen, s. S. 4). Die Gleichartigkeit bezieht sich auch auf die EMG- und Laborbefunde (Hyperkreatinurie und Erhöhung der Serumenzymaktivitäten). Leichtere, klinisch noch nicht manifeste Stadien sollen besonders durch das EMG erfaßbar sein [15]. Histopathologisch können bei Gleichheit aller sonstigen Veränderungen mit der Muskeldystrophie zahlreiche Vakuolenbildungen sowie besonders häufige, regenerierende Fasern auf die Besonderheit hinweisen. Elektronenmikroskopisch sind keine spezifischen Befunde zu erheben [15]. Die Diagnose ergibt sich allein aus der Anamnese. Tierexperimentelle Untersuchungen zeigen, daß der Herzmuskel unbeteiligt bleibt. Absetzen der Steroide führt zu Heilung, bei Kindern relativ rasch, mehr verzögert bei Erwachsenen. Analoger Ätiologie ist die Cushing-Myopathie, wobei die Übermengen von Kortisol endogen gebildet werden (s. S. 128).

Da andererseits die Kortikosteroide der Behandlung einer ganzen Reihe von Myopathien dienen, kann eine kontroverse Situation entstehen. Nach praktischer Erfahrung ist dies jedoch selten der Fall, indem bei jenen Myopathien, die auf Kortisone günstig ansprechen (vorwiegend sind dies die Polymyositiden), die Behandlung auch mit höheren Dosen in der Regel schadlos toleriert wird. Dies zeigt jedoch, wie notwendig es ist, vor Einleitung einer solchen Therapie über eine klare Diagnose zu verfügen.

Bekannt ist die Entstehung von toxisch bedingten Myopathien bei chronischem Gebrauch einer Reihe weiterer Medikamente. Die wichtigsten sind hier mit der Angabe genauer informierender Literatur kurz aufgeführt:

Chloroquin (Resochin)   = Vakuoläre Myopathie [2, 11]
Plasmocid (tierexperimentell)   = nekrotisierende Myopathie [8, 11]
Vincristin   = Neuromyopathie [9]
Colchizin   = Neuromyopathie [12]
Diazocholesterol   = Myotonie [14].

Zu erwähnen ist die ganz akute, mit myotonen Erscheinungen einhergehende Myopathie bei der oft tödlich endenden malignen Hyperpyrexie, die gelegentlich bei besonders Disponierten unter *Narkose,* speziell mit Halothan, aber auch anderen Inhalationsanästhetika sowie Succinylcholin auftritt (s. S. 60).

Ein seltenes auch selbst beobachtetes Vorkommnis ist *örtlicher Muskelschwund* nach wiederholten Insulininjektionen [4], der von der öfters gesehenen lokalen Lipodystrophie gleicher Genese zu unterscheiden ist.

12.3 Literatur

1.   Beckmann, R.: Hormonbedingte Skelettmuskelschäden. Berichte 4. Internat. Kongr. d. Internat. Föderation f. Hygiene u. Präventivmedizin. Wien 24. – 26.5.1965

2.   Begg, G., Simpson, J.A.: Chloroquine neuromyopathy. Brit. med. J. *1964 I*, 770
3.   Byers, R.K., Bergmann, A.B., Joseph, M.C.: Steroid Myopathy. Report of Five Cases Occurring during Treatment of Rheumatic Fever. Pediatrics *29*, 26 (1962)
4.   Cintra do Prado, F., Figliolini, F.: Über lokale Muskelatrophie nach Insulininjektionen. Klin. Wschr. *39*, 533 (1940)
5.   Ekbom, K., Hed, R., Kirstein, L., Astrom, K.-E.: Muscular Affections in Chronic Alcoholism. Arch. Neurol. (Chic.) *10*, 449 (1964)
6.   Green, O.C., Cleveland, W.W., Wilkins, L.: Triamcinolone therapy in the adrenogenital syndrome. Pediatrics *27*, 292 (1961)
7.   Hed, R., Lundmark, C., Fahlgren, H., Orell, S.: Acute muscular syndrome in chronic alcoholism. Acta med. scand. *171*, 585 (1962)
8.   Hicks, S.P.: The distribution of lesions caused by azide, malononitrile, plasmocid and dinitrophenol poisoning in rats. Arch. Path. *50*, 545 (1950)
9.   Hildebrand, J., Coërs, C.: Étude clinique, histologique et électrophysiologique des neuropathies associées au traitement par la vincristine. Europ. J. Canc. *1*, 51 (1965)
10.   Kähler, H.J.: Die Myoglobinurien. In: Ergebn. inn. Med. Kinderheilk. Bd. XI, S. 59 ff. Berlin-Göttingen-Heidelberg: Springer 1959
11.   Kakulas, B.A.: Experimental Myopathies. In: Disorders of Voluntary Muscle (Edit. by J.N. Walton), Third Edition. Edinburgh-London: Churchill & Livingstone 1974
12.   Markland, O.N., D'Agostino, A.N.: Ultrastructural changes in skeletal muscle induced by colchicine. Arch. Neurol. (Chic.) *24*, 72 (1971)
13.   Müller, P., Regli, F., Meyer, M.: Die alkoholische Myopathie. Dtsch. med. Wschr. *93*, 1043 (1968)
14.   Winer, N., Martt, J.M., Somers, J.E., Wolcott, L., Dale, H.E., Burns, T.W.,:Induced myotonia in man and goat. J. Lab. clin. Med. *66*, 758 (1965)
15.   Yates, D.A.H.: Muscular changes in rheumatoid arthritis. Ann. rheum. Dis. *22*, 342 (1963)

13. Traumatische und ischämische Muskelläsionen

Trauma oder massive Ischämie können zu akuten lokalen, seltener ausgedehnten Muskelparenchymnekrosen, z.T. mit Myoglobinurie (s. S. 137) führen. Beispiele sind das Crush-Syndrom nach Verschüttungen, Starkstromverletzungen sowie das bei Disponierten auftretende Syndrom von Muskelkrämpfen mit Myoglobinurie bei Überbeanspruchung.

Ein Peroneuslähmung vortäuschendes Krankheitsbild ist das *Tibialis anterior-Syndrom* [1]. Dessen Ursache ist ein ischämisches bzw. hypoxisches Ödem mit Nekrose der Muskeln in der Tibialisloge, welche allseitig durch Knochen oder Faszien umschlossen ist und eine Ausdehnung der darin enthaltenen Muskeln (Mm.tibialis anterior, extensor hallucis longus, extensor digitorum longus) behindert. Kommt es zu einer Hypoxie, sei es primär durch eine Ischämie (Gefäßverschluß) oder durch Überbeanspruchung (Sport, Fußball), entsteht eine ödematöse Schwellung der Muskeln. Diese führt ihrerseits zu einer Kompression der Muskelkapillaren, welche den Prozeß weiterhin fördert und die Muskeln innerhalb von Stunden funktionsuntüchtig sowie rasch nekrotisch werden läßt.

Pathognomonisch gegenüber einer Peroneuslähmung ist vor allem der *intensive Schmerz* in der Prätibialregion. Fehldiagnosen werden dadurch gefördert, daß der N. peroneus profundus durch die Tibialisloge führt und dort ebenfalls geschädigt wird, wodurch neben dem Ausfall der Dorsalflexion von Fuß und Zehen auch Sensibilitätsstörungen im Peroneusbereich auftreten und damit eine primäre Nervenlähmung vortäuschen. Die *Therapie* ist allein die operative Spaltung der Fascia cruris anterior und die dadurch bewirkte Dekompression, welche aber nur dann zur Wiederherstellung der Muskelfunktion führt, wenn sie innerhalb von 24 bis spätestens 48 Std. vorgenommen wird. Deshalb ist die sehr frühzeitige Erkennung des Syndroms wesentlich.

Derartige „compartment"-bedingte ischämische Muskelnekrosen sind auch im Bereich der Peronealloge und des M.soleus beschrieben. Alle diese Komplikationen finden sich auch unter der Bezeichnung „Marschgangrän". Eine Überlastungsmyopathie gleicher Genese ist auch an der Hand mit Ischämie in der Loge der Mm. interossei II bekannt geworden [2].

13.1 Literatur

1. Mumenthaler, M., Ulrich, J., Baasch, E.: Schweiz. Arch. Neurol. Neurochir. Psychiat. *86*, 137 (1960)
2. Tomkins, D.G.: J. Bone Jt Surg. Ser. A (Boston) *59*, 407 (1977)

14. Myopathie und Myoglobinurie

Myoglobinurie ist stets Ausdruck einer mehr oder weniger akuten nekrotisierenden
Muskelschädigung und eine episodische Begleiterscheinung solcher Myopathien, die
mit Krämpfen oder sonstigen krisenhaften Symptomen einhergehen: Polymyositis
bzw. Dermatomyositis [8], Myotonie, progressive Muskeldystrophie, McArdle-Myopathie, metabolische Myopathien mit mitochondrialen Veränderungen, ferner bei
Trauma der Muskulatur (Crush-Syndrom, Starkstromverletzungen), ischämisch bedingter Schädigung (arteriellen Verschlüssen, Tibialis anterior-Syndrom), toxisch bedingten Myopathien (Alkoholintoxikation, Barbiturate, CO-Vergiftung, Haff-Krankheit, Schlangenbiß); ferner Infekte (z.B. schwere Trichinose), Verbrennungen oder
diabetische Acidose. Ausführliche Darstellungen und Literatur finden sich bei Kähler [9] und Rowland und Mitarb. [11].

Hinzu kommt eine Form der Myoglobinurie, die als primär paroxysmal, *essentiell*
oder idiopathisch, auch als *Meyer-Betz-Syndrom* bezeichnet wird. Dieser Autor beschrieb erstmals einen „eigenartigen mit Muskellähmungen verbundenen Fall von
Hämoglobinurie" [10]. Daß es sich dabei um eine Myoglobinurie gehandelt haben
muß, wurde erst aus späteren Befunden an gleichartigen Kranken ersichtlich. Manche
Autoren bevorzugen gemäß einem Vorschlag von Bowden u. Mitarb. [5] die Bezeichnung *„akute rekurrierende Rhabdomyolysis",* um dem primären Vorgang Rechnung
zu tragen. Das Syndrom betrifft anscheinend sonst gesunde Personen, bei denen oft
oder selten im Anschluß an strapaziöse Belastungen der Muskulatur eine akute Myoglobinurie auftritt, die mit schmerzhafter Steifigkeit, Krämpfen und/oder auch nur
Schwäche der proximalen Gliedermuskeln einhergeht. Fieber, Leukozytose, Beschleunigung der BSG und Leibschmerzen können Begleitsymptome sein. Bei den
beschriebenen Fällen handelt es sich oft um Wehrmachtsrekruten und es scheint,
daß bestimmte Formen von Muskelstress, wie Hüpfen in Kniebeugestellung oder
Liegestützübungen, besonders disponieren [11]. Beschrieben ist u.a. ein bisher gesunder Mann, der erstmals nach anstrengendem Skifahren an dem Syndrom erkrankte und daran verstarb. Die Mortalitätsrate ist nicht gering und liegt zwischen 13 und
22% je nach Autor (zit. nach [1]). Ferner wurde Myoglobinurie beobachtet nach
schweren generalisierten epileptischen Krämpfen. Vermutlich handelt es sich bei
einem Teil der als Marschhämoglobinurie interpretierten Fälle um Myoglobinurien.

Andererseits werden etwa ebenso häufig Fälle beobachtet, bei denen eine vorausgegangene Muskelbetätigung „normal" bzw. nur gering war oder gar nicht stattgefun-
den hatte. Der auslösende Faktor kann hier ein vorausgegangener Infekt, eine nicht
faßbare ischämische Muskelschädigung, eher ein der Anamnese entgangener Alkoholismus oder auch eine noch unbekannte Noxe sein. Dazu kommen Fälle mit einer
familiären Disposition. Nach Becker wurde familiäres Auftreten von Myoglobinurie

(z.B. bei Geschwistern) mit gleichzeitiger Erkrankung an benigner Muskeldystrophie beobachtet oder es handelte sich um Probanden, in deren Sippe Muskeldystrophien ohne Myoglobinurie vorkamen. Doch sind auch Geschwisterpaare beschrieben, die an reiner idiopathischer Myoglobinurie litten [12].

Myoglobinurie tritt *nur in episodischer Form* auf. Dies kann ein einmaliges Ereignis sein oder die Anfälle wiederholen sich öfters bis häufig und sind bei letzterem Typus auch experimentell provozierbar. Bailie [1] verzeichnet erstes Auftreten von wiederholten Episoden bei einem 1jährigen Knaben. Unter den 12 von Rowland u. Mitarb. [11] beobachteten Patienten (neun Männer und drei Frauen) war der älteste 50 Jahre alt, alle anderen wesentlich jünger (12 – 36 Jahre). Bei Angaben der älteren Literatur [6] weiß man nicht, ob es sich evtl. um eine McArdle-Krankheit gehandelt hat. Die gleiche Unsicherheit gilt für ältere Kasuistiken erblicher Formen.

Die *Symptome seitens des Muskels* äußern sich vor allem in Schmerzen, teilweise mit Krämpfen gefolgt von Paresen, teilweise nur als Paresen vor allem in den jeweils überanstrengten Muskelpartien. Häufiger sind dies die unteren Extremitäten, seltener die Arme. Die Muskeln fühlen sich meist hart, gespannt und schmerzhaft an, z.T. wird von einer pappeartigen weichen Konsistenz berichtet. Anschwellungen werden öfters beobachtet. *Biopsiebefunde* zeigen makroskopisch blasses, fischfleischähnliches Gewebe aufgrund des Myoglobinverlustes sowie die verschiedensten Stadien der Faserdegeneration mit Nekrosen, massiver Myolyse und Phagozytose, bei etwas später durchgeführten Untersuchungen auch zahlreiche basophile Fasern mit vermehrten, großen Muskelkernen als Zeichen einsetzender Regenerationen. Bei einem Teil der Patienten persistiert ein Bild dystrophisch-degenerativer Veränderungen, andere zeigen außerhalb der „Anfälle" normale Befunde, offenbar aufgrund vollständiger Regeneration. Histochemische Befunde [4] zeigten Schwund des Glykogens und Vermehrung nicht definierter esterasepositiver Substanzen und von Phospholipiden.

Die jeweiligen Anfälle oder Paroxysmen dauern nur wenige Stunden. Bei der durch Muskelanstrengung ausgelösten Symptomatik folgt die Myoglobinurie 2 – 24 Std. später. Der Urin erhält eine weinrote bis rotbraune Farbe. Die Unterscheidung von einer Hämaturie oder Porphyrie ist aufgrund der Urinfärbung und der positiven Benzidinreaktion allein nicht möglich. Hinweise auf Myoglobinurie sind aber schon durch die Muskelsymptome und den Befund keiner oder nur weniger Erythrozyten im Urin gegeben. Die sichere Verifizierung erfolgt spektrophotometrisch oder mittels der Elektrophorese. Die Erholung von einem Anfall erfolgt in der Regel nach 2 – 3 Tagen; Myoglobin ist dann nicht mehr nachzuweisen. Eine Anfärbung des Serums tritt nicht auf, da Myoglobin wegen seines relativ niedrigen Molekulargewichts sehr leicht und schnell im Unterschied zu Hämoglobin ausgeschieden wird.

Weitere Laborbefunde infolge des Untergangs von Muskelgewebe sind eine extrem hohe Kreatinurie, hohe Konzentration von Serumglykogen sowie starke Aktivitätserhöhungen der Serumenzyme (LDH, SGOT, CPK, PHI).

Die Gefährdung des Patienten ist selten durch eine generelle, auch die Atmung einbeziehende Lähmung gegeben. Die wesentliche Gefahr und nicht seltene Todesursache ist die *Nierenschädigung* (myoglobinurischer Nierenschock). Es kommt dadurch zu Oligo- bis Anurie, Urämie mit hohen Rest-N-Werten, Azetonämie und Hyperkaliämie; schließlich folgt ein komatöser Zustand, wobei oft nur noch die Dialyse oder der Einsatz der künstlichen Niere das Überleben möglicht macht.

Welche Faktoren neben der erblichen Disposition zur paroxysmalen Myolyse Anlaß geben, ist noch wenig geklärt. Das Spektrum der Aminosäuren im Plasma und Urin ist normal [11]. Hypothesen einer molekularen Anomalie des Myoglobins fanden keine Bestätigung. Andere Vermutungen gehen in Richtung einer funktionellen Ischämie des Muskelparenchyms, doch ist auch dabei die Annahme eines zusätzlichen Faktors unerläßlich. Neuere Untersuchungen bei familiärer Myoglobinurie führen zur Vermutung eines *genetischen Defekts im Fettstoffwechsel,* indem ein Mangel an dem für den Abbau langkettiger Fettsäuren notwendigen Enzym, der Carnitinpalmityltransferase, festgestellt wurde. Der daraus resultierende metabolische Block zeigt sich in einer Vermehrung freier Fettsäuren im Plasma und einem Verlust von ATP, was der Anlaß der Myolyse sein könnte [2, 7].

Myoglobinurie mit ausgeprägten Muskelsymptomen kommt auch bei *Pferden* und *Kälbern* vor (Literatur bei [9]. Beim Pferd ist diese sog. „Kreuzlähme" zu einem hohen Prozentsatz letal (bis 40%). Sie setzt hier eigenartigerweise jeweils nach Stallruhe und reichlicher Haferernährung dann ein, wenn die Tiere wieder zur Arbeit geführt werden. Die Muskeln werden bretthart, schmerzhaft und ödematös, enthalten viel Glykogen und Milchsäure, doch ist zur Pathogenese mehr nicht bekannt. Berichtet wird auch über endemisches Auftreten.

14.1 Literatur

1. Bailie, M.D.: New Engl. J. Med. *271,* 186 (1964)
2. Bank, W.J., DiMauro, S., Bonilla, E., Capuzzi, D.M., Rowland, L.P.: New Engl. J. Med. *292,* 443 (1975)
3. Becker, P.E.: Myopathien. In: Humangenetik, Bd. III/1, S. 437 (Hrsg. von P.E. Becker). Stuttgart: Thieme 1964
4. Berenbaum, M.C., Birch, C.A., Moreland, J.D.: Lancet *1955 I,* 892
5. Bowden, D.H., Frazer, D., Jackson, S.H., Walker, N.F.: Medicine (Baltimore) *35,* 335 (1956) (zit. nach [11])
6. Debré, R., Gernez, C., Sée, G.: Bull. Soc. méd. Hôp. (Paris) *50,* 1640 (1934)
7. DiMauro, S., DiMauro, P.M.M.: Science *182,* 929 (1973)
8. Günther, H.: Virchows Arch. path. Anat. *251,* 141 (1924)
9. Kähler, H.J.: Die Myoglobinurien. In: Ergebn. Inn. Med. Kinderhk. Bd. XI, S. 1 – 103. Berlin-Göttingen-Heidelberg: Springer 1959
10. Meyer-Betz, F.: Dtsch. Arch. klin. Med. *101,* 85 (1911)
11. Rowland, L.P., Fahn, St., Hirschberg, E., Harter, D.H.: Arch. Neurol. (Chic.) *10,* 537 (1964)
12. Wheby, M.S., Miller, H.S.: Amer. J. Med. *29,* 599 (1960)

15. Geschwülste

In der Skeletmuskulatur vorkommende echte Geschwülste sind in der überwiegenden
Zahl Fibrome, Lipome, Hämo- oder Lymphangiome. Sie gehen nicht vom Muskelgewebe aus, ihre Ansiedlung darin ist zufällig, doch können sie bei maligner Entartung
das Muskelparenchym mitzerstören.

Aus Skeletmuskelzellen aufgebaute Tumoren sind selten. Dazu gehören die als Myo-
blastenmyom aufgefaßten Geschwülste, die meist in der Zunge auftreten. Sie neigen
zu Rezidiven, nur ausnahmsweise zu maligner Entartung. Das gutartige Rhabdomyom
kommt vorwiegend als kongenitaler Tumor im Herzmuskel vor, während das sehr
bösartige Rhabdomyosarkom beim Erwachsenen zumeist in den Muskeln der oberen
und unteren Extremitäten, im juvenilen Alter vorwiegend im Kopf- und Nackenge-
biet, außerdem in jedem Alter auch im Bereich des Urogenitaltraktes auftritt, d.h.
es befällt auch Organe mit glatter Muskulatur und enthält — wie der Name besagt —
auch dort Zellelemente mit Querstreifung. Das mehr den Chirurgen ansprechende
und in praxi so seltene Vorkommnis myogener Tumoren bedarf hier keiner weiteren Darstellung.

16. Muskelhypertrophie und angeborene Muskeldefekte

Krankhaft bedingte Muskelhypertrophien bzw. -pseudohypertrophien begegnen uns bei verschiedenartigen Leiden. Sie sind dort unter den einschlägigen Kapiteln erwähnt. Als *Hypertrophia musculorum vera* bezeichnet man Zustandsbilder mit in der Jugend spontan sich entwickelnder übervoluminöser Muskulatur vorwiegend der proximalen Gliedmaßen, wobei krankhafte Symptome fehlen und die Kraft der Muskelmasse wohl nicht immer ganz entspricht, jedoch zumindest normal ist. Die Histologie kann Vergrößerungen einzelner Muskelfaserkaliber zeigen. Erblichkeit scheint nicht vorzuliegen. Als ursächlichen Faktor könnte man einen Einfluß des Wachstumshormons diskutieren, da dieser auch auf die Entwicklung der Muskulatur maßgebend einwirkt.

Angeborene Agenesien einzelner Muskeln oder in Kombinationen werden öfters beobachtet. Häufigste Form scheint einseitiges Fehlen seltener des ganzen, eher nur der Portio sternoclavicularis des M. pectoralis. Dies kann verbunden sein mit Agenesie der Mamma oder der Mamillen, zuweilen auch mit Syndaktylie. Letzteres kommt auch zusammen mit Muskeldefekten im Schulterbereich vor. Ein seltenerer Defekt ist Fehlen des M. sternocleidomastoideus, ein- oder beidseitig. Aus der Darstellung von Becker [1], die auch auf die z.T. bestehende Vererbung eingeht und die wesentliche Literatur referiert, sind noch aufzuführen: Defekte des Mm. quadriceps, tibialis anterior, der Daumenballenmuskulatur sowie Aplasie der Bauchmuskeln oder Hypoplasie des Zwerchfells. Begrifflich sind wohl zu unterscheiden angeborene Lähmungen mit Aplasie (oder Atrophie?) z.B. des M. facialis und/oder einzelner Augenmuskeln (Möbius-Syndrom) aufgrund nukleärer Degeneration, wobei oft noch andere angeborene Defekte (Klumpfuß, Taubheit) miteinhergehen.

16.1 Literatur

1. Becker, P.E.: Myopathien. In: Humangenetik, Bd. III/1, S. 527 ff. (Hrsg. von P.E. Becker). Stuttgart: Thieme 1964

17. Infantile Muskelhypotonie

Tonusschwäche bzw. Schlaffheit der Extremitätenmuskulatur beim Neugeborenen oder im frühkindlichen Alter — meist mit fehlenden Reflexen — ist vieldeutig. Als Frühzeichen einer krankhaften Entwicklung ist eine generalisierte Muskelhypotonie bei zahlreichen neuromuskulären Leiden und Myopathien bekannt (s. Index), zudem auch bei zerebralen Schäden zu verzeichnen. Die Diagnose der Entstehungsursache für letztere kann oft erst in späteren Entwicklungsstadien gestellt werden, weil sonstige Hinweise auf einen Hirnschaden — meist Schwachsinn und weitere zerebrale Symptome — im Säuglings- und Kleinkindesalter schwer (evtl. im EEG) oder noch gar nicht zu erkennen sind. So bleibt es vielfach und zumeist längere Zeit noch offen, welche Bedeutung einer reinen Muskelhypotonie zu Beginn des Lebens für später noch zukommt.

Häufig ist die Muskelhypotonie des Kleinkindes (limp child) *benigner Natur,* wenn die Schlaffheit der Glieder, evtl. auch mit fehlenden Reflexen und verminderter Bewegungsaktivität das einzige Symptom und nicht mit effektiven Paresen verbunden ist. Oft haben diese Kinder auch eine aktive und passive Gelenküberbeweglichkeit, die mit dem Älterwerden selten erhalten bleibt und ebenso verschwindet, wie sich die Hypotonie normalisiert und die physiologischen Reflexe auslösbar werden.

Stark krankheitsverdächtiger Bewegungsarmut und hypotonen Gliedmaßen begegnet man zuweilen bei Säuglingen und Kleinkindern, die von den Müttern bzw. Eltern ohne Zuwendung, ohne Spiele und Spielzeug extrem vernachlässigt wurden. In einem solchen Fall eigener Beobachtung bot das Kind ganz den Aspekt der Werdnig-Hoffmann-Spinalerkrankung in fast bewegungsloser schlaffer Hampelmannstellung. Mit dem Moment natürlicher Zuwendung im Krankenhaus trat bald eine völlige Normalisierung der Symptome ein, und es ergaben sich keine Anhaltspunkte für ein organisches Leiden. Die große Vieldeutigkeit solcher Symptomatik muß stets im Auge behalten werden, wobei hinsichtlich der Prognose jede Voreiligkeit zu meiden ist.

Sachverzeichnis

H. Heyck
G. Laudahn

Die progressiv-dystrophischen Myopathien

1969. 141 Abbildungen. 451 Seiten
Gebunden DM 165,–; US $ 82.50
ISBN 3-540-0456-0

Die als dystrophisch bezeichneten primären Myopathien umfassen zahlreiche genetisch und klinisch verschiedene Muskelleiden, unter denen die nach der Definition Erbs übernommene Gruppe der Dystrophia musculorum progressiva nur eine, allerdings die bedeutsamste Form darstellt. Zahlreiche andere dystrophische Erkrankungen der Muskulatur sind inzwischen und zum Teil erst in jüngster Zeit bekannt geworden. Die Erforschung dieser Leiden hat in den letzten 10 Jahren einen enormen Aufschwung erfahren. Eigene Forschungen der Autoren machten eine Ordnung und übersichtliche Darstellung dieses Wissens notwendig. Diesem Zweck dient das vorliegende Buch. Es ist so angelegt, daß es primär dem klinisch tätigen Arzt eine Übersicht über die modernen ätiologischen, differentialdiagnostischen und therapeutischen Aspekte dieser Leiden bietet. Zusätzlich soll es aber auch den an der Forschung Beteiligten oder Interessierten (Kliniker, Pathologen, Biochemiker, Genetiker) die wesentlichen Informationen einschließlich der Literaturquellen liefern, die sonst nur weit verstreut und noch nicht in einer so umfassenden Übersicht zugänglich geworden sind.

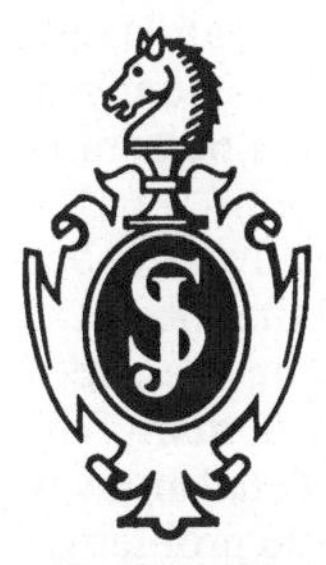

Springer-Verlag
Berlin
Heidelberg
New York

**Handbuch
der experimentellen
Pharmakologie
Handbook
of Experimental
Pharmacology**

Heffter-Heubner/
New Series

Herausgeber: G. V. R. Born,
O. Eichler, A. Farah,
H. Herken, A. D. Welch

Band 42

Neuromuscular Junction

Editor: E. Zaimis

With contributions by R. E. M. Bowden, B. Collier,
R. D. Dripps, L. W. Duchen, G. E. Hale Enderby,
B. L. Ginsborg, S. Head, F. Hobbiger, D. H. Jenkinson,
F. C. MacIntosh, J. Maclagan, S. E. Smith, E. Zaimis

1976. 194 figures, 33 tables. XVII, 746 pages
Cloth DM 280,–; US $ 140.00
ISBN 3-540-07499-6

Contents: The Anatomy and Pathology of the Neuromuscular Junction. – Neurochemistry of Cholinergic Terminals. – Transmission of Impulses from Nerve to Muscle. – Depolarising Neuromuscular Blocking Drugs. Competitive Neuromuscular Blocking Drugs. Pharmacology of Anticholinesterase Drugs. – The Clinician Looks at Neuromuscular Blocking Drugs. Neuromuscular Blocking Drugs in Man. Twenty Years Experience with Decamethonium.

During the past 40 years it was possible to develop coherent theories on the mechanisms of the neuromuscular junction. In this volume 13 authors discuss in a fresh and undogmatic way the development of modern theoretical concepts and the experimental evidence on which they are based. It includes chapters on the anatomy and pathology of the neuromuscular junction; the neurochemistry of cholinergic synapses; the transmission of impulses from nerve to muscle; and the pharmacology of anticholinesterase and neuromuscular blocking drugs in both animals and man. In each chapter facets of the subject are brought to light which might otherwise have escaped attention. Technical terms are clearly defined, many current research methods are described in detail and with the help of numerical examples the ideas and problems are pursued to the quantitative level. There is much to interest and instruct not only the advanced student, the mature research worker and the future investigator but also the clinician and the anaesthesiologists, who will find guide-lines for the use and evaluation of drugs acting at the neuromuscular junction.

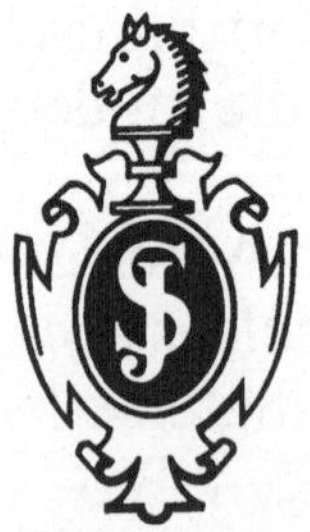

Springer-Verlag
Berlin
Heidelberg
New York